당뇨병 식사요법을 위한

사진으로 보는 e-식품교환량

홍순명 지음

UUP

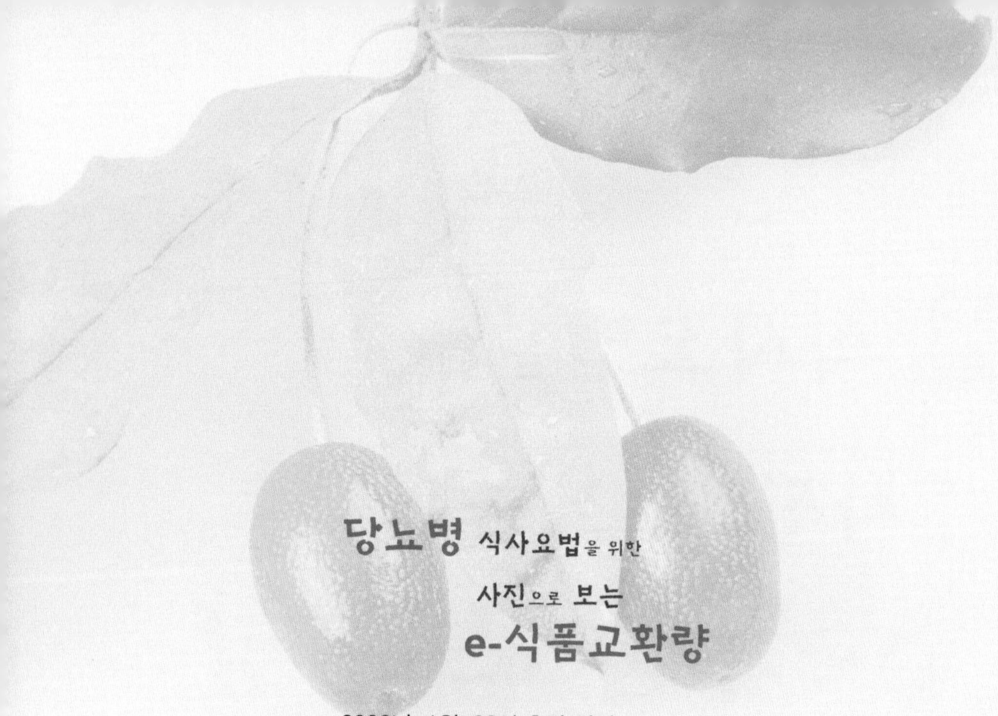

당뇨병 식사요법을 위한
사진으로 보는
e-식품교환량

2009년 1월 28일 초판 인쇄
2009년 2월 10일 초판 발행

지은이 ǁ 홍순명
발행인 ǁ 김도연
발행처 ǁ UUP(울산대학교 출판부)

출판등록 ǁ 제 370-1996-000001호(1996.3.13)
홈페이지 ǁ http://uup.ulsan.ac.kr
주소 ǁ 680-749 울산광역시 남구 대학로 102(무거동) 울산대학교 출판부
전화 ǁ (052)259-2488
팩스 ǁ (052)277-3011
편집 · 표지 디자인 ǁ 김수연
사진 ǁ 홍순명 · 양재군

정가 18,000원

ISBN 978-89-7868-166-7 03570

머리말

당뇨병뿐만아니라 건강을 위한 영양관리에서 올바른 식사요법은 필수적이다. 영양이 균형된 건강식단을 계획하기 위해서는 각 개인의 영양필요량에 맞추는 식사요법이 중요하다.
식품교환표는 식품의 영양소가 비슷하게 들어있는 식품들을 곡류군, 어육류군, 채소군, 지방군, 우유군 그리고 과일군으로 분류하여 각 식품군별 식품의 교환량을 표시한 것이다. 그러므로 식품교환표를 이용하면 같은 식품군내에 있는 식품들은 식성에 맞추어 서로 자유롭게 교환해서 즉 바꾸어서 먹을 수 있다. 현재 우리나라에서 사용되고 있는 식품교환표에 소개된 식품의 종류가 적어 당뇨병이나 모든 식사요법을 위한 메뉴플랜이나 영양교육을 하기에 어려움이 있다. 그러므로 본 서에서는 식품의 영양소에 따라 식품교환량을 전산처리하여 산출하였으며 이를 〈e-식품교환량〉이라고 표시하였다. 식사계획을 위하여 일상적으로 자주 먹는 식품의 〈e-식품교환량〉과 음식의 〈e-식품교환량〉을 사진과 식품군 심볼과 영양정보를 함께 제시하여 메뉴플랜과 영양교육에 도움이 되도록 하였다. 본 서는 일반인 뿐만아니라 당뇨병, 비만, 심혈관질환 등 질병의 식사요법에도 매우 유용하게 사용할 수 있도록 하였다. 또한 직접 촬영한 아름다운 식물들과 자연의 사진들은 우리들 생명의 영양급원인 동시에 아름다움도 선사하는 식품과 음식에 대한 감사하는 마음이 솟아나게 하고도 남음이 있다. 아름답고 독특한 아름다움과 맛, 영양을 선사하는 식품으로 정성어린 손길들에 의해 만들어진 음식을 즐기고 나누며 진정한 건강을 누리기를 바란다. 미비한 점이 많이 있으므로 독자들의 건설적인 비평과 좋은 의견이 있기를 기대한다.

이 저서가 나오기 까지 울산대학교 식사요법 및 영양전산정보실과 영양판정 및 영양교육실 연구원들에게 감사를 드린다. 특히 헌신적으로 도와준 양정아, 제자 조지예, 정순임, 이진희, 박유정과 컴퓨터 정보통신학부의 배재학교수님과 김곤, 김민찬, 양재군에게 깊은 감사를 드린다. 또한 이 저서를 출판할 수 있도록 지원해준 울산대학교와 울산대학교 출판부 김혜지, 김수연, 지미정에게 깊은 감사를 드린다.

2008년 12월 25일 새벽에

울산대학교 식품영양학전공 홍순명 교수

책을 보기전에 잠깐~!!

당뇨병 식사요법을 위한 사진으로 보는 e-식품교환량의

100% 활용법~

식품에는 먹을 수 있는 부분(가식부)과 먹을 수 없는 부분(비가식부-껍질, 뼈, 가시 등)으로 나누어진다. 이 책에서는 먹을 수 없는 부분이 같이 제공될 경우에는 폐기율을 포함한 중량도 표시하였다.

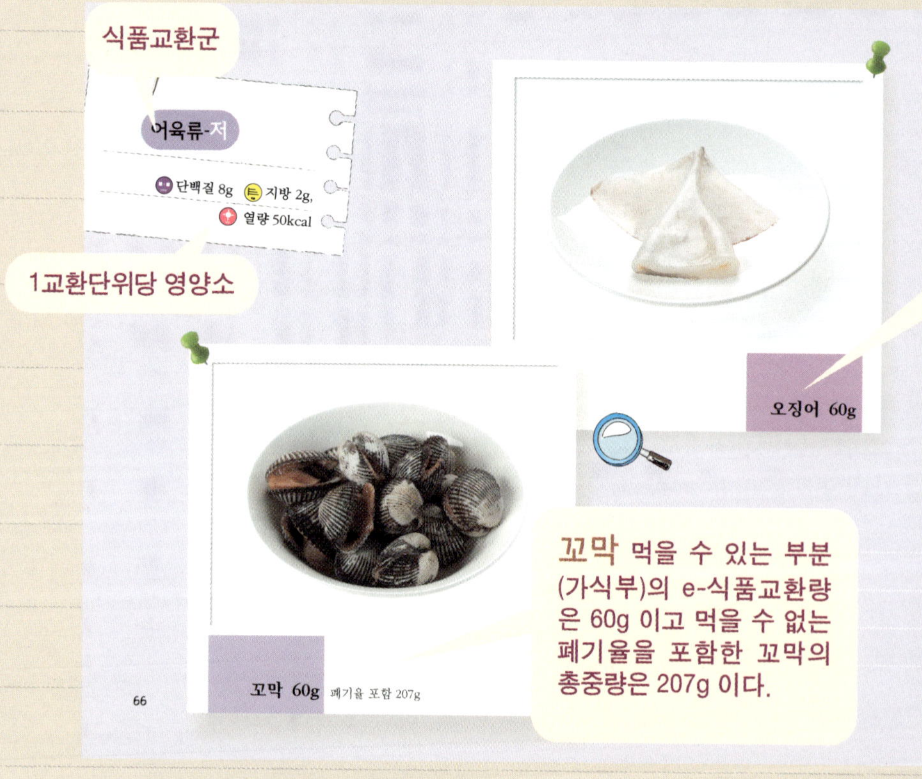

식품교환군
어육류-저
단백질 8g 지방 2g,
열량 50kcal
1교환단위당 영양소
오징어 60g
오징어 먹을 수 있는 부분(가식부)의 e-식품교환량은 60g 이다.
꼬막 60g 폐기율 포함 207g
66
꼬막 먹을 수 있는 부분(가식부)의 e-식품교환량은 60g 이고 먹을 수 없는 폐기율을 포함한 꼬막의 총중량은 207g 이다.

e-식품교환량이란?

식품의 영양소에 따라 전산처리하여 산출된 식품교환량이다.

음식의 식품재료 e-식품교환수는 식품군별로 합계를 내었다.

식품군별 e-식품교환량의 합계는 알기쉽게 0.5단위로 조정하여 사진에 표기하였다.

e-식품교환량

음식중량(열량)
3대 영양소
농진청 메뉴젠(MenuGen)으로 분석

비빔밥 360g (462kcal)

당질 81g 단백질 16.2g 지방 10.2g

식품명	중량 (g)	e-식품 교환량	교환 수	식품군
쌀밥, 백미	210	70	3.0	곡류군
고사리, 삶은 것	20	100	0.2	채소군
도라지, 생것	20	20	1.0	채소군
시금치, 삶은 것	20	60	0.3	채소군
콩나물, 삶은 것	20	70	0.3	채소군
달걀, 전란, 생것	50	55	0.9	어육류-중
고추장, 개량식	12	10	1.5	채소군
참기름	3	5	0.6	지방군
깨소금	2	9	0.2	지방군
합계	360			

합계	조정한값
3.0	3.0
3.3	3.5
0.9	1.0
0.8	1.0

먹을 수 있는 부분 (가식부)의 중량

울산대 뉴트리소닉 (NutriSonic) 으로 분석

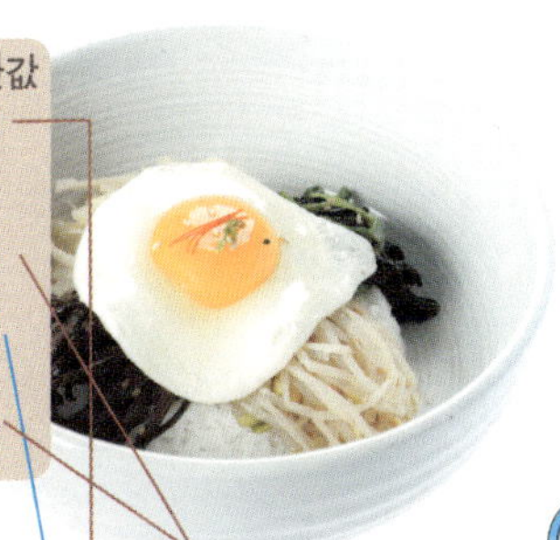

곡류군	어육류 · 저	중	고	채소군	지방군	우유군	과일군
3.0		1.0		3.5	1.0		

116

알기쉬워요!!

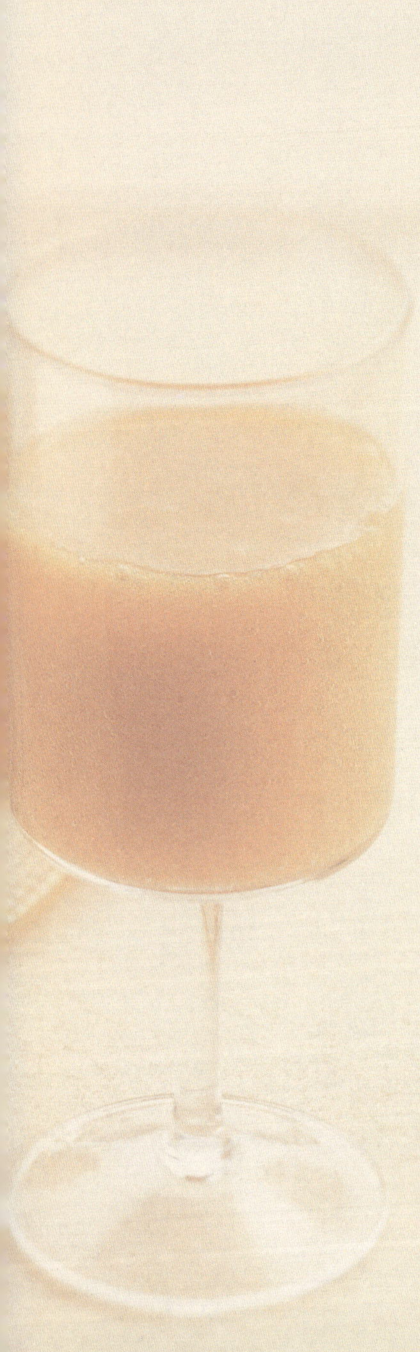

건강메뉴 창조의 즐거움

나의 건강은 모두의 기쁨입니다.

식품 하나 하나, 음식 하나 하나마다 소중하고
모양과 맛이 독특합니다.

이렇듯 경이로운 식품과 음식은 우리에게
생명을 주는 영양소의 보물창고입니다.

독특한 맛이 있는 다양한 식품으로 아름다운 건강메뉴를 만드세요.

자유롭게 나만의 식단을 창조하세요.

우리는 감사하는 마음으로 생명의 급원인 음식을 즐겨야 합니다.

또한 음식을 나누는 사랑의 모습은 아름답습니다.

영양이 균형된 아름다운 건강메뉴를 계획하고 만들어 보세요.

활기가 넘치는 웃는 모습은 사랑스럽습니다.

목차

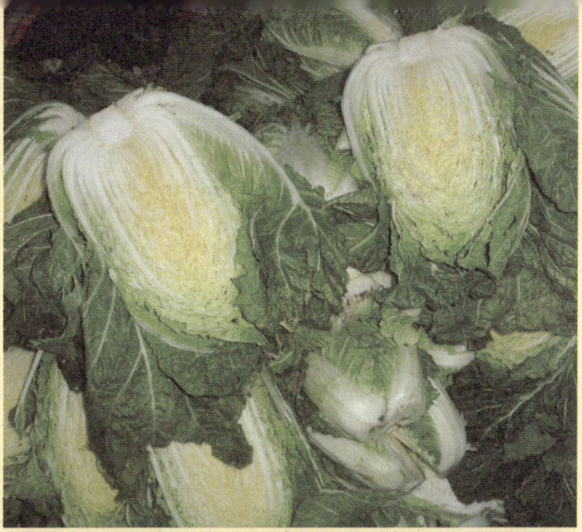

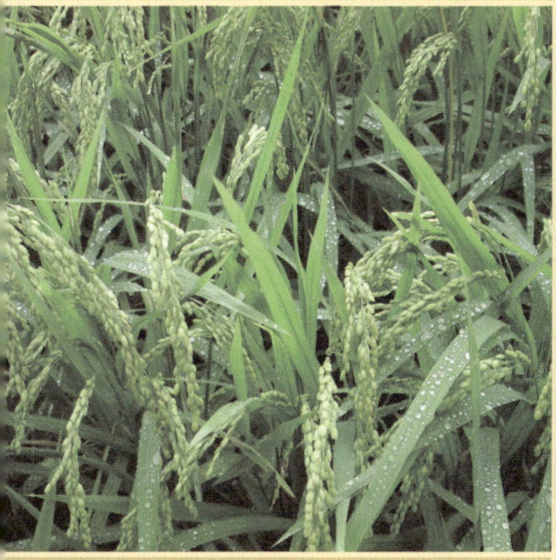

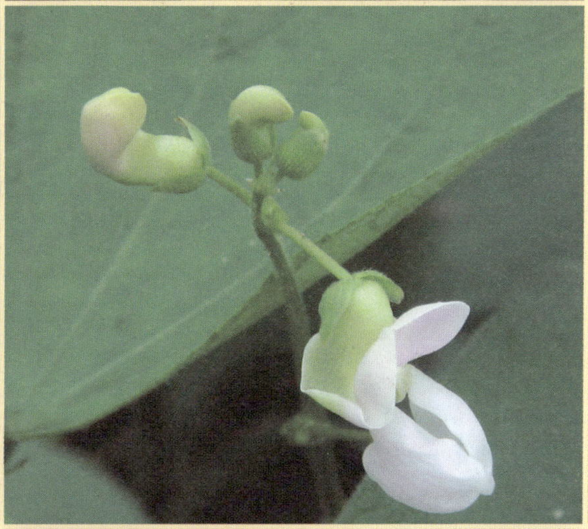

제 1장

식사요법의 기본 e-식품교환량

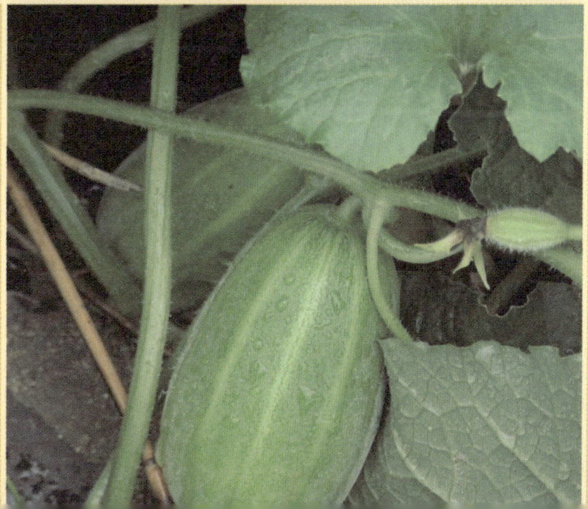

1. 식품교환표
2. 식품교환군의 심볼과 e-식품교환량

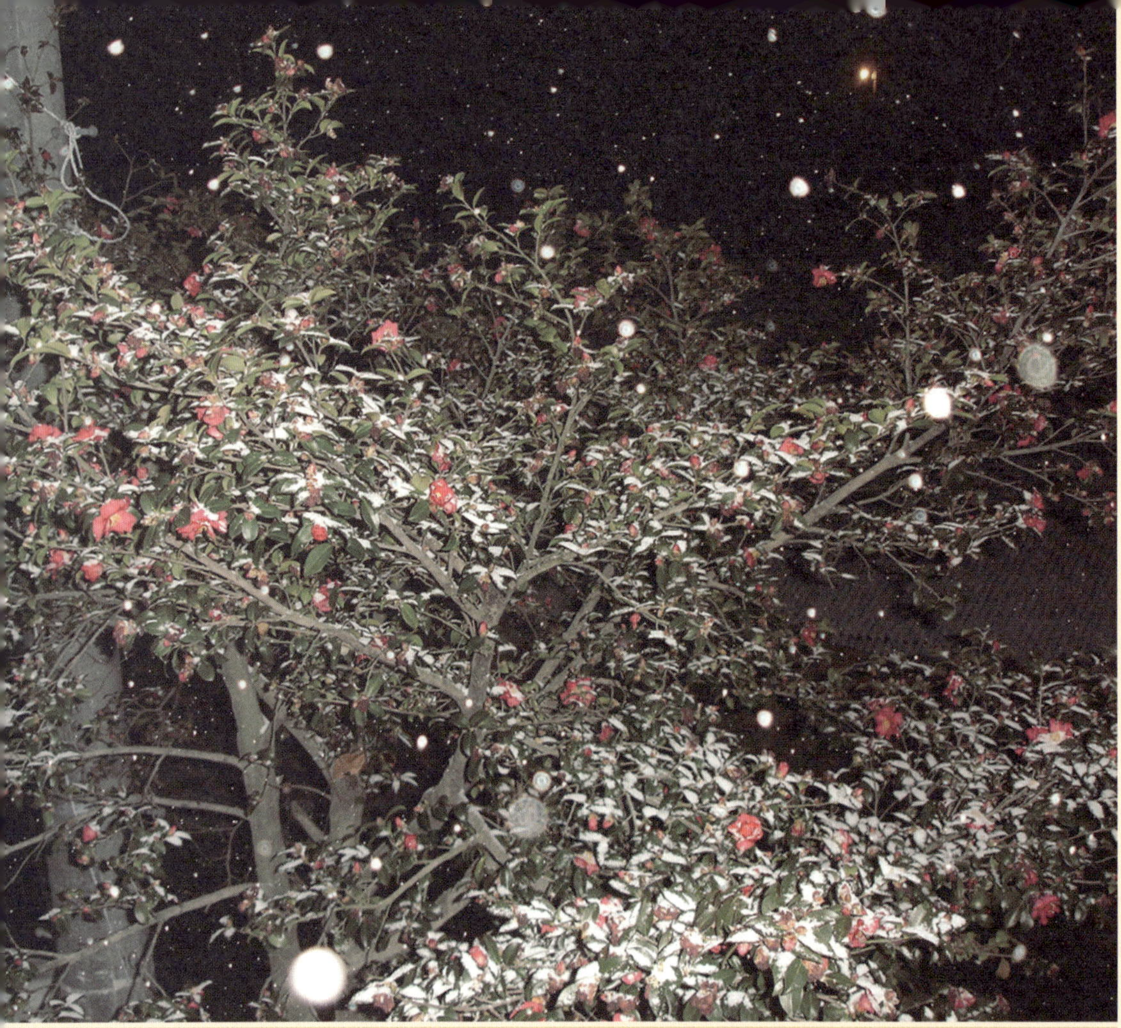

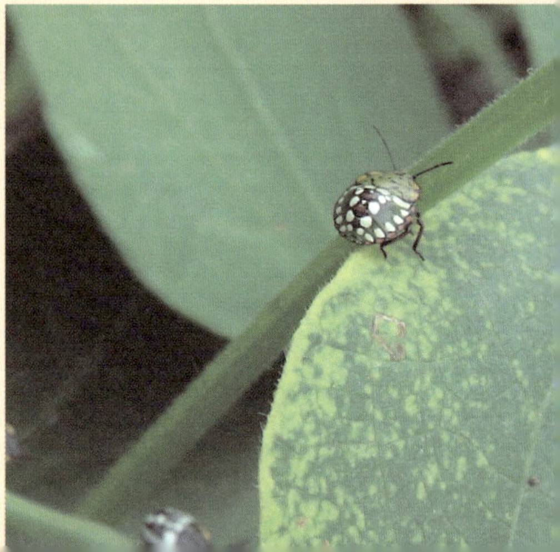

제 1장
식사요법의 기본 e-식품교환량

1. 식품교환표

최근에는 건강에 관심이 높아지면서 무엇을 어떻게 먹을까에 대한 관심이 많아졌다. 특히 환자의 경우 병원 치료와 함께 해야하는 일은 식사를 어떻게 해야하는가가 당장 시급한 문제이다. 최근에는 뚜렷한 질병은 없지만 건강유지와 증진의 차원이나 질병의 예방적 차원에서 건강식에 대한 관심은 높아졌다. 그렇다면 어떻게 하면 하루에 3끼를 영양이 균형된 맛있는 건강식사를 즐길 수 있을까? 우리 신체는 탄수화물, 단백질, 지방, 비타민, 무기질 등의 영양소가 균형되게 필요한 만큼 섭취해야만 건강을 유지할 수 있다. 어느 한 식품 쪽으로 치우친다든지 양적으로 과하거나 부족한 경우에는 영양불량을 가져와 건강을 해치게 된다.

식품교환표란 식품을 6가지 식품군별로 구분하여 같은 식품군의 당질, 단백질, 지방 및 열량에 맞는 식품을 교환해서 먹을 수 있도록 식품의 양을 표시한 것이다. 처음에는 미국의 당뇨병학회와 미국영양사협회가 식품교환표를 개발하였고 우리나라에서도 한국의 식품교환표가 개발되었다. 그러므로 개발된 초기에는 당뇨환자의 식사요법을 위해 주로 사용되었으나 이제는 비만, 암 등 환자뿐만 아니라 누구에게나 쉽게 식단작성과 식단의 영양평가를 할 수 있다.

식품교환표는 영양소에 따라 식품군을 분류하였다. 3개의 주분류는 탄수화물군, 어육류 그리고 지방군이다. 탄수화물군에는 곡류군, 과일군, 우유군, 채소군 등이 포함된다.

식품군	식품군	식품군	식품군	식품군
곡류군	23	2	-	100
어육류군				
저지방군	-	8	2	50
중지방군	-	8	5	75
고지방군	-	8	8	100
채소군	3	2	-	20
지방군	-	-	5	45
우유군	11	6	6	125
과일군	12	-	-	50

곡류군은 탄수화물을 주로 공급하는 식품군으로 대표적으로 쌀, 보리, 국수, 라면, 빵, 떡, 옥수수, 감자, 밤, 설탕 등의 식품이 있다. 어육류는 주로 단백질을 공급하는 식품군으로 지방함량에 따라 저지방군, 중지방군, 고지방군으로 분류하고 있다. 어육류 저지방식품군은 지방이 적은 쇠고기(혹은 돼지고기, 닭고기 등), 굴비, 북어, 동태, 복어, 조기, 새우, 전복, 생굴, 낙지 등이 있다. 어육류-중지방 식품군은 돼지고기안심, 쇠고기안심, 달걀, 민어, 장어, 갈치, 두부 등이 있다. 어육류 고지방식품군은 치즈, 소갈비, 삼겹살 등이 있다. 채소군은 주로 무기질과 비타민을 공급하는 식품으로 무우, 배추, 상추, 열무, 오이, 당근, 미나리, 부추, 시금치, 콩나물, 풋고추 등이 있다. 지방군은 주로 지방을 공급하는 식품으로 참기름, 들기름, 콩기름, 버터, 호두, 땅콩 등이 있다. 우유군은 주로 칼슘 등의 무기질과 비타민을 공급하는 식품군으로 우유, 전지분유, 조제분유 등이 있다. 과일군은 주로 비타민과 무기질을 공급하는 식품군으로 사과, 배, 참외, 수박, 귤, 딸기, 토마토, 포도, 감 등이 있다. 이와 같이 같은 식품군에서는 주로 공급하는 영양소가 다르므로 식품교환표를 이용하여 6가지 식품군의 다양한 식품을 균형되게 선택하여 기호에 맞는 건강식단을 작성하여 즐거운 식사를 할 수 있다.

그러나 현재 사용되고 있는 식품교환표에는 식품교환량의 식품의 수가 제한적이므로 사용하는데 불편하였다. 그리하여 본 저자는 당질, 단백질, 지방의 3대 영양소와 열량을 기준으로 전산처리프로그램을 개발하여 식품군별 〈e-식품교환량〉을 개발하였다.

본서에서는 농촌진흥청 식품성분표(2001)를 사용하여 약 2000여개의 식품을 식품군별 식품교환량을 산출하였으며 이를 〈e-식품교환량〉으로 표시하였다. 그러므로 본 서에서 사용하는 〈e-식품교환량〉은 기존에 사용되고 있는 식품교환량과 차이가 있을 수도 있다.

2. 식품교환표의 심볼과 〈e-식품교환량〉

본서에는 식품교환표를 이해하기 쉽도록 6가지 식품군별로 심볼마크와 색깔을 표시하였다. 각 군의 모양과 색깔은 각 군의 식품의 이미지를 연상할 수 있도록 배치하였고 간단하게 상징성을 설명할 수도 있다. 심볼마크는 누구나 쉽게 그릴 수 있으며 컴퓨터의 문자표에서도 흔히 쓰이는 모양으로 하였다. 환자는 물론 어린이부터 노인에 이르기까지 알기 쉽고 재미있게 활용할 수 있도록 식품교환표를 식품군별 심볼과 색깔로 표시하였다. 각 군의 모양과 색깔은 각 군의 식품의 이미지를 연상할 수 있도록 배치하였고 간단하게 상징성을 설명하였다. 이와 같은 색깔은 우리나라의 색동저고리를 연상하게 하기도 하고 무지개 색깔을 연상할 수도 있어서 기억하기 쉽도록 하여 균형 잡힌 식사를 할 수 있도록 하였다. 심볼은 누구나 쉽게 그릴 수 있으며 컴퓨터의 문자표에서도 흔히 쓰이는 모양으로 하였다.

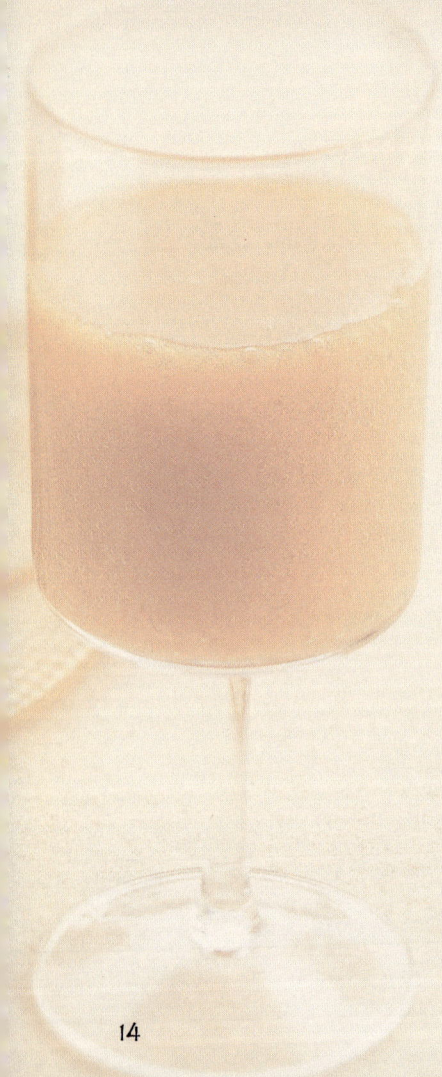

〈식품군별 심볼과 색깔의 상징〉

○	곡류군 : 쌀의 둥근모양을 상징
□	어육류군 : 생선 한토막을 상징
△	채소군 : 땅에서 나는 나무를 상징
☆	지방군 : 씨앗의 기름을 상징
◇	우유군 : 우유 1컵이나 아이스크림을 상징
♡	과일군 : 사랑스런 모양과 단맛을 상징함

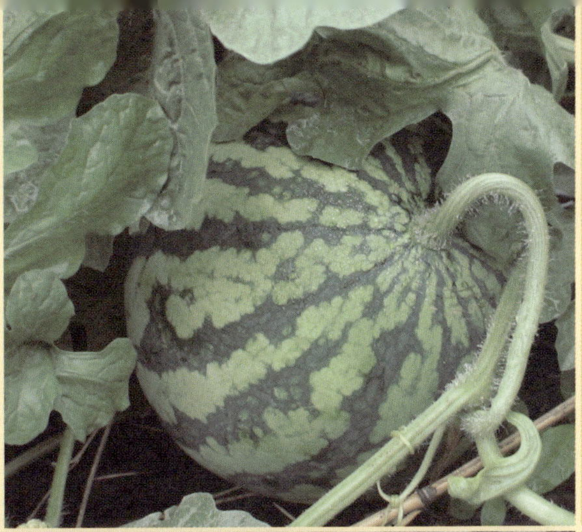

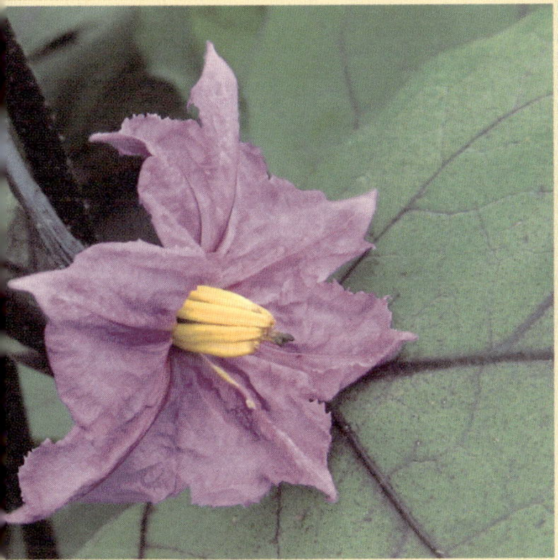

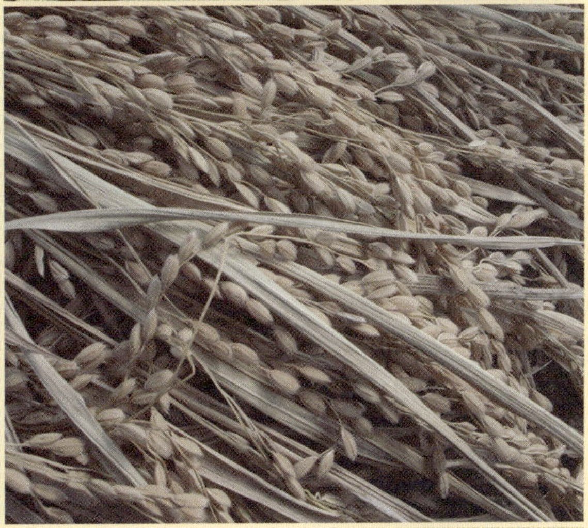

제 2장

영양소의 이해

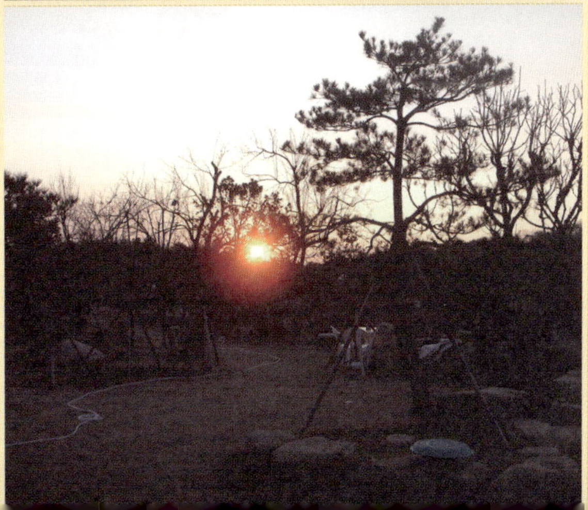

1. 영양소의 종류
2. 영양소의 기능
3. 열량과 3대 영양소 심볼

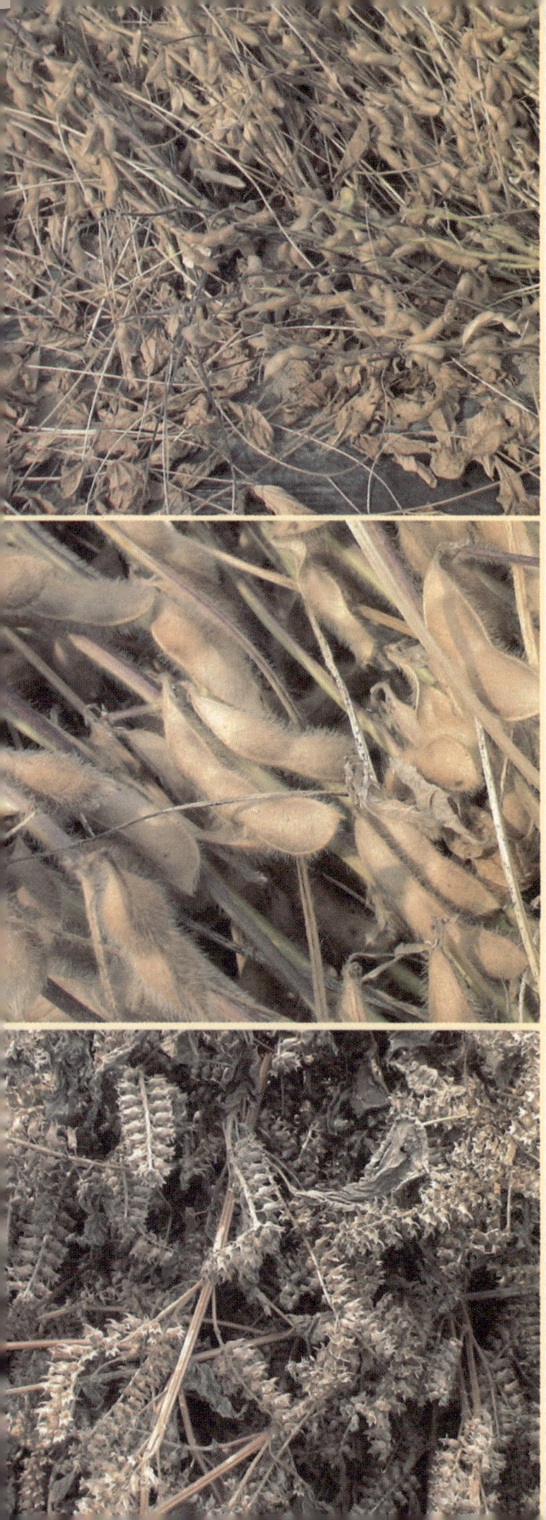

memo

제 2 장
영양소의 이해

1. 영양소의 종류

영양소는 각 식품의 구성성분으로서, 생명현상과 건강을 유지하기 위해서는 필수 영양소의 적절한 양이 신체에 공급되어야 한다. 음식에 들어있는 영양소들은 그 성질과 기능에 따라 물, 탄수화물, 단백질, 지방, 무기질 및 비타민으로 분류한다.

이들 영양소 중에서 물은 가장 큰 비중을 차지하며, 탄수화물, 단백질, 지방은 식품 내에 다량 함유되어 있어 이들 영양소가 차지하는 비율은 매우 크며 이를 3대 영양소라고도 한다. 무기질이나 비타민은 체내 필요량은 적으나 식사에서 부족하게 될 때 결핍증이 쉽게 나타난다. 각 영양소의 신체 내 기능은 각각 다르며 독특한 고유의 역할이 다르므로 매끼의 식사에서 빠져서는 안 된다. 그러나 식품은 한 가지 영양소로 구성되어 있는 것도 아니며, 그렇다고 모든 영양소가 골고루 필요량이 함유되어 있는 것도 아니므로 완전식품이나 건강식품이 있는 것도 아니다. 편의상 식품 내에 대표할 만큼 다량 포함된 영양소에 따라 탄수화물, 지방 또는 단백질 식품이라고 분류한다. 그러나 모든 식품이 명확하게 구별되는 것은 아니다.

1) 물

물은 신체 중에서 가장 많은 부분을 차지하는데 성인은 체구성 성분의 약 60~70%가 물이다. 각 조직마다 물을 함유하는 정도가 다른데 근육은 72%, 뼈는 25%, 치아는 10%, 지방세포는 20~35%정도의 물을 함유하고 있다. 물은 대부분의 식품에 함유되어 있으며, 과일과 채소에는 70~90%, 육류에도 60~80%가 들어 있으며, 마시는 액체로도 물을 공급받는다.

2) 탄수화물

탄수화물은 광합성에 의해 생성되며, 소화흡수가 용이한 중요한 열량원으로서 우리나라의 경우 총 열량 섭취량의 50~80%를 차지하는 영양소이다. 당질 식품으로는 곡류, 감자류, 당류 등을 들 수 있다. 곡류에는 쌀, 보리, 밀 등이 있고, 당류에는 설탕, 꿀, 잼 등이 있다. 이런 당질 식품에는 물론 다른 영양소도 함유되어 있으나, 녹말가루, 설탕 등의 식품은 순수한 당질로만 구성되어 있다. 감자, 고구마, 옥수수, 사탕무는 당질이 많은 채소류이다. 당질은 소화되어 단당류인 포도당, 과당, 갈락토즈 등으로 소장에서 흡수되어 간문맥을 통해 간으로 운반되어 적절하게 이용된다. 또한 당질에 속하는 섬유소는 열량은 없으나 섬유소의 기능이 중요하게 대두되고 있다. 알코올도 당질에 속하는데, 당질은 1g당 4kcal 열량을 내며, 알코올은 1g당 7kcal의 열량을 내나 대사속도가 낮다.

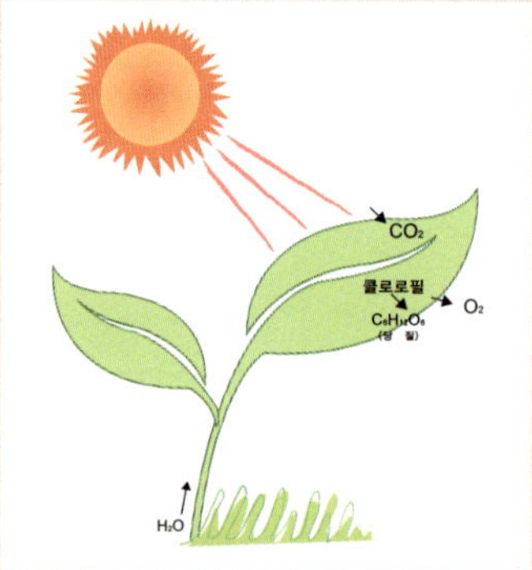

〈광합성 작용에 의한 당질 생성〉

3) 지방

지방은 가장 농축된 열량원으로 필수지방산과 지용성 비타민의 이용을 도우며, 향미성분을 녹여 식욕을 증진시키고 소화되는 속도가 늦어 만복감을 주는 매우 중요한 영양소이다. 지방은 1g당 9kcal의 열량을 낸다. 버터, 식용유, 라아드, 육류의 지방은 가시지방이고 깨, 호두, 잣, 배아 등에는 눈에 보이지 않는 지방질이 다량 함유되어 있다.

4) 단백질

육류, 생선, 가금류, 알 등의 동물성 식품과 식물성 식품인 콩류 및 그 제품을 단백질 식품이라고 한다. 우유류 및 그 제품은 단백질 식품으로 취급된다. 신체 내 단백질의 분포는 조직에 따라 차이가 있다. 단백질은 1g당 4kcal의 열량을 낸다.

5) 무기질

식품을 태우면 유기물은 모두 타고 재가 남게 되는데, 이를 회분이라고도 한다. 회분 속에는 여러 종류의 무기질이 함유되어 있는데 다량 무기질로 칼슘, 인, 황 등이 있고 미량 무기질로 철분, 요오드, 아연 등이 있다. 이들 무기질은 신체의 구성 성분이 되며, 여러 가지 대사의 조절작용을 한다. 무기질은 신체 구성성분이며, 칼슘 부족은 뼈의 구성에 영향을 주어 골다공증, 골연화증 등이 발생한다. 무기질은 유기물이 아니므로 에너지를 생산하는 열량원은 아니지만 에너지를 내는데 꼭 필요한 효소의 구성성분이 되거나 물질 조절작용을 하거나 신체의 구성성분이 된다. 무기질 식품으로는 야채와 과일, 우유류, 뼈째 먹는 생선 등을 들 수 있다.

6) 비타민

비타민은 미량이지만 꼭 필요한 유기물질로 신체 내에서 대사의 조절작용을 한다. 기름에 녹는 지용성 비타민과 물에 녹는 수용성 비타민으로 구분하는데 부족할 경우 결핍증이 쉽게 나타난다. 예를 들어 비타민 A가 부족하면 야맹증이나 피부의 각질화가 일어나고, 비타민 B1이 부족하면 각기병이나 피로감, 식욕부진이 나타나고, 비타민 C가 부족하면 괴혈병이 나타나게 된다. 그러나 많은 경우 한가지만의 영양소 부족보다는 단백질, 철, 아연, 엽산, 비타민 B12 등의 복합적인 영양소의 부족이 빈혈을 발생시키므로 균형잡힌 식사가 중요하다. 비타민류가 풍부한 식품으로는 간류, 과일, 야채, 곡류의 배아나 우유류 등을 들 수 있다.

2. 영양소의 기능

영양소는 우리 신체 내에서 여러 가지 기능을 하는데 다음과 같이 크게 3가지로 구분할 수 있다.

〈영양소의 상호 관계와 기능〉

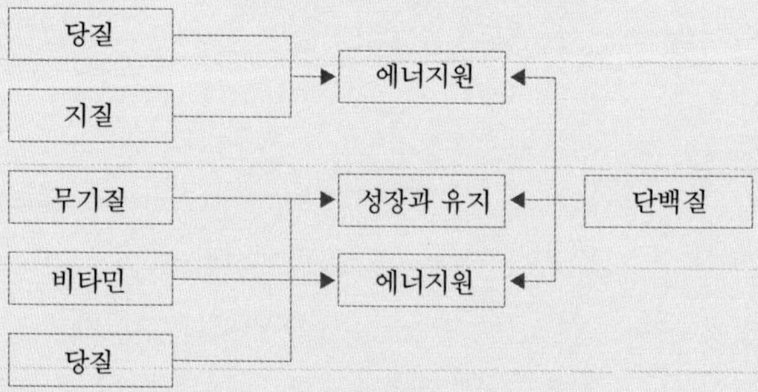

1) 신체가 활동할 수 있는 힘과 체온 유지를 위한 열을 공급한다.

에너지의 급원이 되는 직접적인 영양소는 3대 영양소인 당질, 지방질, 단백질로서 이들은 주된 열량원이 되며 무기질과 비타민류는 에너지를 발생하도록 보조요소로 생리작용에 관여하므로 이들 5가지 영양소가 모두 필요하다. 그러므로 이 3대 영양소 없이 비타민과 무기질만으로는 에너지를 낼 수 없다. 따라서 식사를 하지 않고 소위 영양제인 무기질이나 비타민만으로는 건강한 생활을 유지할 수 없다. 그러나 이러한 열량원은 과잉 섭취되면 신체 내에서 지방으로 전환되어 저장된다.

2) 성장을 도모하고 소모된 조직을 보수한다.

영양소는 근육, 골격, 중요기관, 혈관 등 신체조직을 구성하는 요소이며, 조직의 평형과 소모된 조직의 보수 등에 필요하다. 물은 성인 체중의 약 $\frac{2}{3}$를 차지하고 있고, 각 조직에 따라 수분의 함량은 많은 차이가 있다. 골격과 치아와 같은 조직은 주로 무기질에 의하여 구성되어 있으며 근육, 피부, 연골 등의 조직은 단백질에 의하여 구성되어 있다. 영양소를 각 조직과 골격에 공급하여 주는 혈액은 모든 영양소를 함유하고 있어 필요에 따라 각 기관이나 조직으로 운반하거나 배설시켜 항상 일정한 영양소를 함유하게 된다.

3) 신체의 생리작용을 조절한다.

무기질, 비타민류, 물, 그리고 단백질은 신체기능의 조절작용을 한다. 단백질 또는 아미노산은 효소와 호르몬의 구성물로서 생리작용을 조절하게 되며 물은 체온을 정상적으로 조절한다.

3. 열량과 3대 영양소 심볼

열량과 3대 영양소를 알기 쉽게 표현하기 위하여 영양소의 심볼과 색깔을 고안하여 식품군의 영양소에 사용하여 알기쉽게 영양소를 알 수 있도록 하였다.

심볼/영양소	심볼	내용
	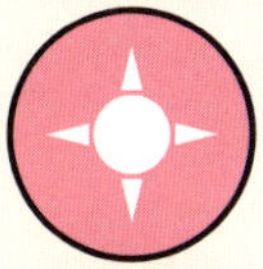	핑크빛은 에너지를 발생하는 불꽃을 상징하며, 열을 발생하는 의미를 포함한다. 로고의 모양은 에너지의 원천인 태양과 빛의 발산이 연상되도록 고안하였다.
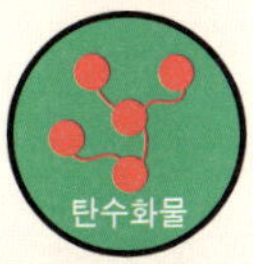	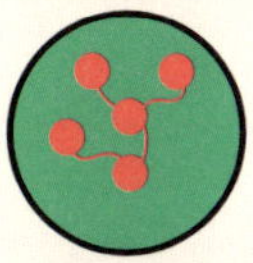	초록색은 탄수화물은 주요 급원식품인 벼나 밀, 감자, 고구마 등의 식물의 엽록소에서 광합성으로 만들어지므로 엽록소가 연상되도록 고안되었다. 로고의 모양은 탄수화물의 구성분이 아밀로즈와 아밀로펙틴의 화학구조가 연상되도록 고안하였다.
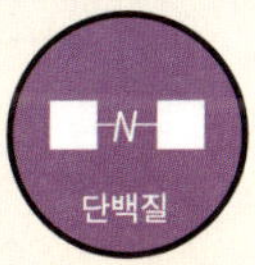	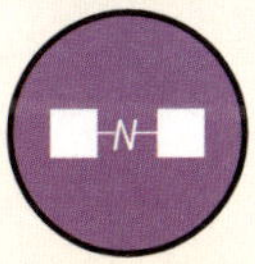	보라색은 육류의 붉은 색이나 콩류, 생선류 등을 상징할 수 있는 통합적인 색을 나타낸다. 로고는 단백질의 기본 구성단위인 아미노산의 펩타이드 결합이 연상되도록 고안하였다.
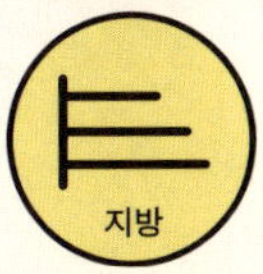	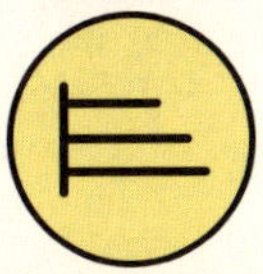	노란색은 기름이나 버터 등 지방식품의 색을 상징한다. 로그는 글리세롤 1분자와 3개의 다른 지방산이 결합된 화학구조가 연상되도록 고안하였다.

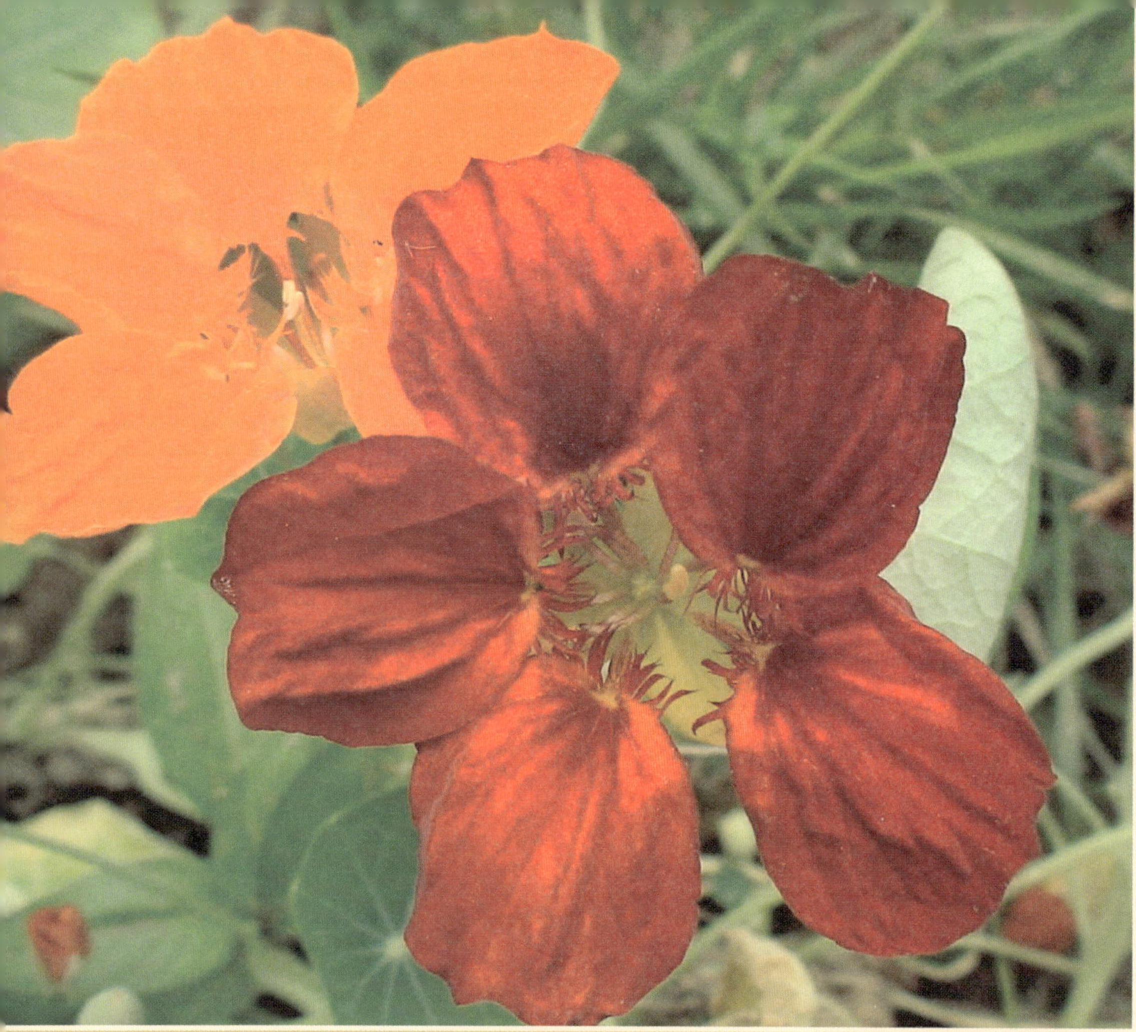

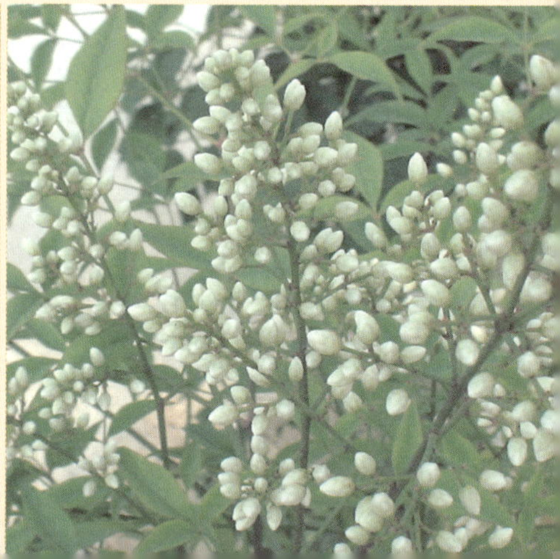

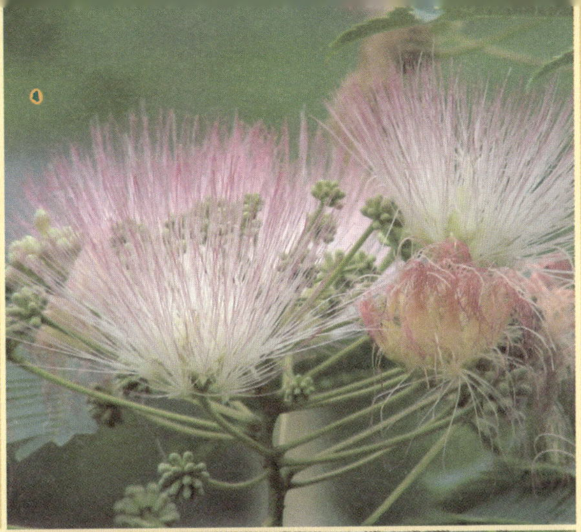

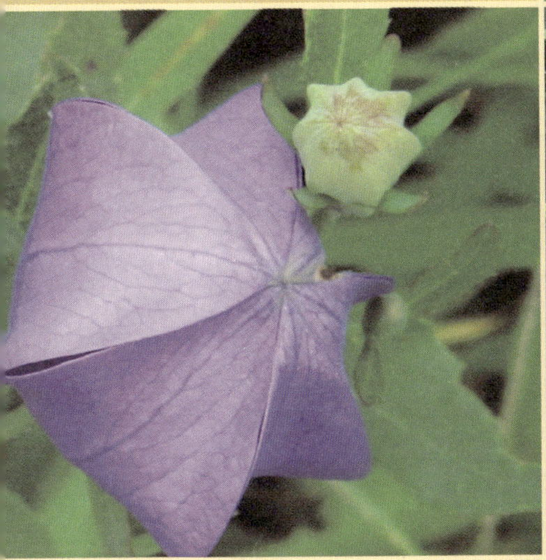

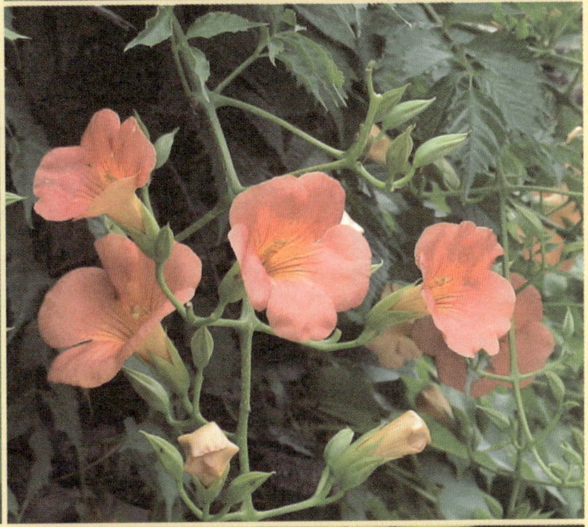

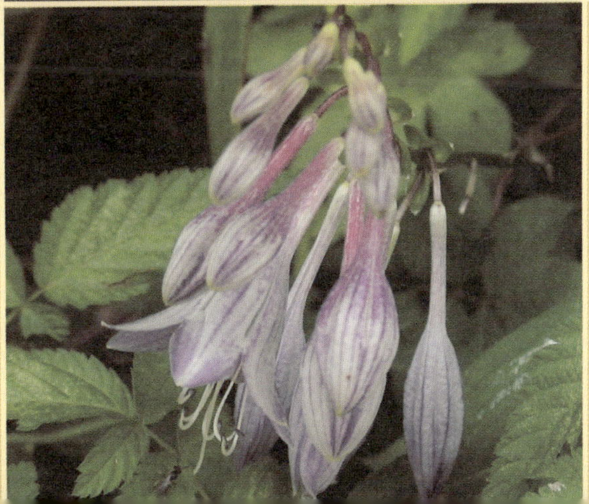

제 3장

영양소 : 얼마나 먹어야 하나?

1. 한국인 영양섭취기준
2. 영양소기준치와 영양표시제

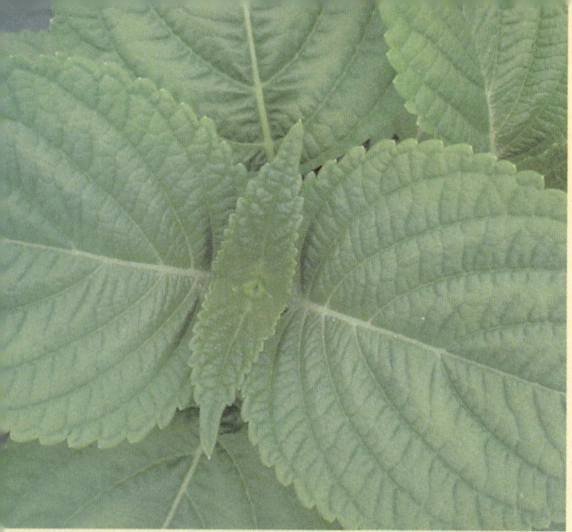
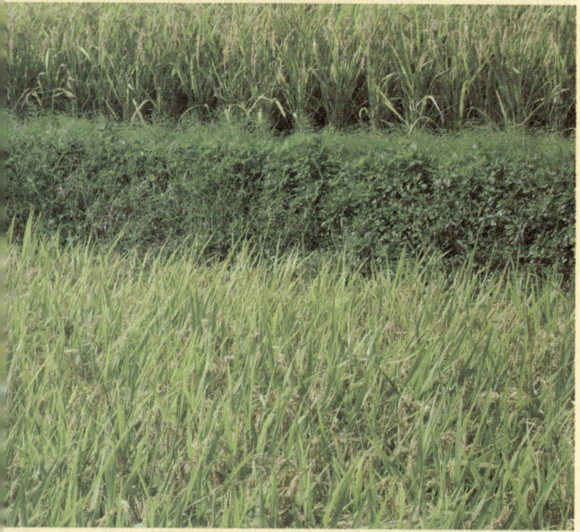
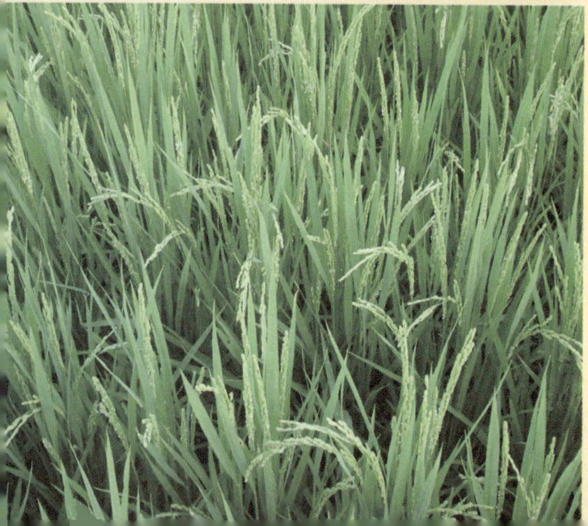

memo

제 3 장
영양소: 얼마나 먹어야 하나?

1. 영양섭취기준

영양섭취기준의 설정은 인간의 건강을 최적상태로 유지하는 것에 그 목표를 둔다. 현대 사회에서는 식생활과 질병패턴의 변화로 인해 비만과 만성질환의 위험률이 증가하고 있으며 영양보충제 및 건강보조식품의 사용증가로 영양소의 과다섭취가 건강에 미치는 영향에 대한 우려도 높아지고 있다. 따라서 영양섭취기준은 영양 필요량 충족에만 초점을 맞추기 보다는 만성질환이나 영양소 과다섭취의 예방까지도 함께 고려하여 제정하였다.

○ 평균필요량

평균필요량(EAR)은 대상 집단을 구성하는 건강한 사람들의 절반에 해당하는 사람들의 일일 필요량을 충족시키는 값이다.

○ 권장섭취량

권장섭취량(RI)은 평균필요량에 표준편차의 2배를 더하여 정하거나 변이계수를 10%로 가정하고 권장섭취량을 산출하였다. 그러나 정규분포를 보이지 않는 영양소의 경우에는 통계적인 접근을 달리하여 97~98%에 해당하는 사람의 필요량을 권장섭취량으로 제시하는 것이 가능하다.

ㅇ충분섭취량

충분섭취량(AI)은 영양소 필요량에 대한 정확한 자료가 부족하거나 필요량의 중앙값과 표준편차를 구하기 어려워 권장섭취량을 산출할 수 없는 경우에 제시하나 어느 정도로 인구집단의 필요량을 충족하는지 확실치 않다.

ㅇ상한섭취량

상한섭취량(UL)은 인체 건강에 유해영향이 나타나지 않는 최대 영양소 섭취수준이다. 과량 섭취 시 건강에 악영향의 위험이 있다는 자료가 있는 경우에 설정이 가능하다. 따라서 유해영향이 확인된 영양소의 경우, 영양소의 과잉 섭취로 인한 위험을 예방하기 위하여 일반적인 집단의 대다수 구성원들에게 건강상 유해영향의 위험을 나타내지 않을 섭취 수준을 상한 섭취량으로 설정한다.

〈영양섭취기준(KDRLs)-에너지 적정비율

영양소	1 - 2세	3 - 19세	20세 이상
탄수화물	50 - 70%	55 - 70%	55 - 70%
단백질	7 - 20%	7 - 20%	7 - 20%
지방	20 - 35%	15 - 30%	15 - 25%
n-6 불포화지방산	4 - 8%	4 - 8%	4 - 8%
n-3 불포화지방산	0.5 - 1.0%	0.5 - 1.0%	0.5 - 1.0%

〈한국인 영양섭취 기준〉

(한국영양학회, 한국인영양섭취기준위원회, 2005)

		체위 기준	체위 기준	필요 추정량	충분 섭취량	권장 섭취량	충분 섭취량	권장 섭취량	권장 섭취량	권장 섭취량	목표 섭취량	충분 섭취량	권장 섭취량	권장 섭취량	권장 섭취량	권장 섭취량	권장 섭취량
		cm	kg	kcal	g	g	g	mg	mg	mg	mg	mg	RE	mg	mg	mg	mg
성별	연령	신장	체중	에너지	수분	단백질	식이섬유	칼슘	인	철	나트륨	칼륨	비타민 A	비타민 B1	비타민 B2	나이아신	비타민 C
영아	0~5개월	61.9	6.5	600	700	9.5***		200***	100***	0.26***	120***	400	350	0.2	0.3	2	35
영아	6~11개월	72.3	9.1	730	800	13.5		300***	300***	7	370***	700	400	0.3	0.4	3	45
유아	1~2세	85.9	12.2	1,000	1,100	15	12	500	500	7	800***	2500	300	0.5	0.6	6	40
유아	3~5세	102	16.3	1,400	1,400	20	17	600	500	7	1000***	3000	300	0.5	0.7	7	40
남자	6~8세	122	23.8	1,600	1,700	25	19	700	700	9	1200***	3600	400	0.7	0.9	9	60
남자	9~11세	138	34.5	1,900	2,000	35	23	800	1,000	12	2000	4700	550	0.9	1.1	12	70
남자	12~14세	159	49.6	2,400	2,400	50	29	1,000	1,000	12	2000	4700	700	1.2	1.5	15	100
남자	15~19세	172	63.8	2,700	2,700	60	32	1,000	1,000	16	2000	4700	850	1.4	1.8	18	110
남자	20~29세	173	65.8	2,600	2,700	55	31	700	700	10	2000	4700	750	1.2	1.5	16	100
남자	30~49세	170	63.6	2,400	2,500	55	29	700	700	10	2000	4700	750	1.2	1.5	16	100
남자	50~64세	166	60.6	2,200	2,300	50	26	700	700	10	2000	4700	700	1.2	1.5	16	100
남자	65~74세	164	59.2	2,000	2,100	50	26	700	700	10	2000	4700	700	1.2	1.5	16	100
남자	75세이상	164	59.2	2,000	2,100	50	26	700	700	10	2000	4700	700	1.2	1.5	16	100
여자	6~8세	120	22.9	1,500	1,600	25	18	700	600	9	1200***	3800	400	0.6	0.7	9	60
여자	9~11세	138	32.6	1,700	1,800	35	20	800	900	12	2000	4700	500	0.8	0.9	10	70
여자	12~14세	155	46.5	2,000	2,000	45	24	900	900	12	2000	4700	650	1.0	1.2	13	100
여자	15~19세	160	53.0	2,000	2,100	45	24	900	800	16	2000	4700	700	1.0	1.2	13	110
여자	20~29세	160	56.3	2,100	2,100	45	25	700	700	14	2000	4700	650	1.1	1.2	14	100
여자	30~49세	157	54.2	1,900	2,000	45	23	700	700	14	2000	4700	650	1.1	1.2	14	100
여자	50~64세	154	52.2	1,800	1,800	45	22	800	700	9	2000	4700	600	1.1	1.2	14	100
여자	65~74세	151	50.2	1,600	1,700	45	22	800	700	9	2000	4700	600	1.1	1.2	14	100
여자	75세이상	151	50.2	1,600	1,700	45	22	800	700	9	2000	4700	600	1.1	1.2	14	100
임신초				+0	+200	+25	+5	+300	+0	+10	2000	+0	+70	+0.5	+0.4	+4	+10
임신중				+340	+200	+25	+5	+300	+0	+10	2000	+0	+70	+0.5	+0.4	+4	+10
임신말				+450	+200	+25	+5	+300	+0	+10	2000	+0	+70	+0.5	+0.4	+4	+10
수유부				+320	+700	+25	+4	+400	+0	+0	2000	+400	+500	+0.4	+0.5	+4	+35

* 필요추정량　** 권장섭취량　*** 충분섭취량　**** 목표섭취량

2. 영양소기준치와 영양표시제

1) 영양소기준치

식품의약품안전청에서는 영양표시제에 기준이되는 영양소기준치를 정하였다. 영양소기준치는 일부 집단(영유아, 임신수유부)을 제외한 인구군(4세 이상 어린이 및 성인)에 각 영양소별로 공통으로 모든 식품에 적용할 수 있는 대표 값을 나타낸 것을 말한다. 영양소 기준치는 가공식품의 영양표시를 할 때 영양소의 분량과 영양소기준치에 백분율(%)를 표시하는 기준이 된다.

영양소 기준치

(식품의약품안전청, 2007. 12. 1)

영양소	기준치	영양소	기준치	영양소	기준치
탄수화물(g)	328	철분(mg)	15	판토텐산(mg)	5
식이섬유(g)	25	비타민D(㎍)	5	인(mg)	700
단백질(g)	60	비타민E(mg a-TE)	10	요오드(㎍)	75
지방(g)	50	비타민K(㎍)	55	마그네슘(mg)	220
포화지방(g)	15	비타민B1(㎎)	1.0	아연(mg)	12
콜레스테롤(mg)	300	비타민B2(㎎)	1.2	셀렌(㎍)	50
나트륨(mg)	2,000	나이아신(mg NE)	13	구리(mg)	1.5
칼륨(mg)	3,500	비타민B6(㎎)	1.5	망간(mg)	2.0
비타민A(㎍ RE)	700	엽산(㎍)	250	크롬(㎍)	50
비타민C(mg)	100	비타민B12(㎍)	1.0	몰리브덴(㎍)	25
칼슘(mg)	700	비오틴(㎍)	30		

2) 영양표시제

영양표시제란 여러 가지 가공식품에 어떤 영양소가 얼마나 들어 있는지를 포장에 표시한 것을 말한다. 식품포장지에서 '영양성분' 또는 '영양정보' 라고 적힌 표이며 영양표시는 여러가지 가공식품에 들어있는 영양소의 종류와 영양소를 정확하게 알게 해 주어서, 우리가 어떤 영양소를 얼마나 먹는지를 쉽게 알게 해 준다.

영양성분으로는 크게 열량, 탄수화물, 단백질 지방, 나트륨의 함량이 표시되어 있으며 탄수화물과 함께 탄수화물의 한 종류인 단순당을 말하는 당의 함량도 표시되어 있다. 그리고 지방에 포화지방, 트랜스지방과 콜레스테롤 함량도 표시되어 있다. 영양소의 함량과 함께 영양소기준치에 대한 %도 표시되어 있다.

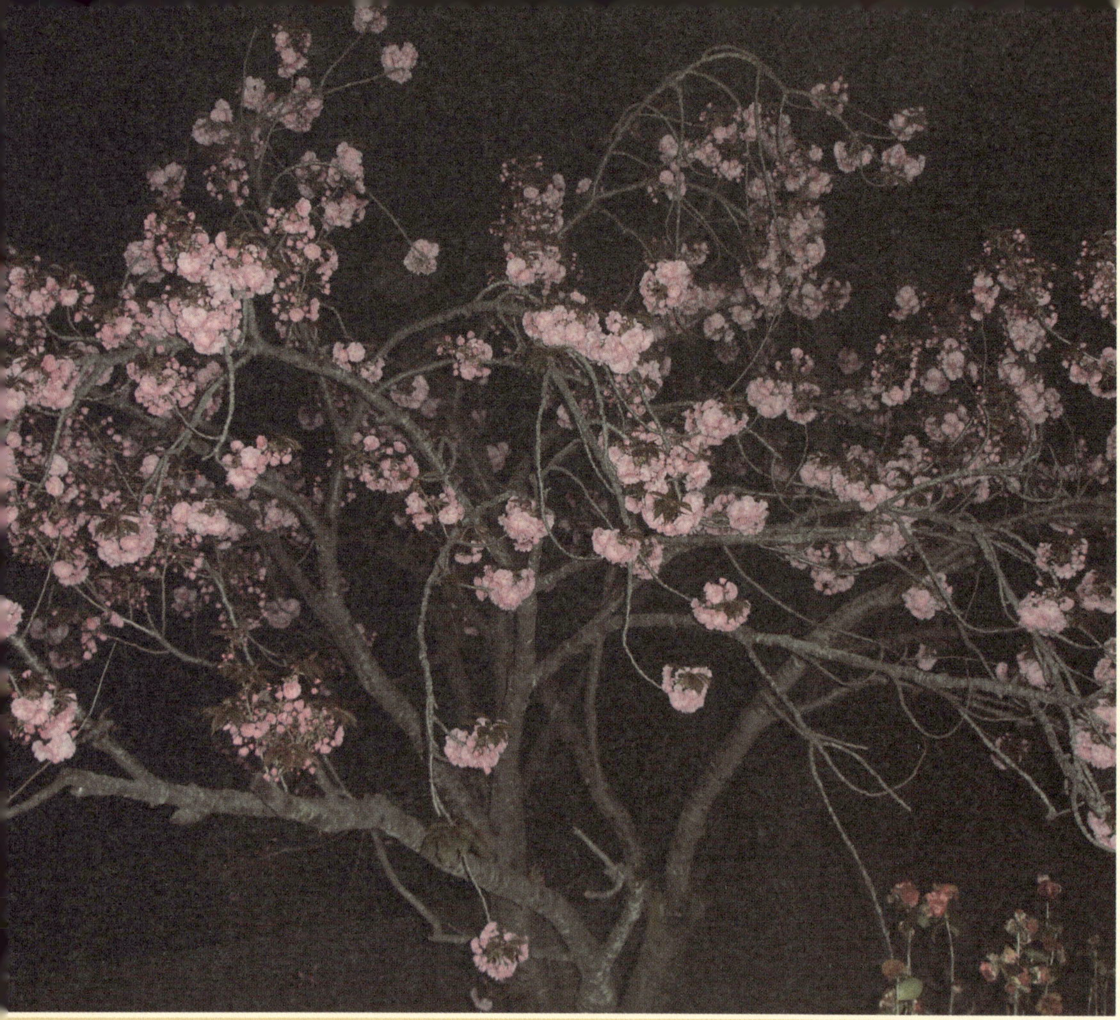

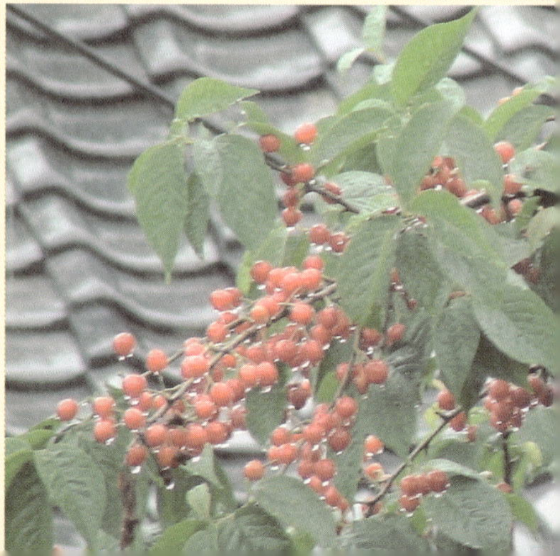

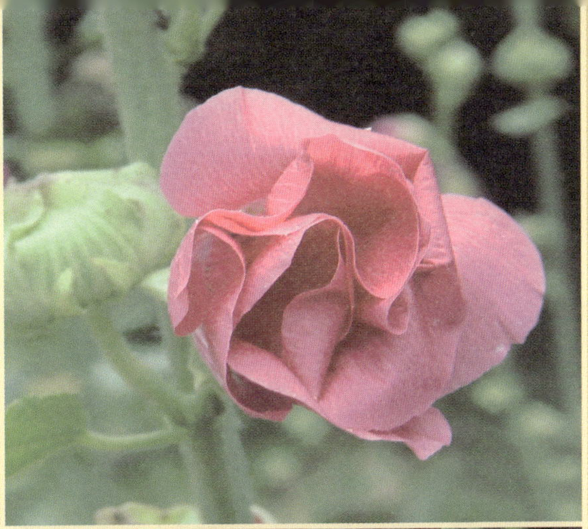

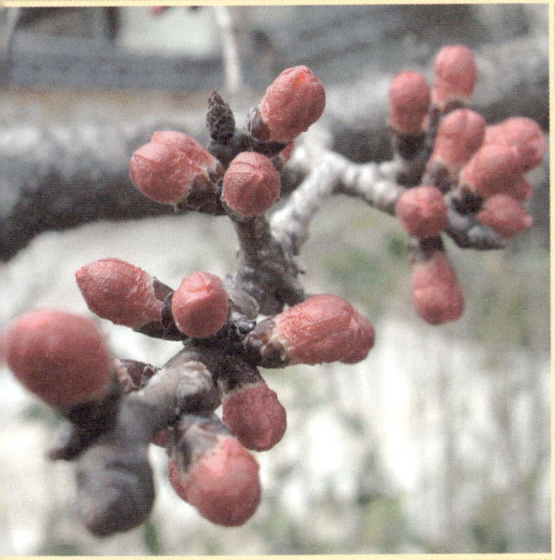

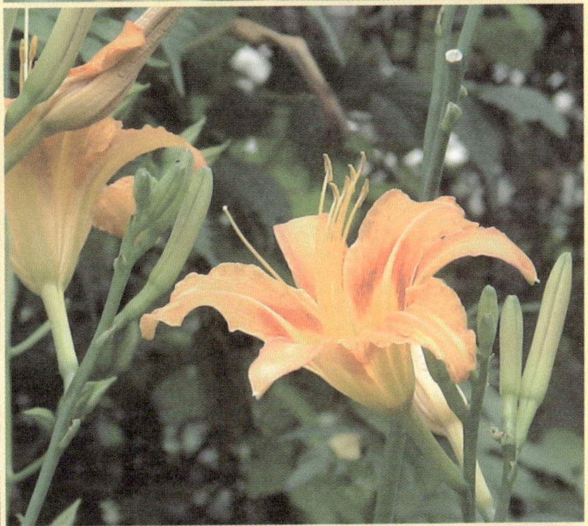

제 4장

식품교환표를 활용한 식단작성

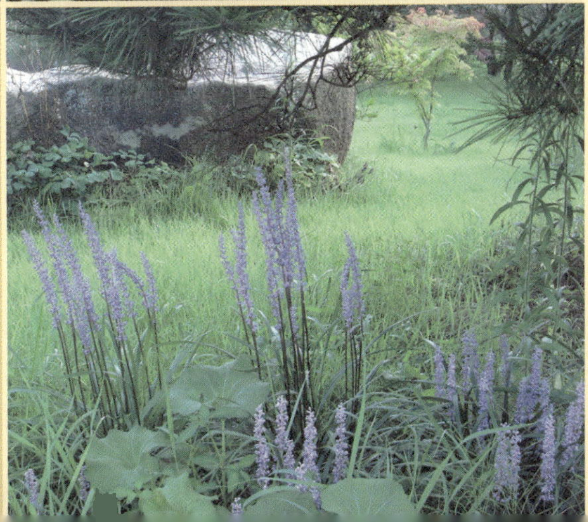

1. 식품교환표로 식단작성하기
2. 식단의 e-식품교환량과 심볼 활용

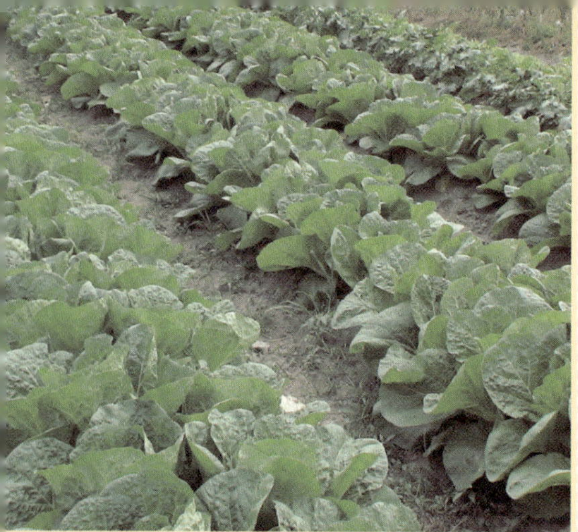
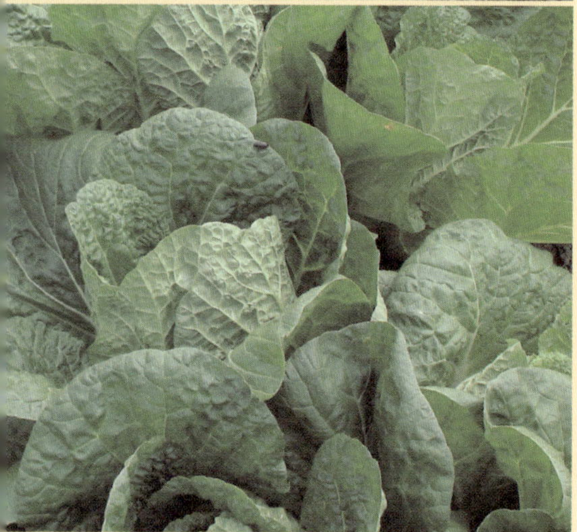
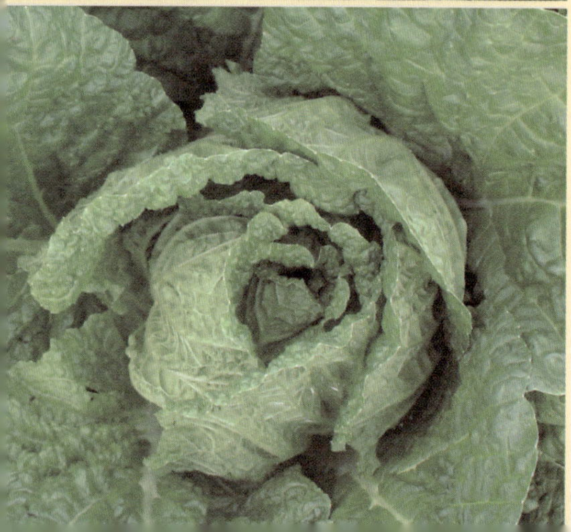

memo

제 4 장
식품교환표를 활용한 식단작성

1. 식품교환표로 식단작성하기

식품교환표를 활용하여 간편하게 열량과 영양소를 고려하면서 다음과 같이 식단작성을 할 수 있다. 식품교환표를 활용한 식단작성 단계를 따라 가보자.

1 단계 : 총열량과 단백질, 지방, 당질의 필요량을 산정
2 단계 : 각 식품군별 교환 단위수의 결정
3 단계 : 1일 교환 단위수의 끼니별 분배
4 단계 : 식품교환군 목록에서 식품과 단위수를 선택

1 단계에서 각 개인의 질병의 종류와 정도 및 체중을 고려하여 총열량과 단백질, 지방, 당질의 필요량을 결정하면 2 단계에서는 교환 단위수를 결정하게 된다. 교환단위수의 계산 순서는 다음과 같다.

① 먼저 대상자에 맞도록 식성을 참고로 하여 우유군, 채소군, 과일군의 단위수를 결정한다.

예 : 우유군 • • • • 2교환단위
채소군 • • • • 10교환 단위
과일군 • • • • 2교환 단위

② 잠정적으로 정한 우유군, 채소군, 과일군의 당질, 단백질, 지질량을 계산한다.

③ 곡류군의 교환 단위수를 결정한다. • • • 먼저 우유군, 채소군, 과일군의 당질함량을 합한 다음 이 양을 처방된 당질 필요량에서 뺀다. 이렇게 해서 나온 당질량을 23g(곡류 1교환 단위의 당질량)으로 나눈다. 이 값이 하루에 필요한 곡류의 총 교환 단위수이다. 이 교환단위에서 당질과 단백질 값을 계산한다.

④ 당질 함량을 전부 합하여 3~4g 정도가 처방된 양보다 많으면 채소류, 과일류, 곡류에서 조절한다.

⑤ 육류군의 교환 단위를 결정한다. • • • 우유군, 채소군, 곡류군의 단백질을 합하여 처방된 단백질량에서 뺀다. 나머지 단백질량을 8g(육류군의 1교환 단위의 단백질량)으로 나누며 이렇게 해서나온 값이 육류군의 교환 단위수이다.

⑥ 지방군의 교환 단위를 결정한다. • • • 우유군과 육류군의 지방함량을 계산하여 처방된 지방함량에서 뺀다. 이 수를 5g(지방군 1교환 단위의 지방량)으로 나누며, 이 값이 지방 교환 단위수이다.

⑦ 전체의 계산을 통하여 검산한다.

식품교환표를 이용한 계산의 예

(당질 260g, 단백질 90g, 지방 40g, 열량 1790kcal)

교환군	식품	심볼	단위수	당질(g)	단백질(g)	지방(g)	열량(kcal)
1	우유군	◇	2	22	12	12	250
2	채소군	△	10	30	20		200
3	과일군	♡	2	24 (260-76=184)			100
4	곡류군	○	8	184	16 (90-48=42)		800
5	어육류군 저지방 중지방	□	4 2		32 16	8 10 (40-30=10)	200 150
6	지방군	☆	2	2		10	90
				260	90	40	1790

식품교환표를 이용하여 식품교환 단위수가 정해지면 3단계로 1일 식품교환 단위수를 끼니별로 적당하게 분배하도록 한다.

식품교환표를 이용한 계산의 예

(당질 260g, 단백질 90g, 지방 40g, 열량 1790kcal)

	곡류군	어육류군	채소군	지방군	우유군	과일군
아침	2	2 저지방	3	1	1	
점심	3	2 중지방①	4	1		1
		저지방①				
저녁	3	2 중지방①	3	1	1	1
		저지방①				
총량	8	6	10	3	2	2

이처럼 끼니별 배분이 끝나면 4단계로 실제로 식품을 선택하여 단위 수만큼 섭취할 수 있도록 식단을 작성한다.

식품교환표를 이용한 끼니별 식품교환수표

	곡류군	어육류군		채소군	지방군	우유군	과일군
		저지방	중지방				
아침	2	2		3	1	1	
점심	3	1	1	4	1		1
저녁	3	1	1	3	1	1	1
총량	8	6	6	10	3	2	2

이와 같이 같은 식품군에서는 주로 공급하는 영양소가 다르므로 식품교환표를 이용하여 6가지 식품군의 다양한 식품을 균형되게 선택하여 기호에 맞는 건강식단을 작성할 수 있다.

〈 열량별 식품군별 식품교환단위수 〉

열량 (kcal)	곡류군	어육류군			채소군	지방군	우유군	과일군
		저지방	중지방	고지방				
1,200	6	3	1		7	1	1	1
1,500	7	4	1		8	2	1	2
1,800	9	4	2		8	3	1	2
2,000	10	5	2		10	3	1	3
2,200	11	5	2	1	10	3	1	3
2,400	13	5	2	1	10	3	1	3

2. 식단의 e-식품교환량과 심볼 활용

샘플식단의 식품교환량을 음식과 함께 식품군별 심볼과 색깔로 나타내었으며 식품교환량, 열량 및 당질, 단백질, 지방의 양을 그림과 같이 표시하였다. 샘플식단의 구성은 비빔밥, 두부젓국찌개, 나박김치, 우유, 포도로 하였으며 식단의 총 식품군별 식품교환수를 알 수 있으며 열량 및 영양소도 알기 쉽도록 하였다. 샘플식단의 식품군별 심볼과 색깔로 나타내어 누구나 흥미롭고 쉽게 응용할 수 있도록 하였다.

〈샘플식단의 식품군별 식품교환수 및 영양소〉

	곡류군	어육류군	채소군	지방군	우유군	과일군	열량 kcal	당질 g	단백질 g	지방 g
심볼	○	□	△	☆	◇	♡				
비빔밥	3.5	1.0	1.5	0.5			458	87	12	5
두부젓국찌개		1.5					106	3	11	6
나박김치			0.5				20	4	1	0
우유					1		125	11	6	6
포도						1	50	12	0	0
식단총계	3.5	2.5	2	0.5	1	1	759	117	30	17
열량에 대한 3대 영양소 비율								63%	16%	21%

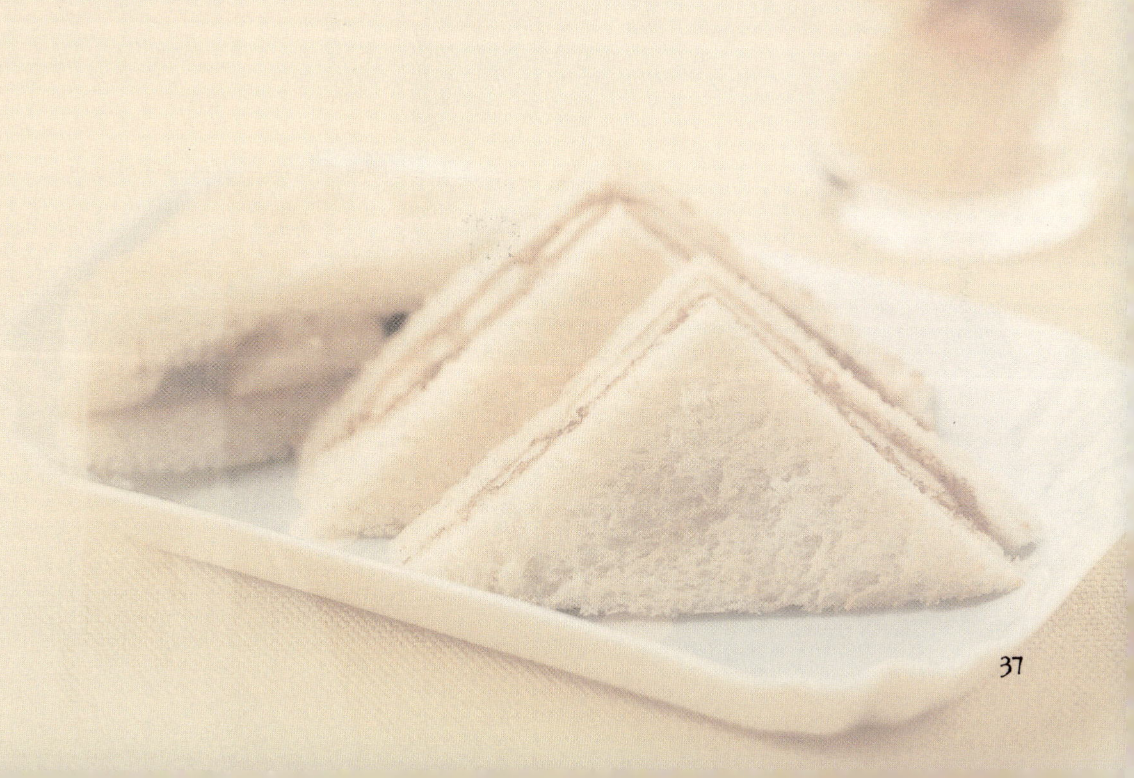

〈 샘플 식단의 음식 및 식품군별 식품교환단위수 심볼 〉

	곡류군	어육류군	채소군	지방군	우유군	과일군
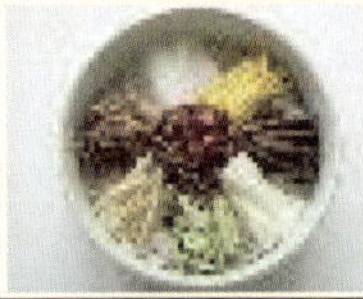	● ● ● ◐	■	▲ ◭	★(½)		
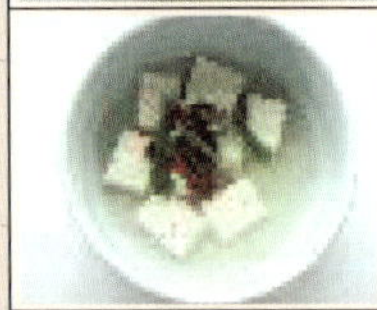		■ ■	◭			
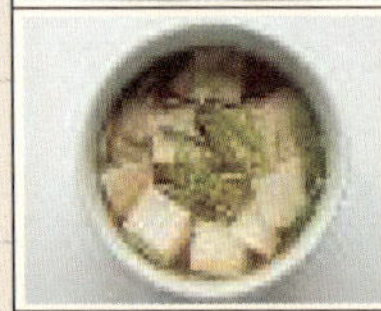					◆	
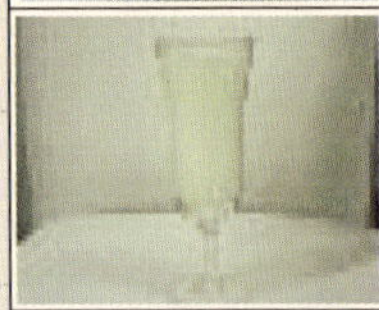						
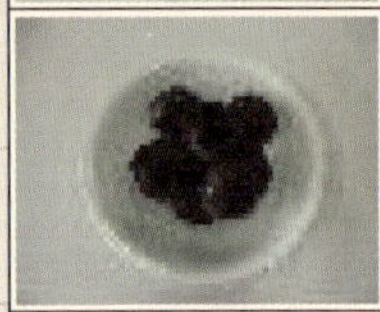						♥
합계	● ● ● ◐	■ ■ ■	▲ ▲	★(½)	◆	♥
e-식품교환량	3.5	2.5	2	0.5	1	1

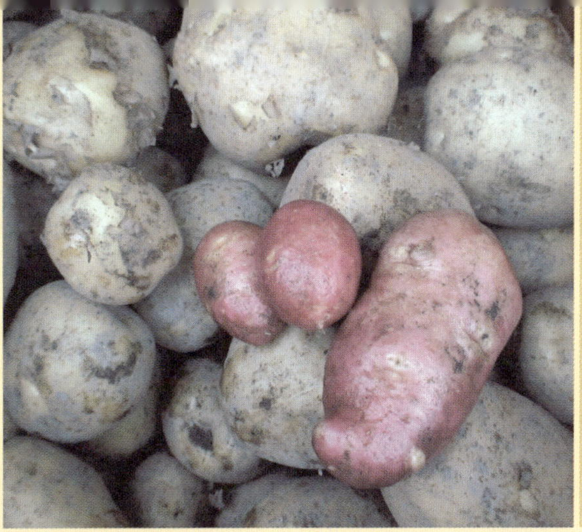

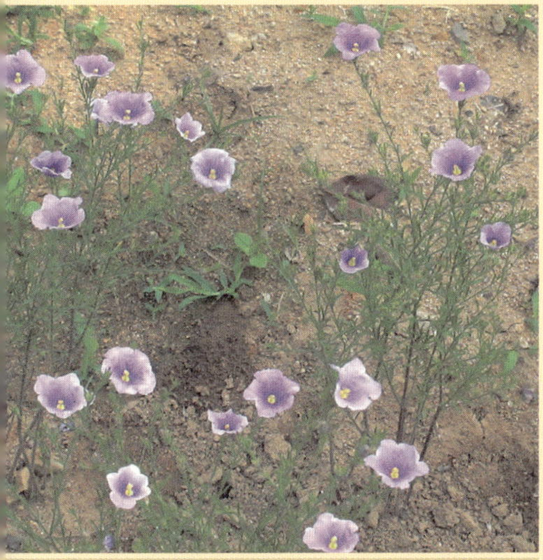

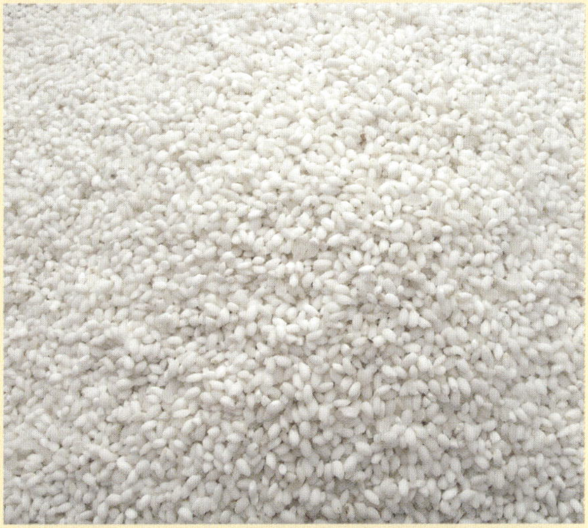

5장

식품군별 식품의 e-식품교환량

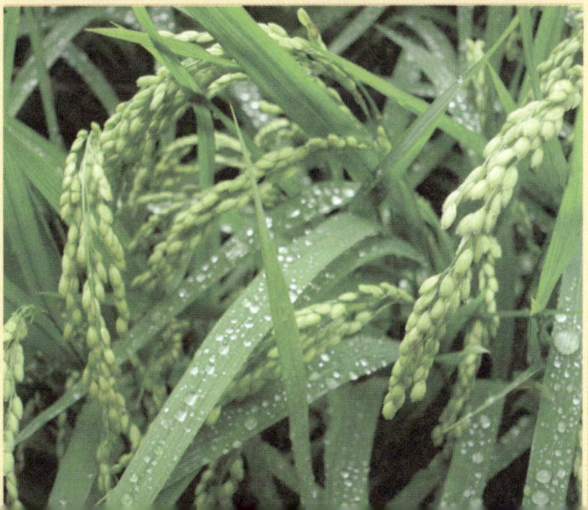

1. 곡류군
2. 어육류군
3. 채소군
4. 지방군
5. 우유군
6. 과일군

곡류군

당질 23g 단백질 2g

열량 100kcal

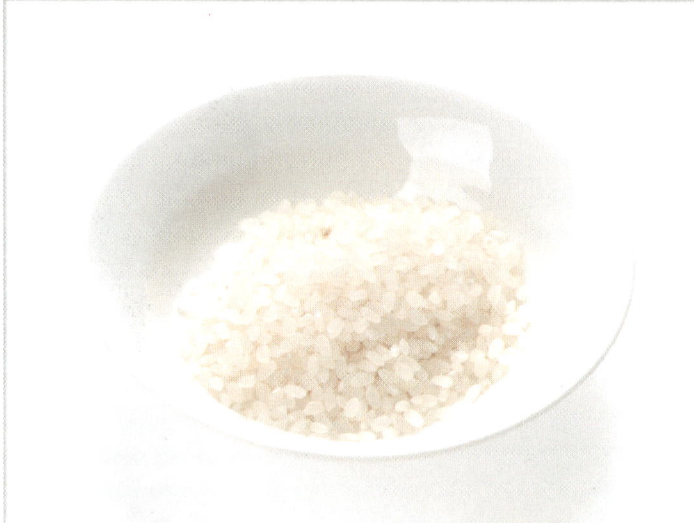

쌀 30g

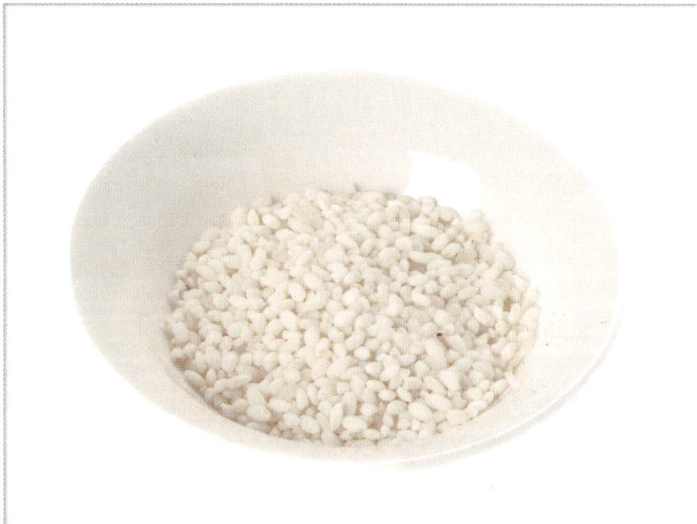

찹쌀 30g

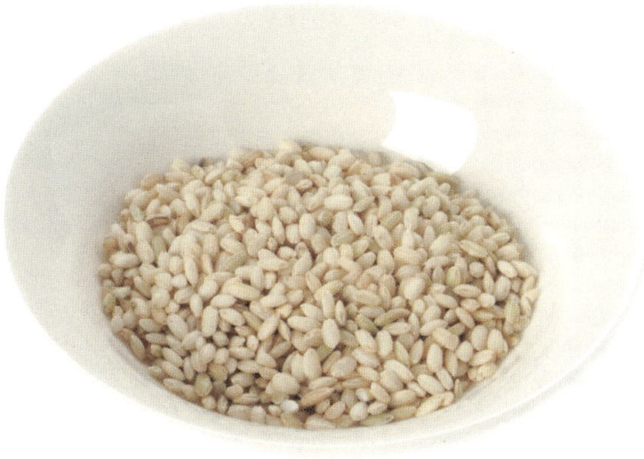

현미 30g

곡류군

당질 23g 단백질 2g
열량 100kcal

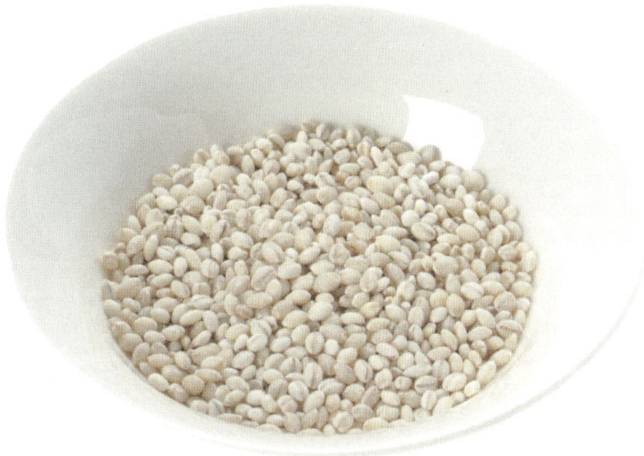

보리쌀 30g

곡류군

당질 23g 단백질 2g
열량 100kcal

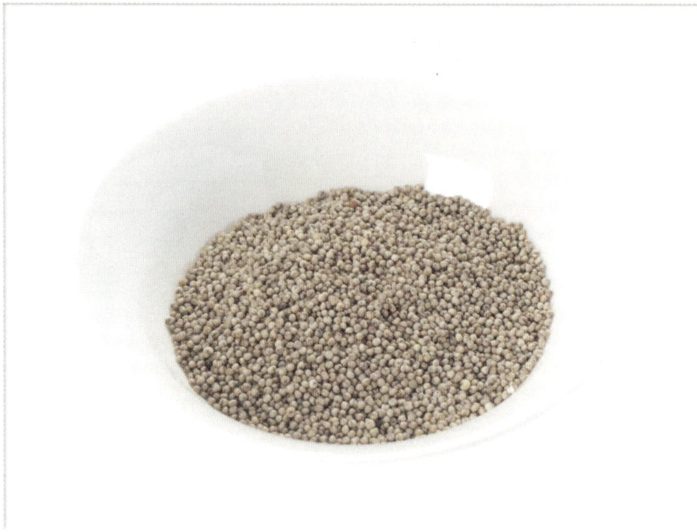

차수수 30g

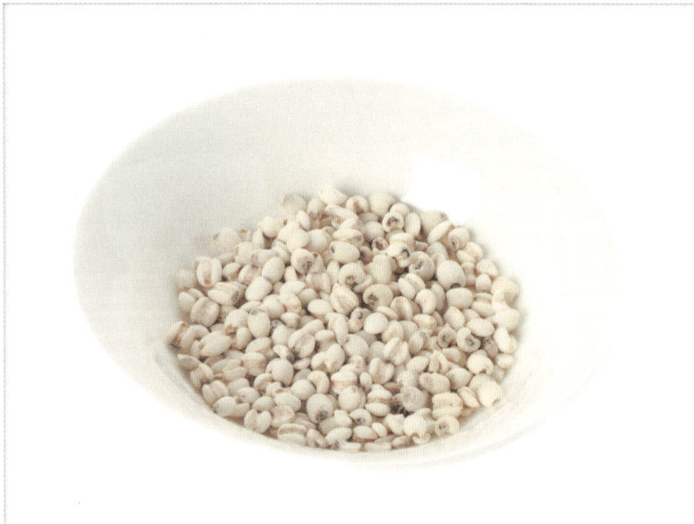

율무 30g

곡류군

당질 23g 단백질 2g
열량 100kcal

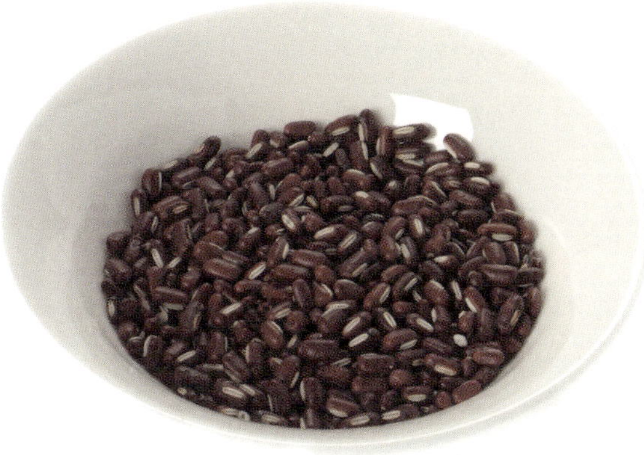

팥 30g

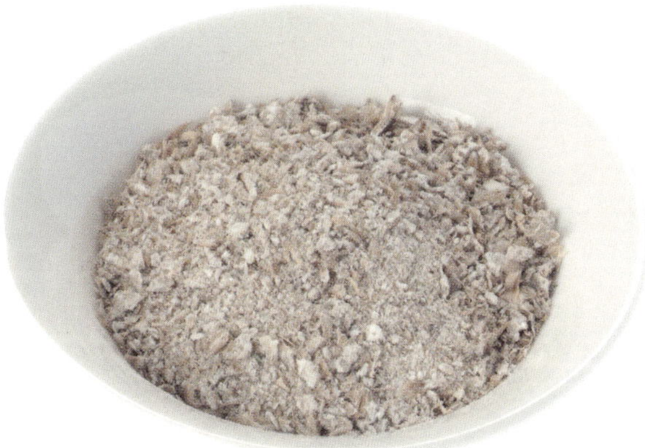

엿기름 30g

곡류군

당질 23g 단백질 2g
열량 100kcal

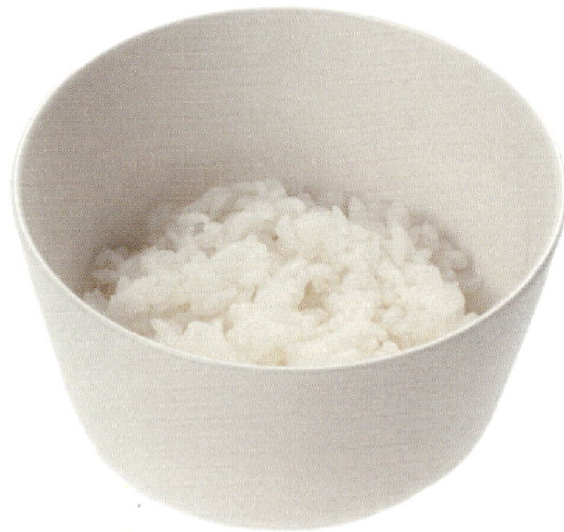

쌀밥 70g

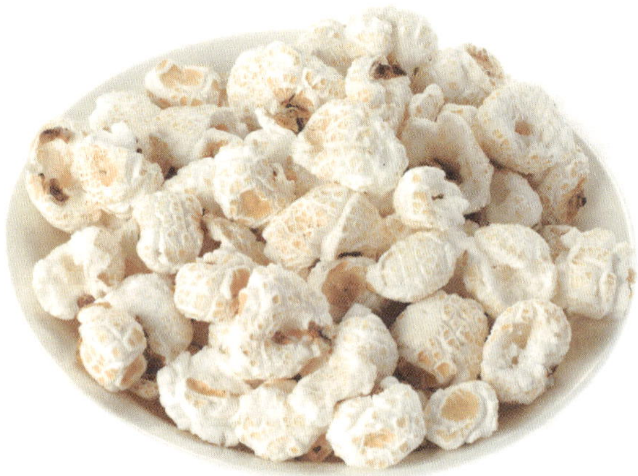

옥수수튀밥
30g

곡류군

당질 23g 단백질 2g
열량 100kcal

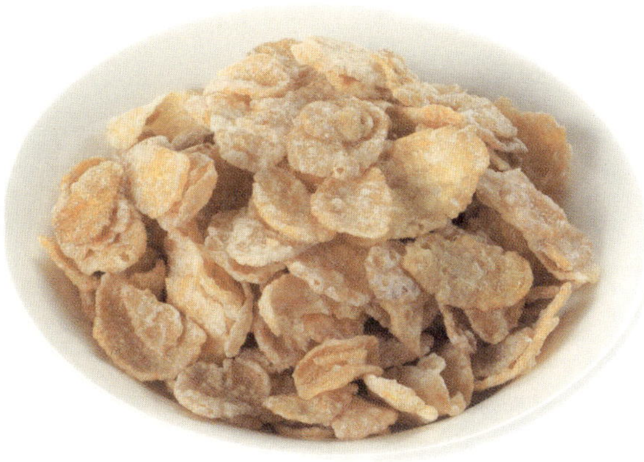

시리얼 30g

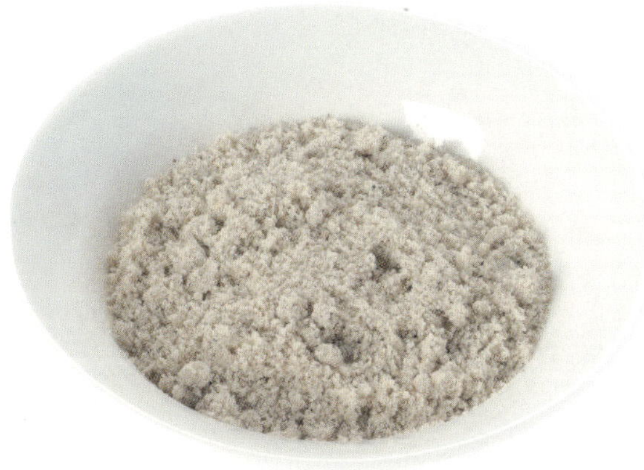

미숫가루 20g

곡류군

당질 23g 단백질 2g
열량 100kcal

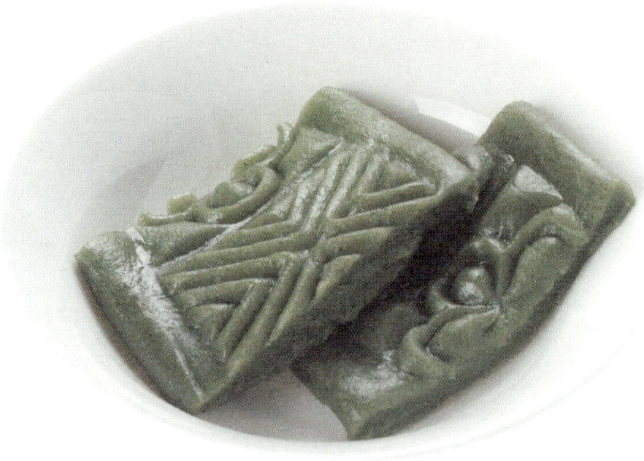

절편 50g

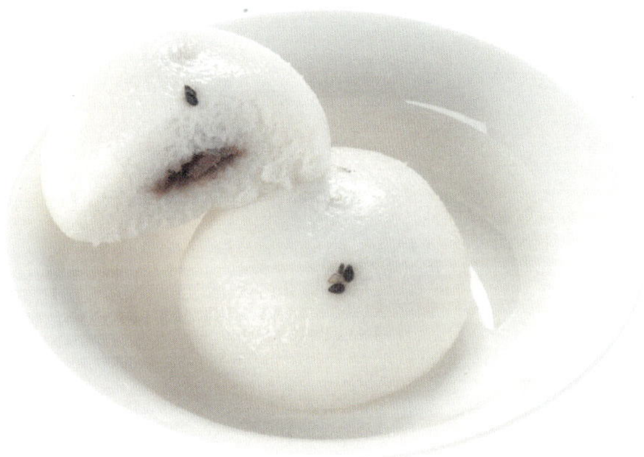

증편 60g

곡류군

당질 23g 단백질 2g
열량 100kcal

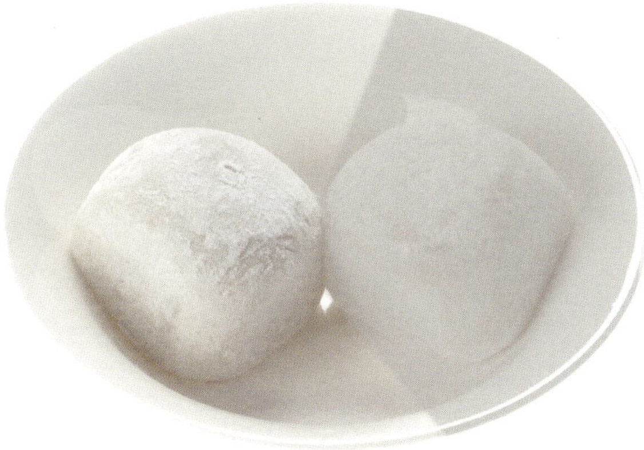

찹쌀떡 50g

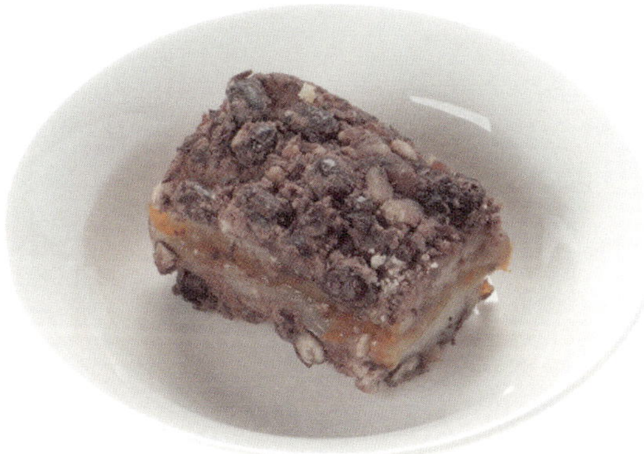

시루떡 50g

곡류군

당질 23g 단백질 2g

열량 100kcal

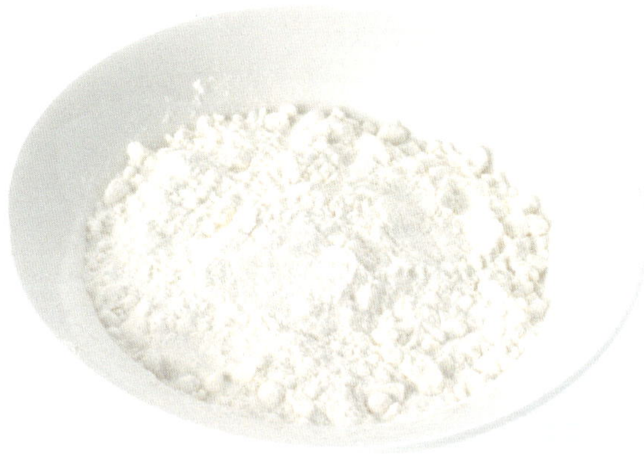

밀가루 30g

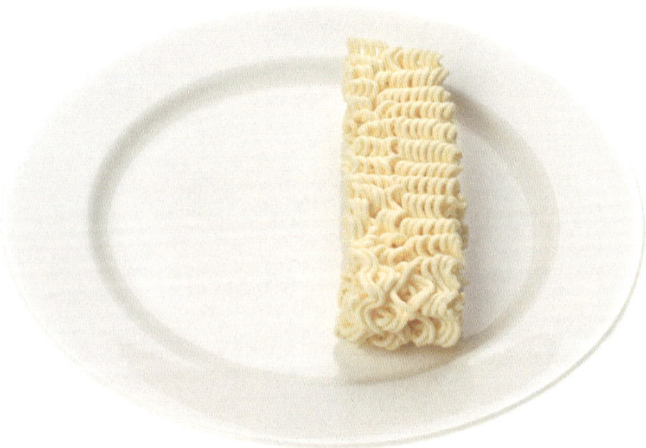

라면 30g

곡류군

당질 23g 단백질 2g
열량 100kcal

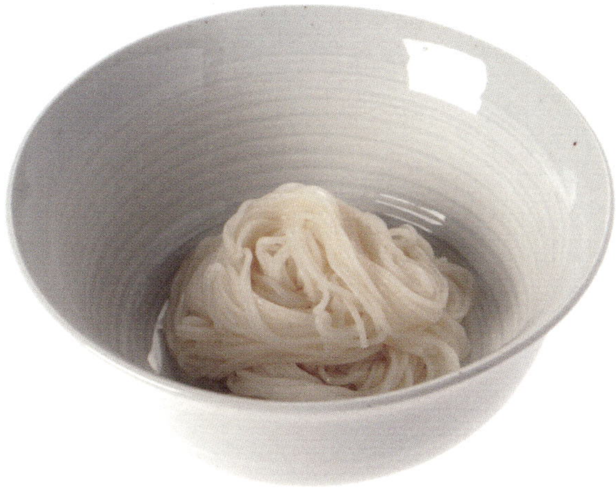

국수 삶은것
90g

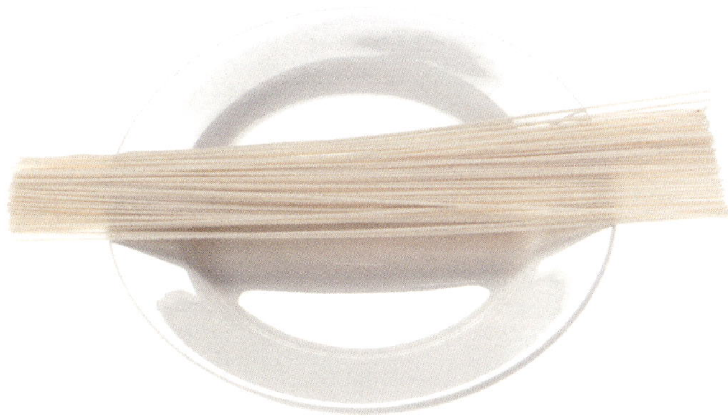

국수 마른것
30g

곡류군

당질 23g 단백질 2g

열량 100kcal

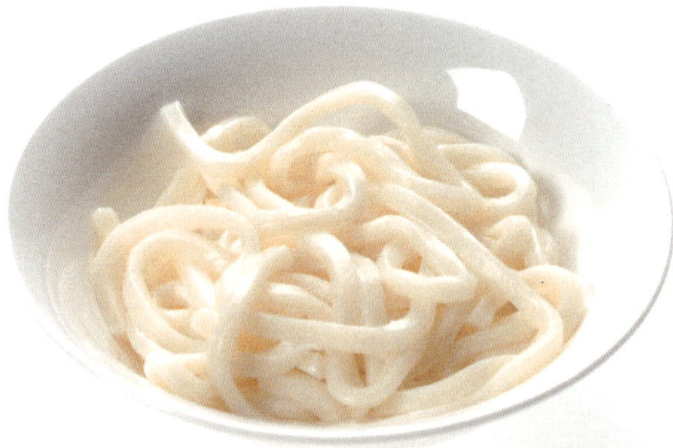

우동 삶은것
90g

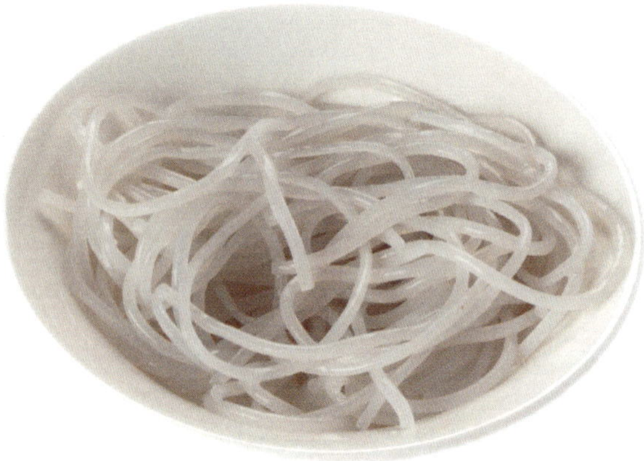

당면 삶은것
60g

곡류군

당질 23g 단백질 2g
열량 100kcal

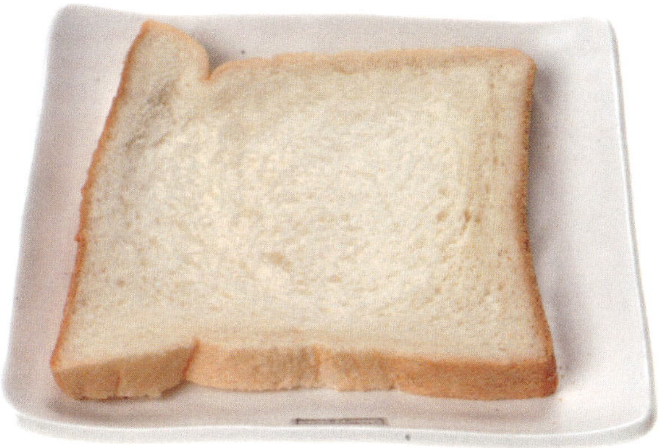

식빵 40g

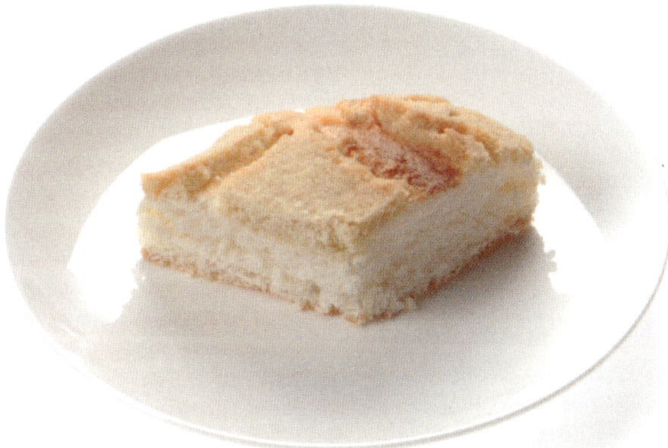

곰보빵 30g

곡류군

당질 23g 단백질 2g

열량 100kcal

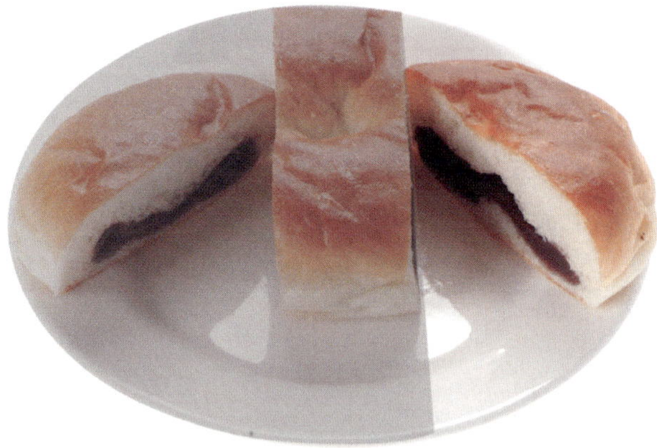

팥빵 30g

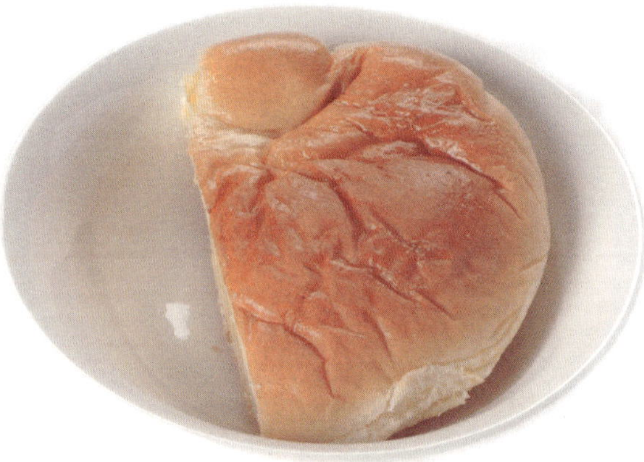

크림빵 30g

곡류군

당질 23g 단백질 2g

열량 100kcal

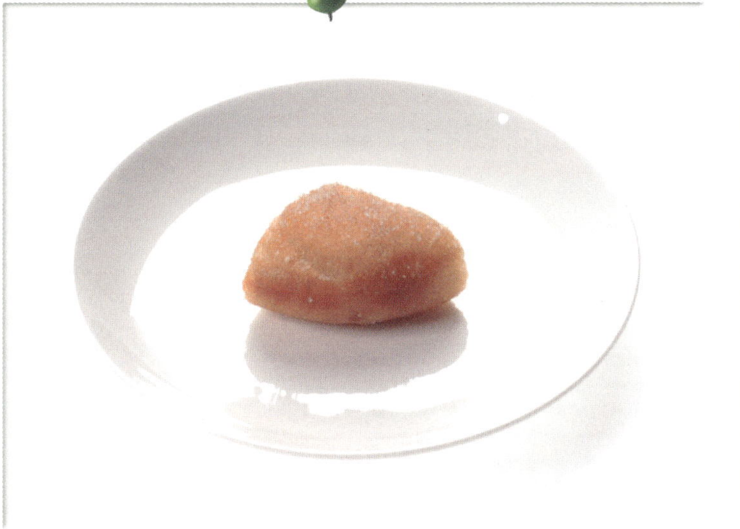

도넛 링 20g

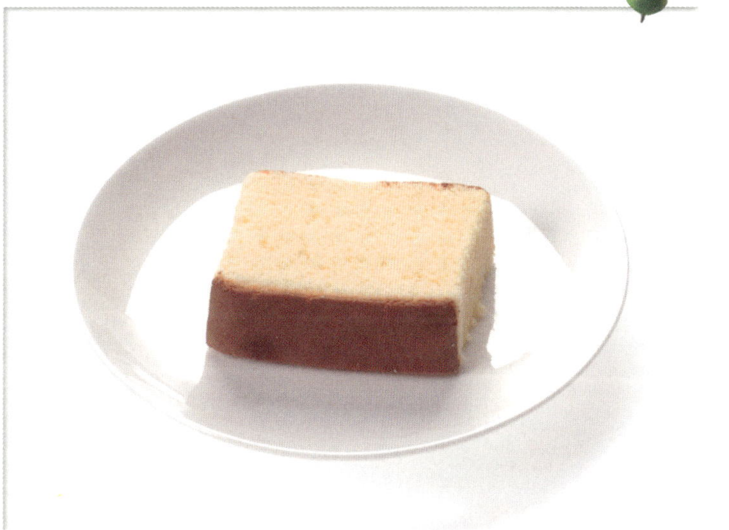

카스테라 30g

곡류군

당질 23g 단백질 2g
열량 100kcal

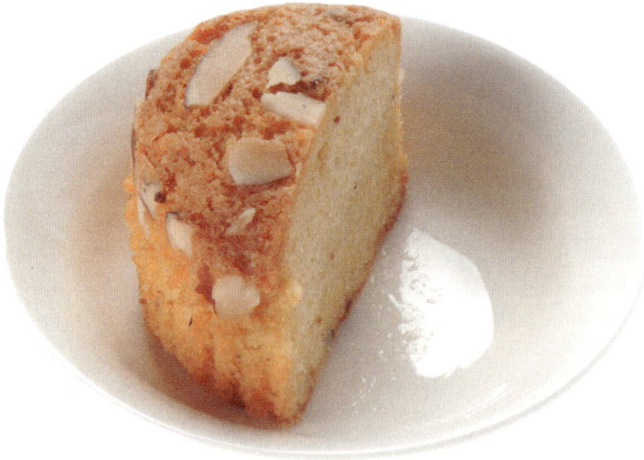

머핀 40g

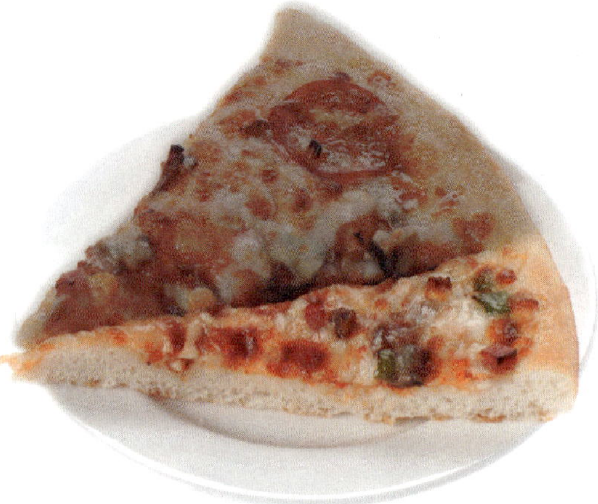

피자 40g

곡류군

당질 23g 단백질 2g
열량 100kcal

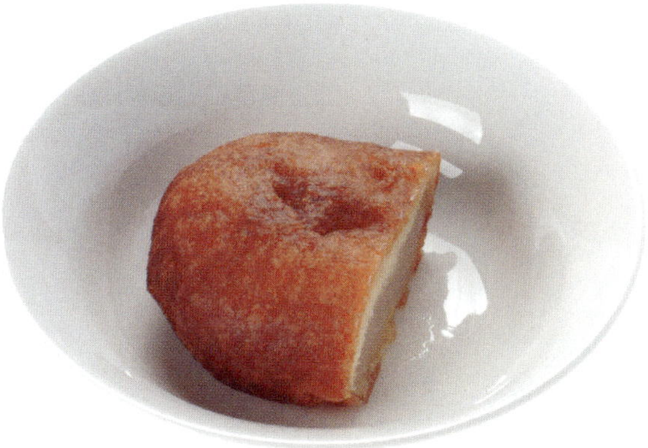

도넛 팥 30g

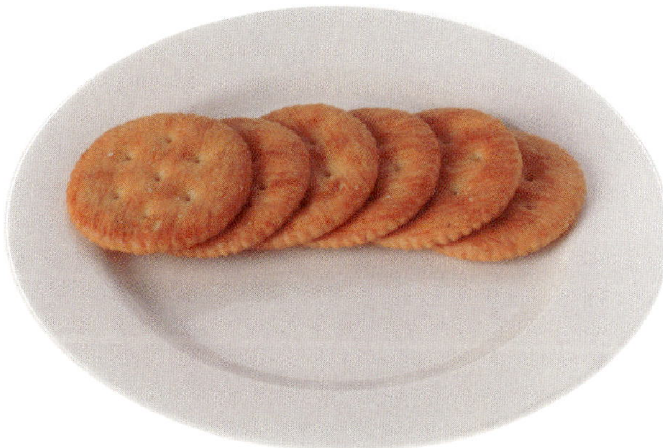

비스킷 20g

곡류군

당질 23g 단백질 2g

열량 100kcal

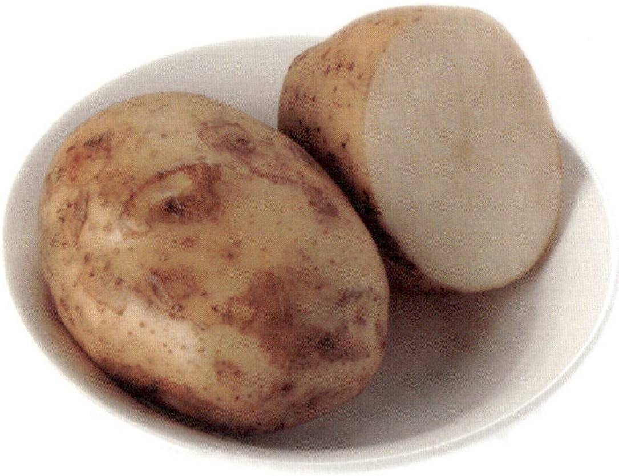

감자 150g

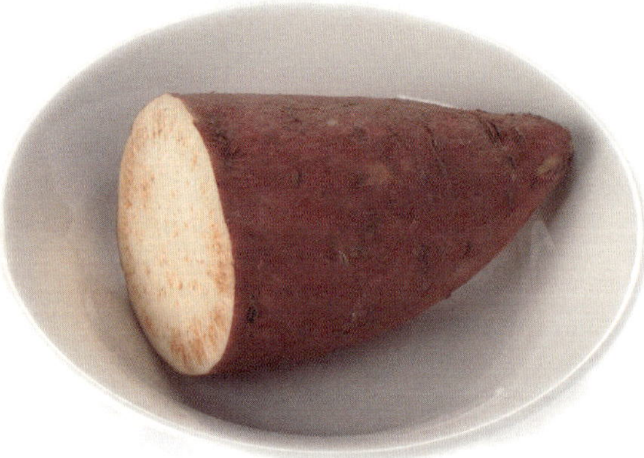

고구마 80g

곡류군

당질 23g 단백질 2g
열량 100kcal

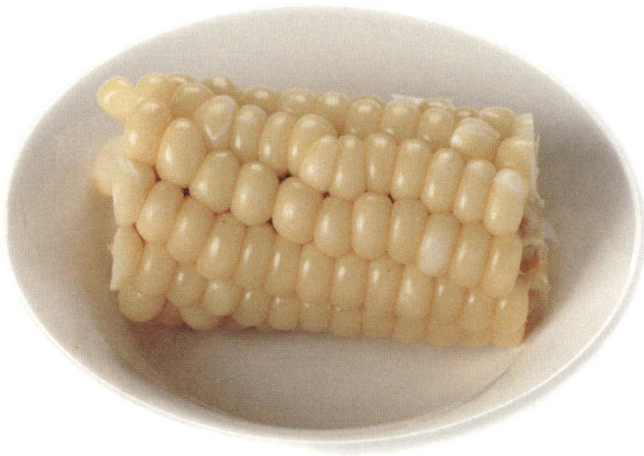

옥수수 70g 폐기율 포함 100g

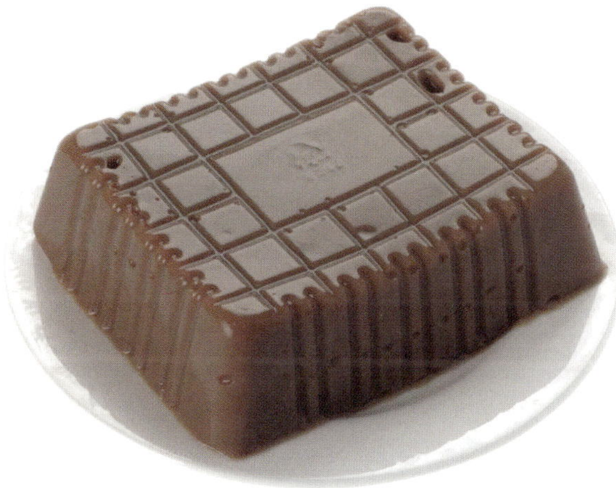

도토리묵 230g

곡류군

당질 23g 단백질 2g
열량 100kcal

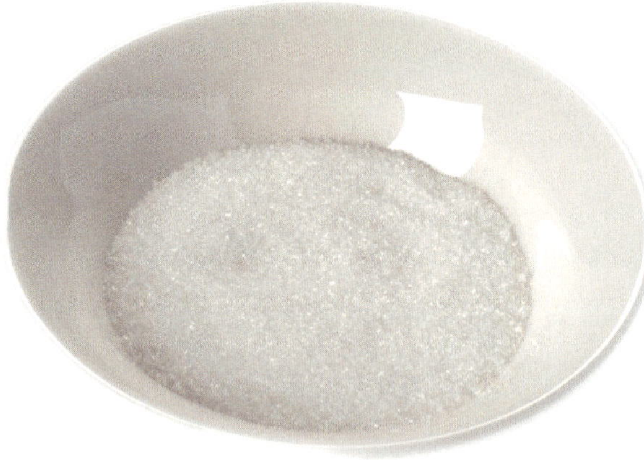

백설탕 20g

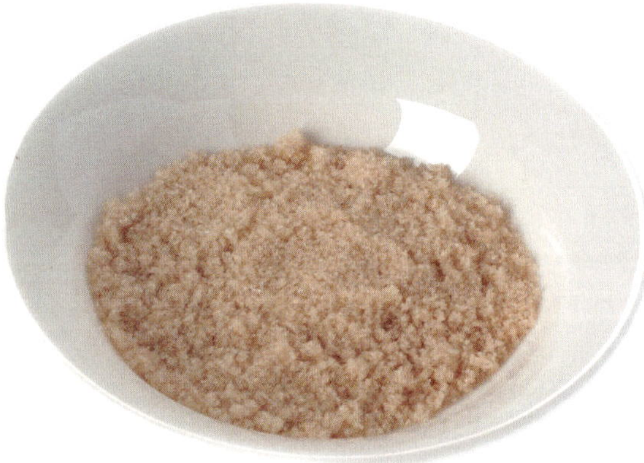

황설탕 20g

곡류군

당질 23g 단백질 2g

열량 100kcal

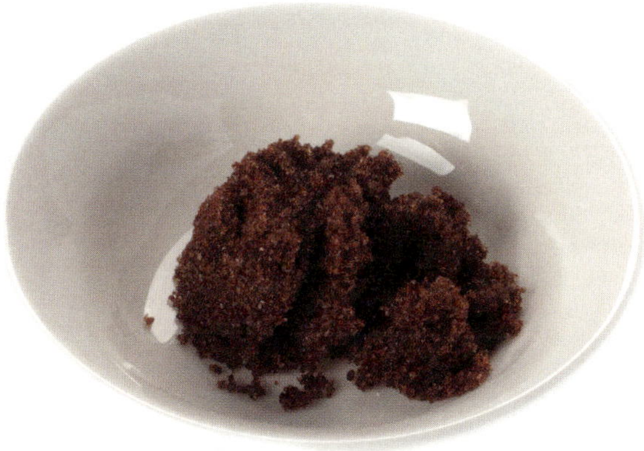

흑설탕 20g

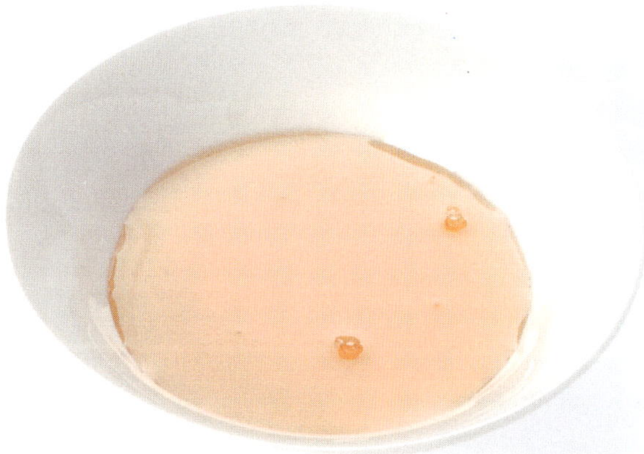

물엿 30g

곡류군

당질 23g 단백질 2g

열량 100kcal

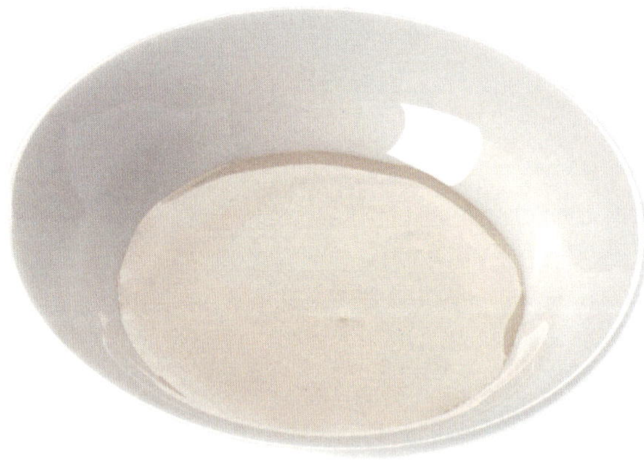

꿀 30g

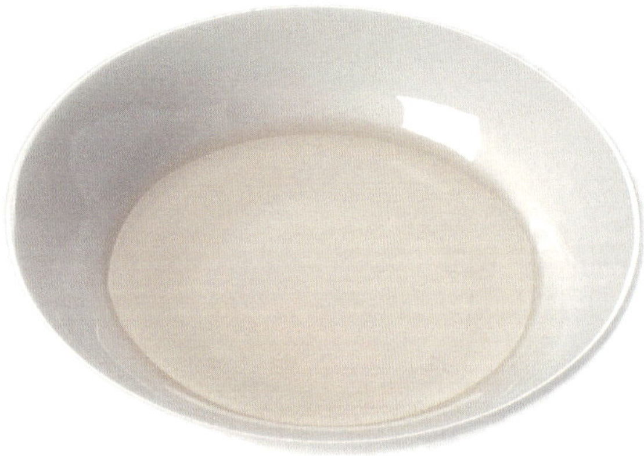

식초 840g

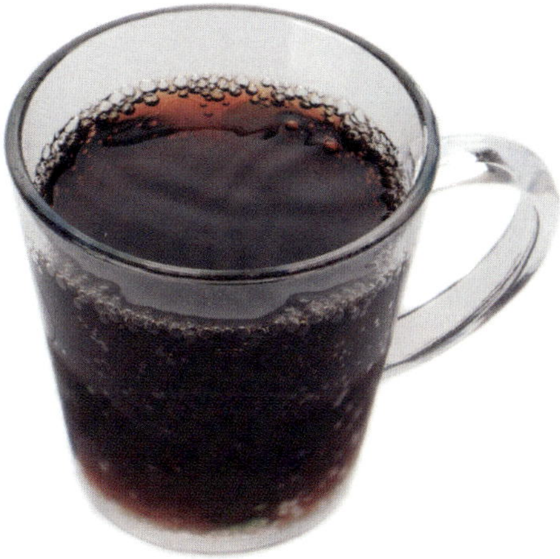

콜라 140g

곡류군

당질 23g 단백질 2g

열량 100kcal

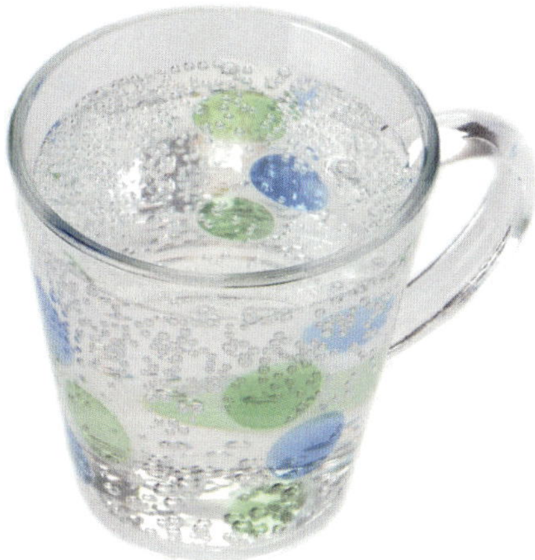

사이다 230g

곡류군

당질 23g 단백질 2g
열량 100kcal

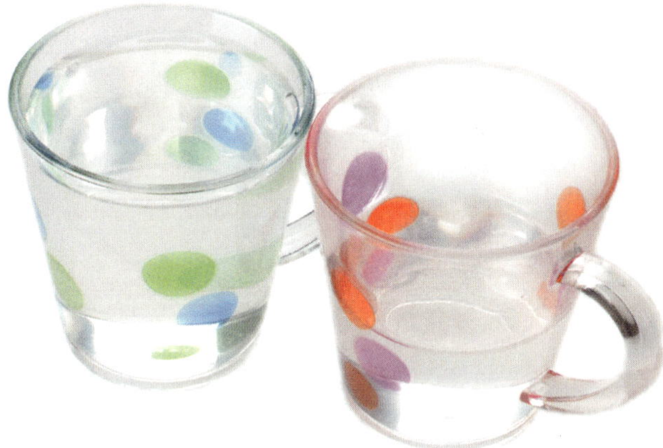

이온음료 370g

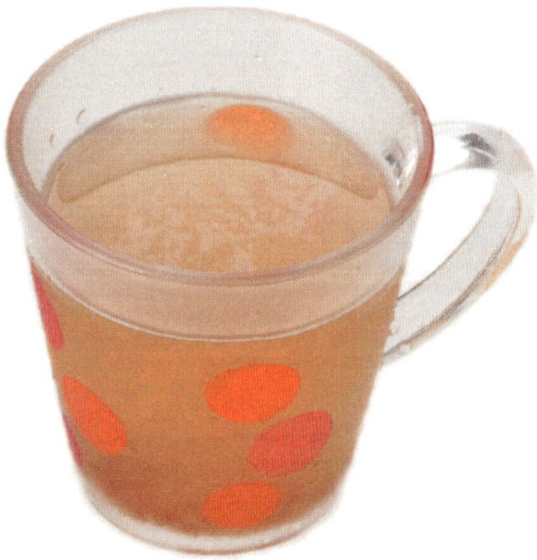

식혜 210g

Memo

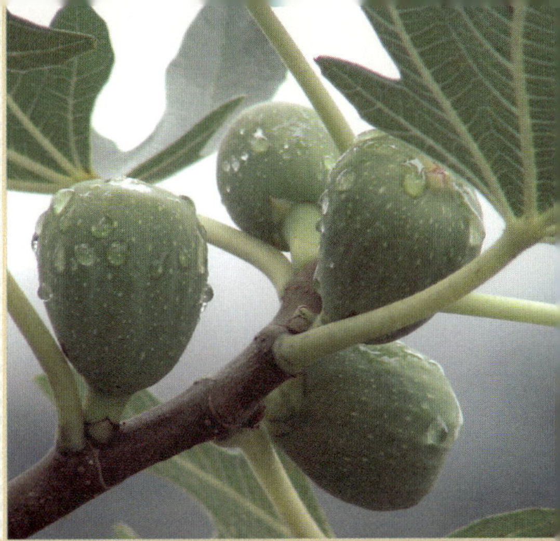

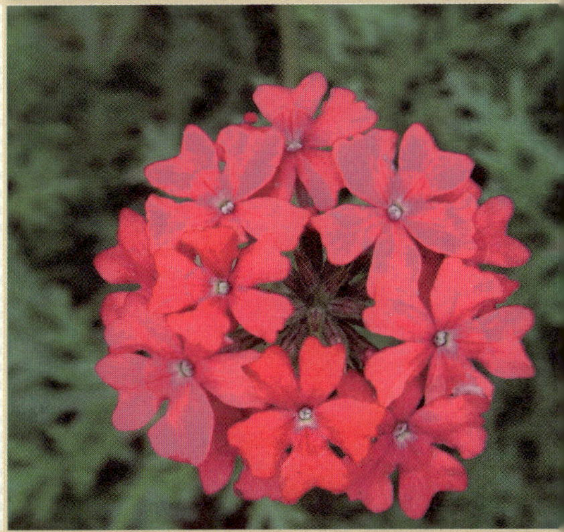

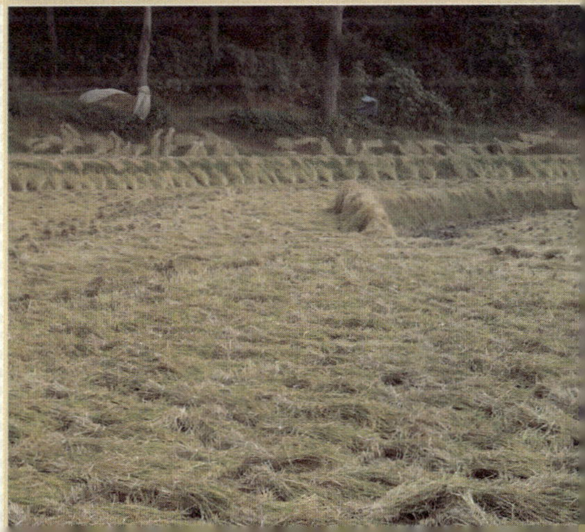

어육류-저

단백질 8g 지방 2g,
열량 50kcal

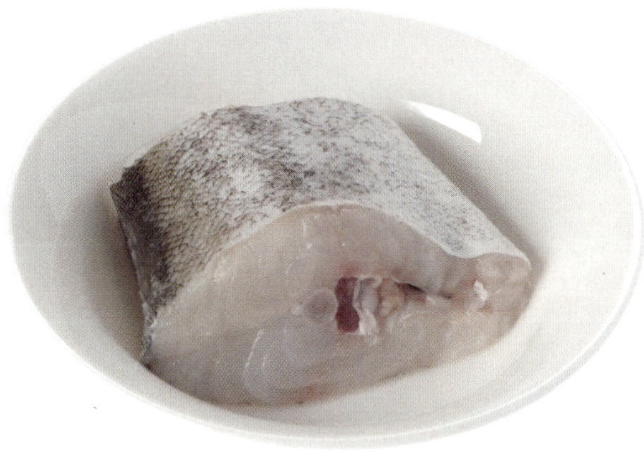

폐기율 포함 128g **명태 50g**

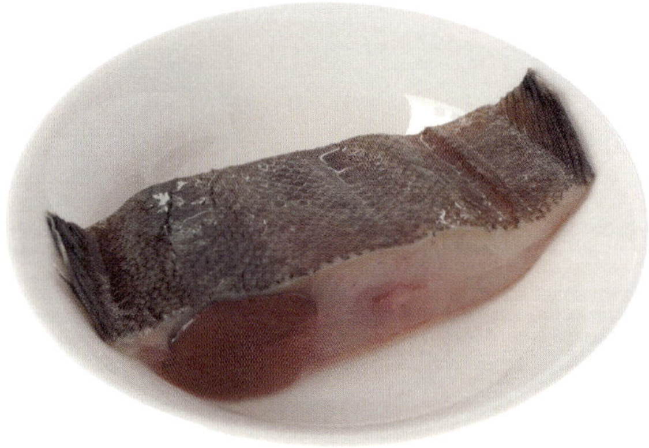

가자미 40g 폐기율 포함 73g

어육류-저

단백질 8g 지방 2g
열량 50kcal

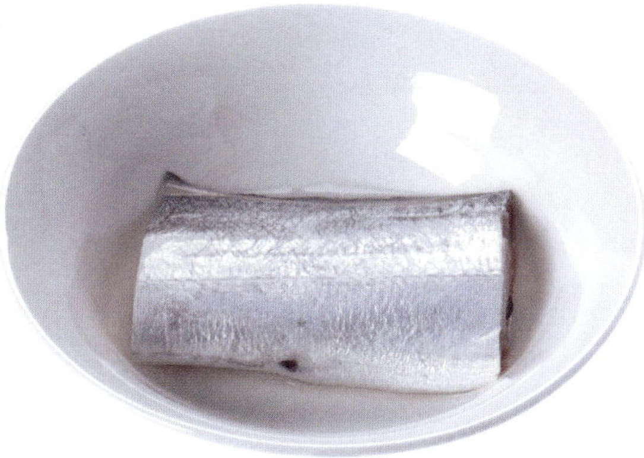

갈치 40g 폐기율 포함 60g

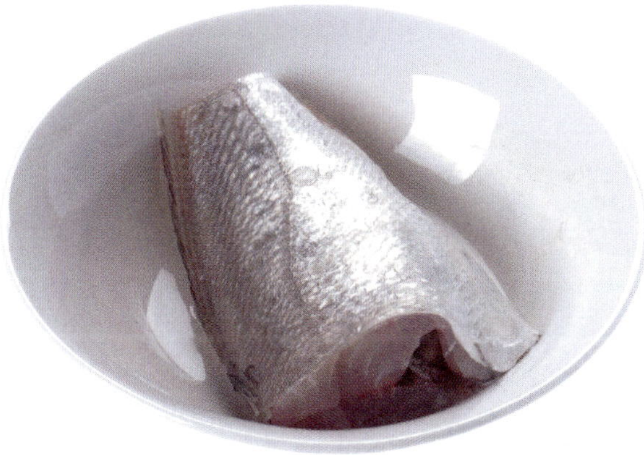

폐기율 포함 60g **참조기 50g**

어육류-저

단백질 8g 지방 2g,
열량 50kcal

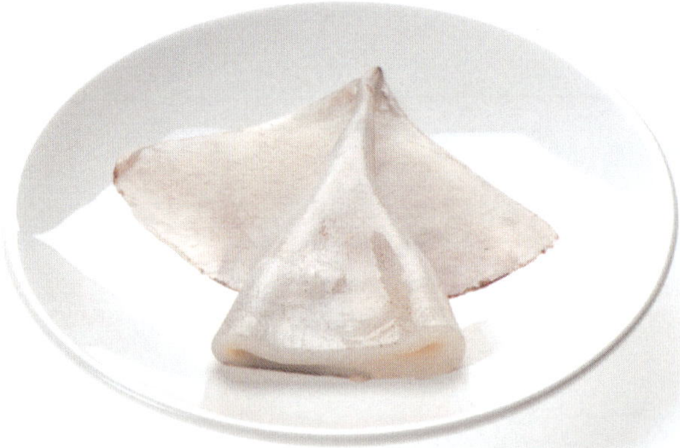

오징어 60g

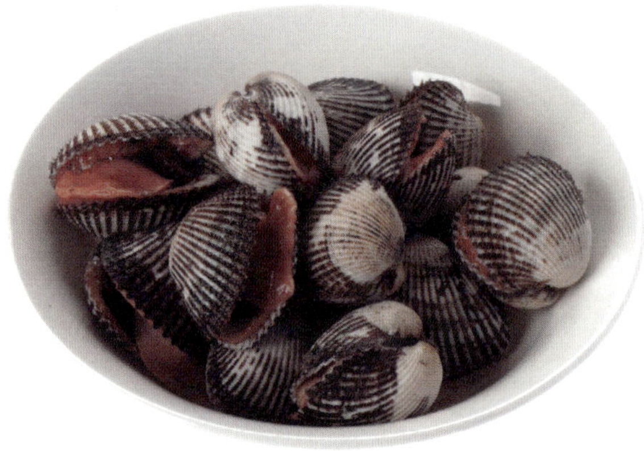

꼬막 60g 폐기율 포함 207g

어육류-저

단백질 8g 지방 2g
열량 50kcal

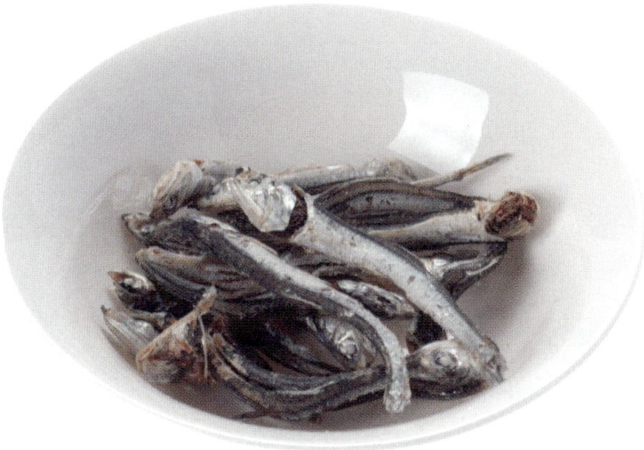

멸치 20g

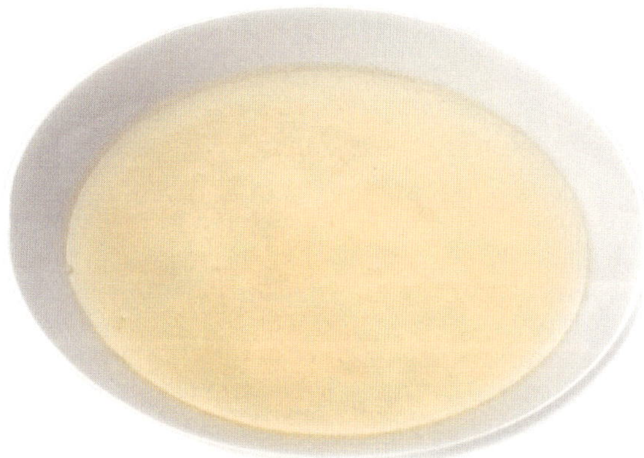

달걀, 난백, 생것 30g

어육류-저

단백질 8g 지방 2g,
열량 50kcal

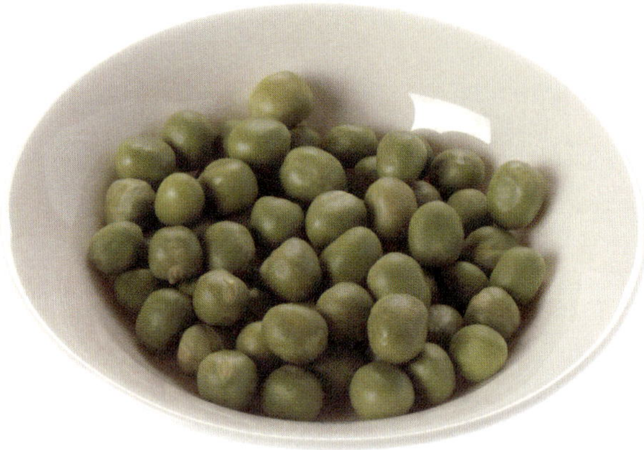

완두콩 40g

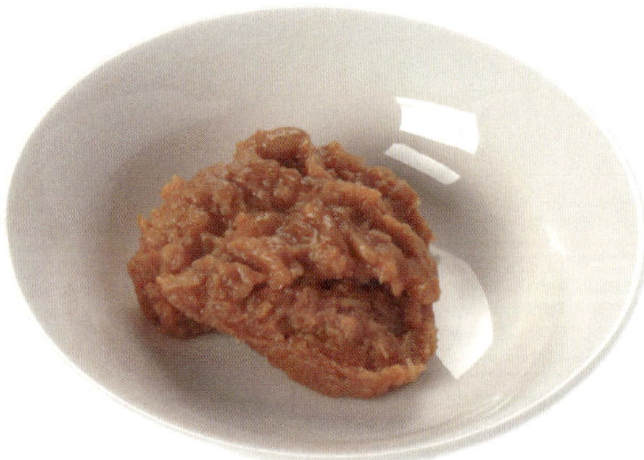

된장 30g

어육류-저

단백질 8g 지방 2g
열량 50kcal

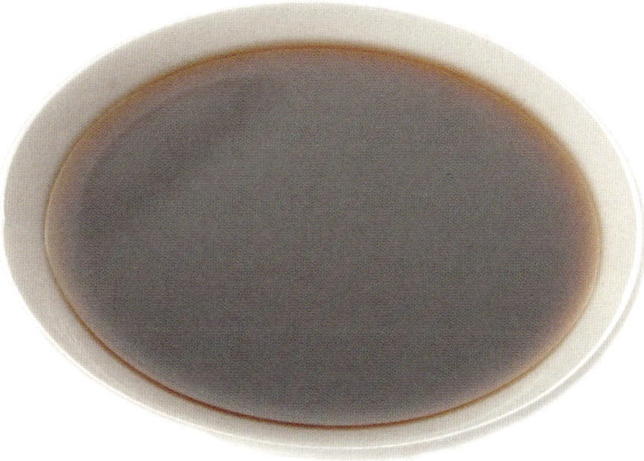

왜간장 100g

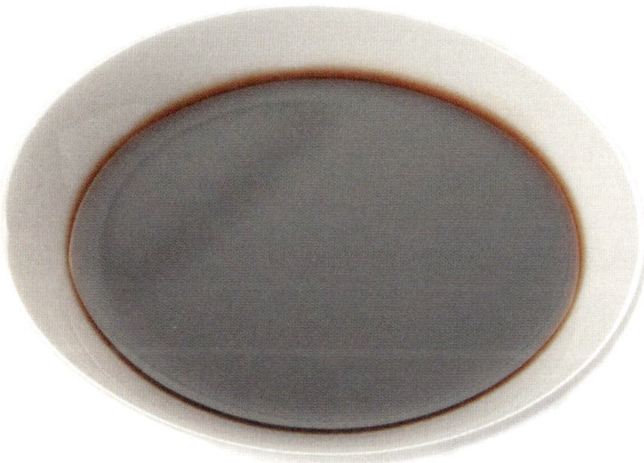

양조간장 80g

어육류-중

단백질 8g 지방 5g,
열량 75kcal

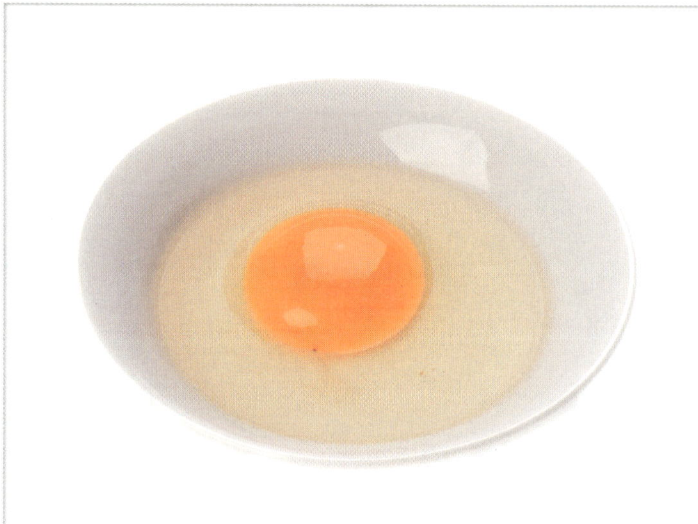

달걀 55g

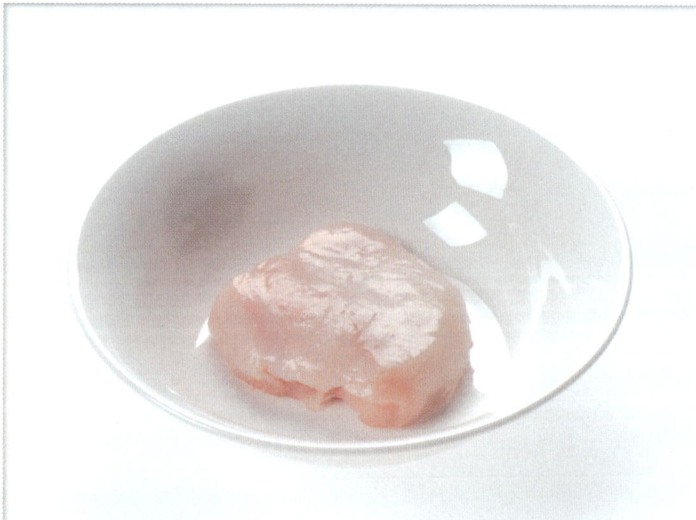

닭 40g

어육류-중

단백질 8g 지방 5g
열량 75kcal

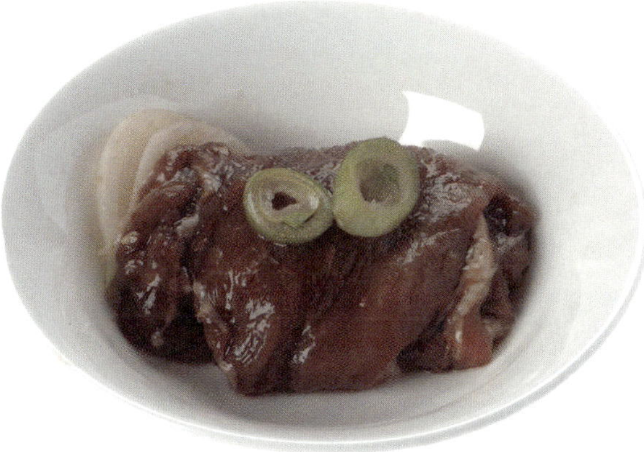

돼지 불고기
60g

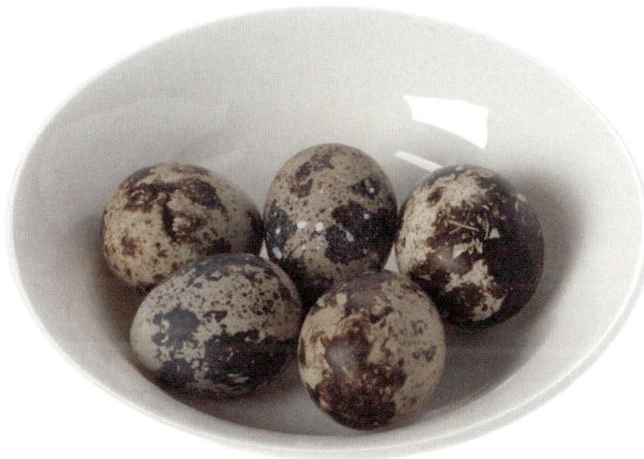

메추라기알
50g

폐기율 포함 68g

어육류-중

단백질 8g 지방 5g,
열량 75kcal

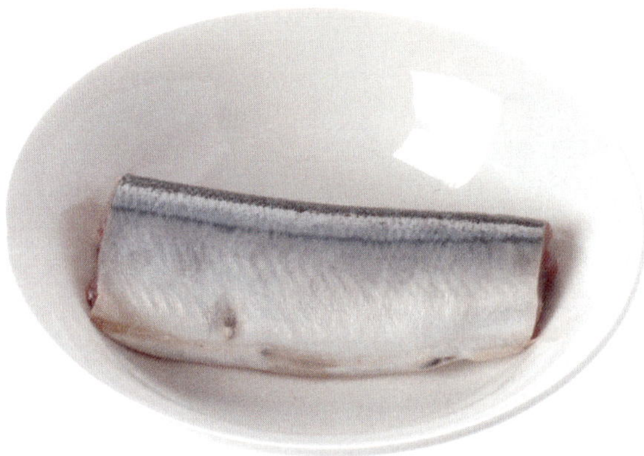

폐기율 포함 70g

꽁치 40g

어육류-고

단백질 8g 지방 5g
열량 75kcal

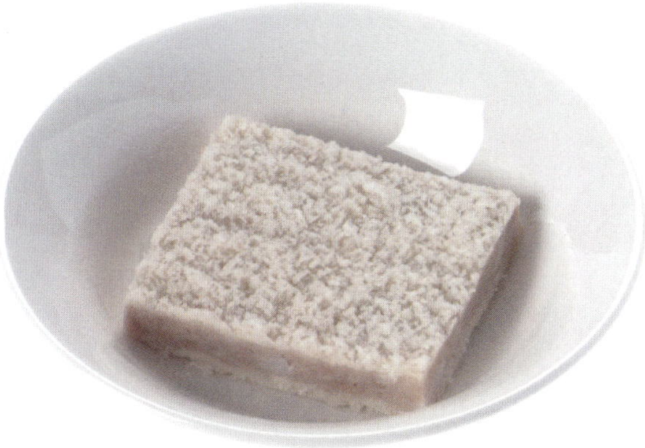

냉동돈까스
30g

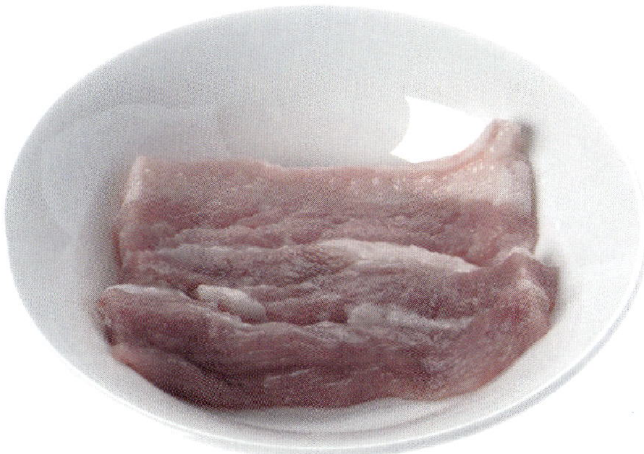

삼겹살 30g

어육류-고

단백질 8g 지방 8g,
열량 100kcal

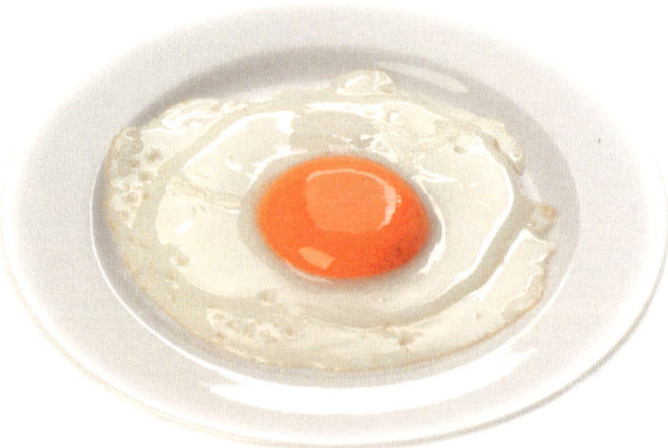

달걀후라이
60g

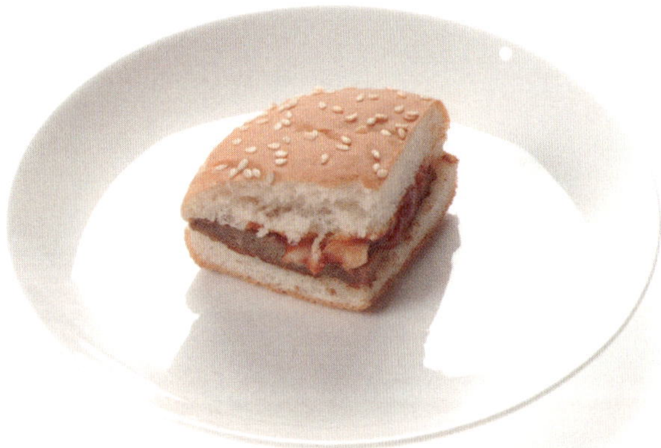

햄버거 30g

어육류-고

단백질 8g 지방 8g
열량 100kcal

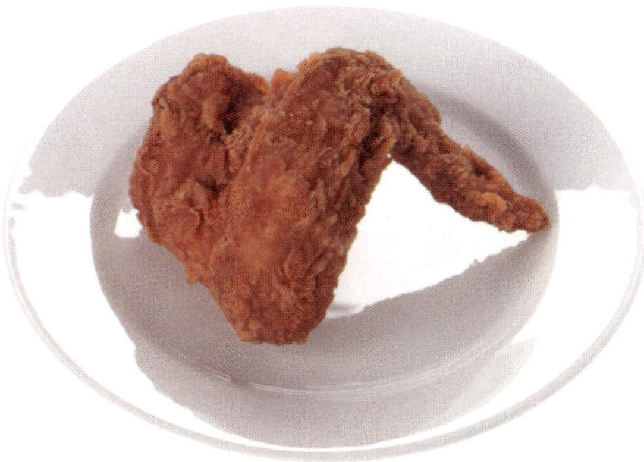

닭고기 튀김, (날개) 30g 폐기율 포함 50g

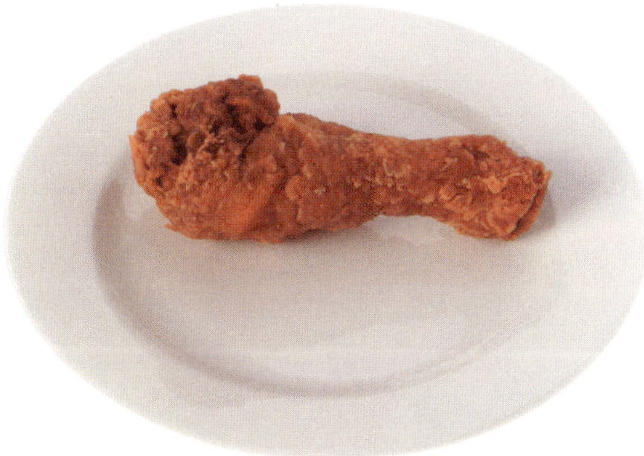

폐기율 포함 50g **닭고기 튀김, (다리) 30g**

어육류-고

단백질 8g 지방 8g,
열량 100kcal

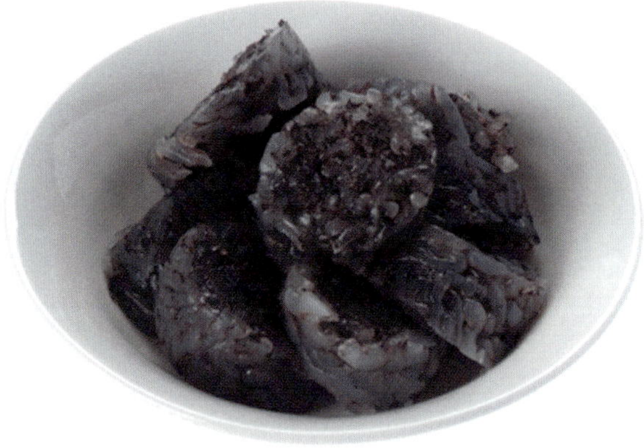

순대 80g

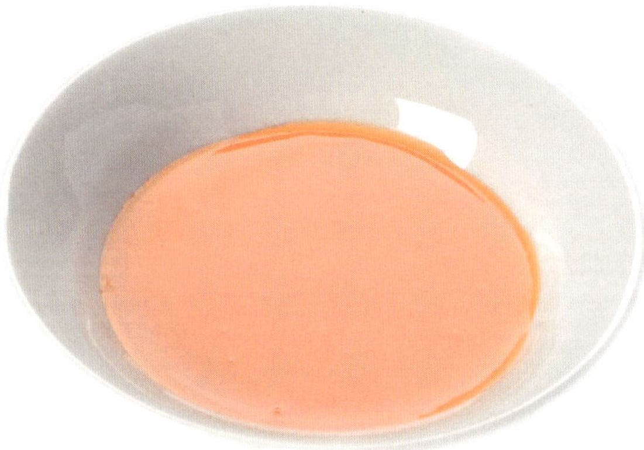

달걀, 난황,
생것 30g

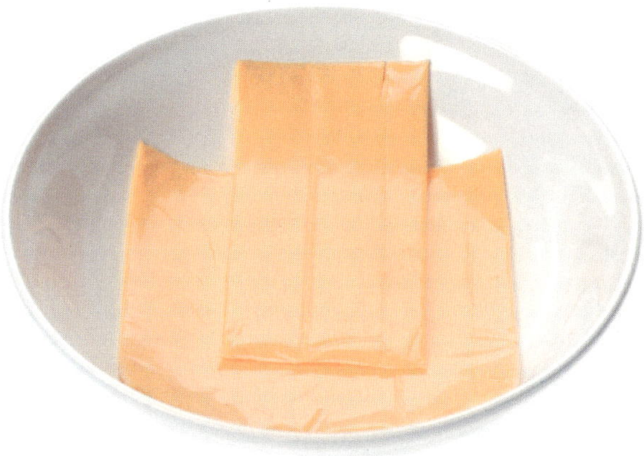

치즈 30g

어육류-고

단백질 8g 지방 8g

열량 100kcal

채소군

당질 3g 단백질 2g
열량 20kcal

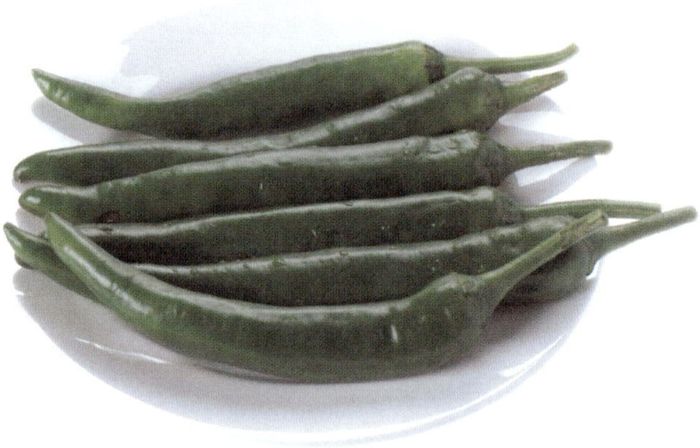

풋고추 80g

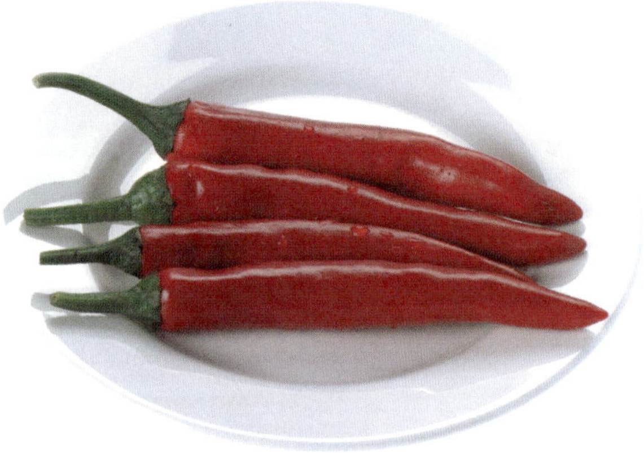

붉은고추 50g

채소군

당질 3g 단백질 2g
열량 20kcal

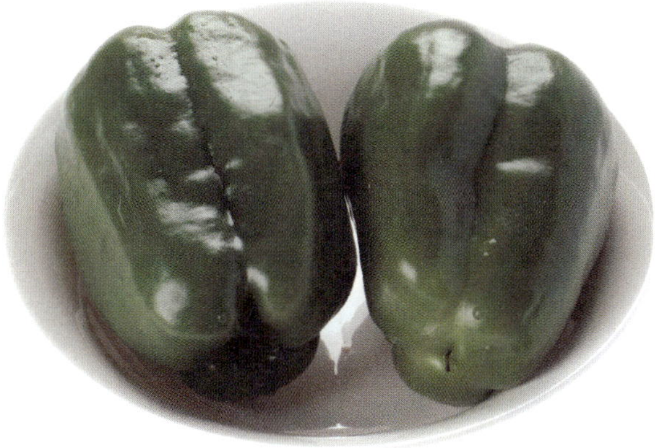

피망, 녹색과
100g

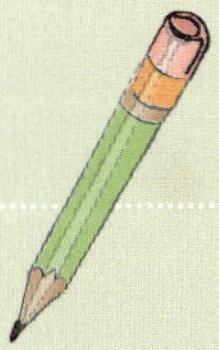

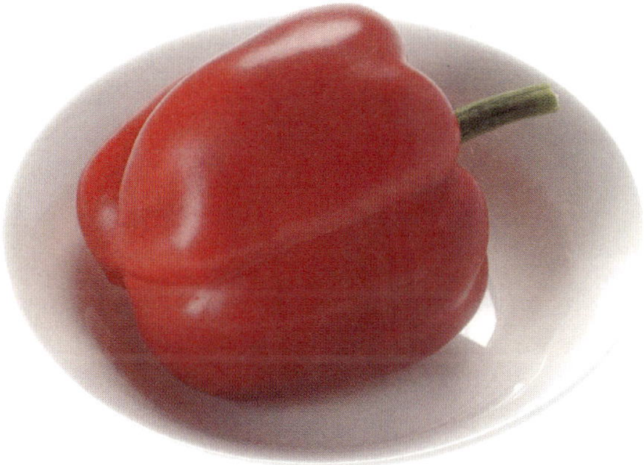

피망, 적색과
70g

채소군

당질 3g 단백질 2g
열량 20kcal

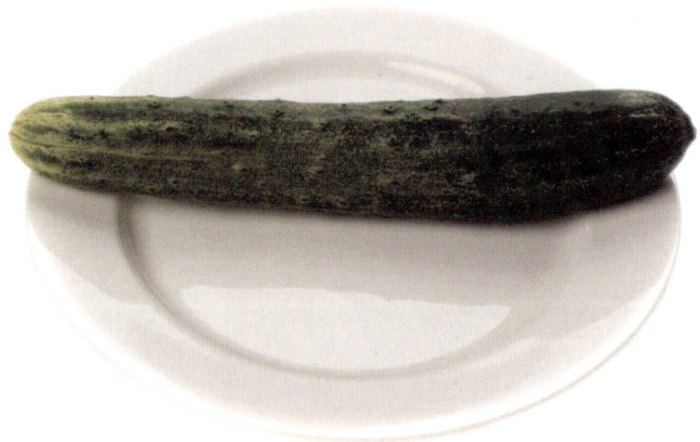

오이 180g

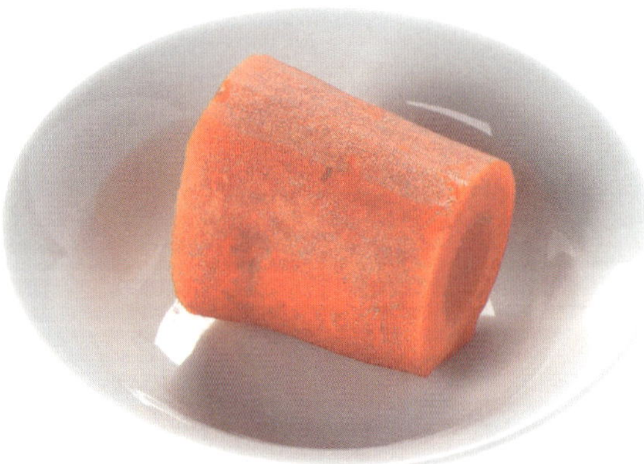

당근 50g

채소군

당질 3g 단백질 2g
열량 20kcal

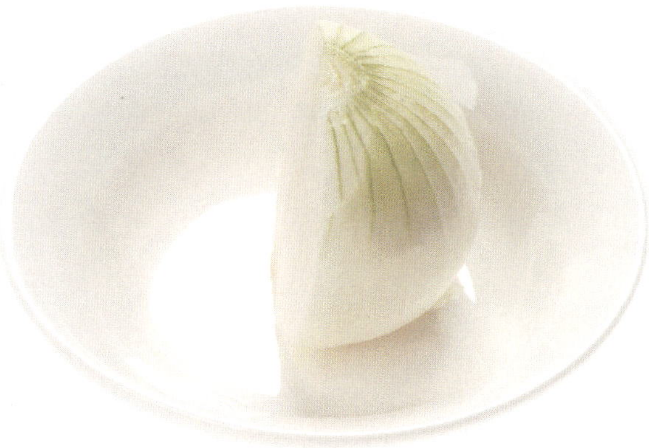

양파 50g

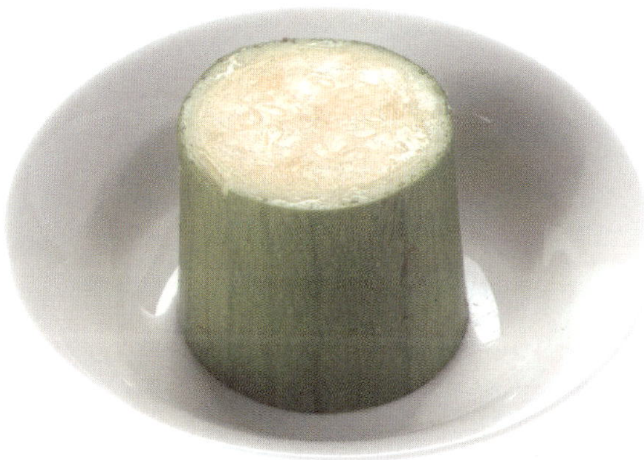

애호박 70g

채소군

당질 3g 단백질 2g
열량 20kcal

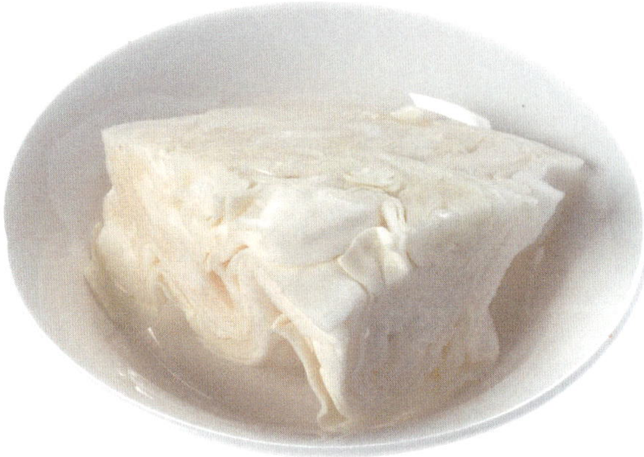

양배추 90g

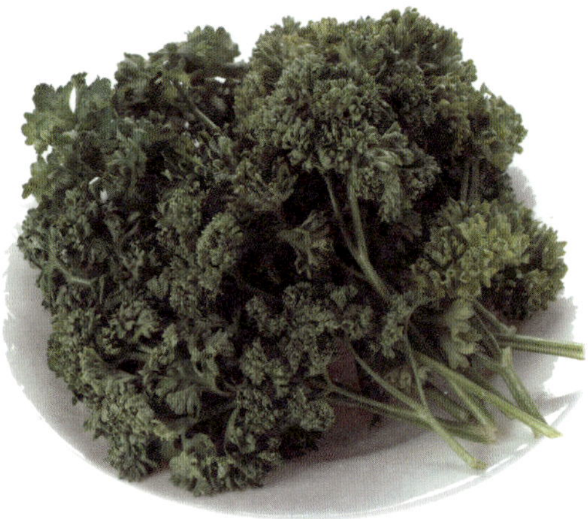

파슬리 60g

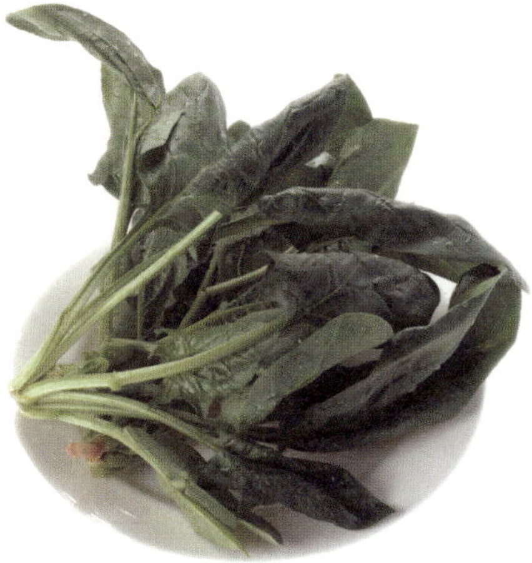

시금치, 생것
60g

채소군

당질 3g 단백질 2g
열량 20kcal

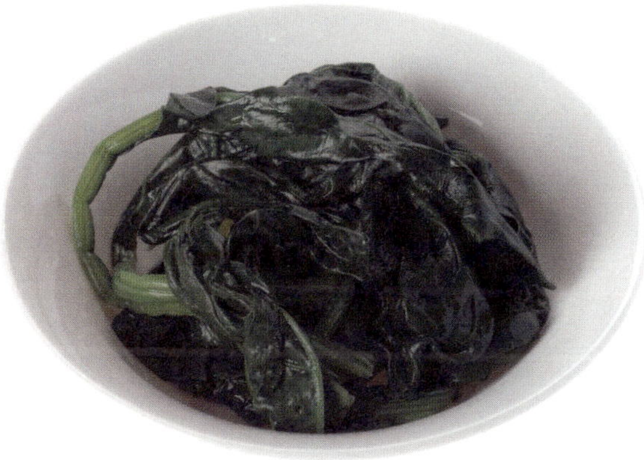

시금치, 삶은것
60g

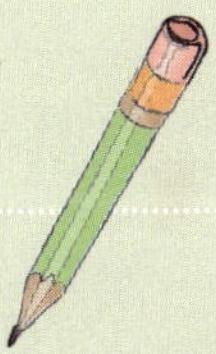

채소군

당질 3g 단백질 2g

열량 20kcal

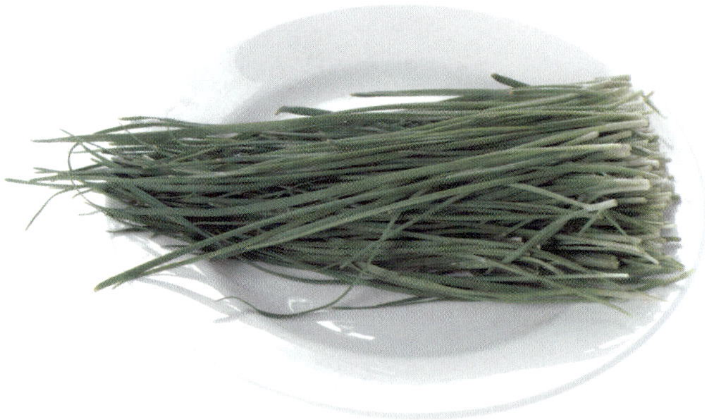

부추 90g

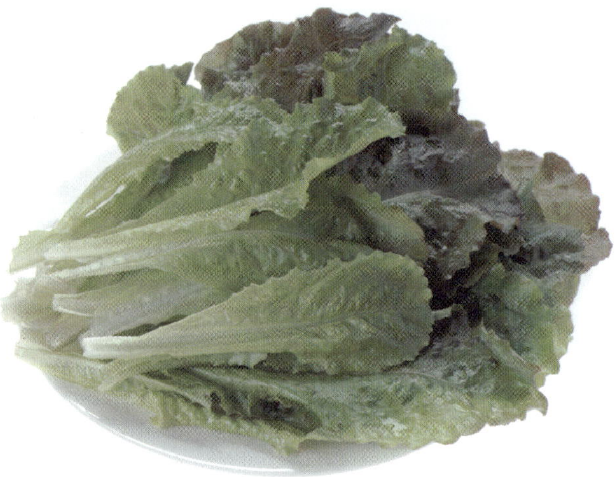

상추 90g

채소군

당질 3g 단백질 2g
열량 20kcal

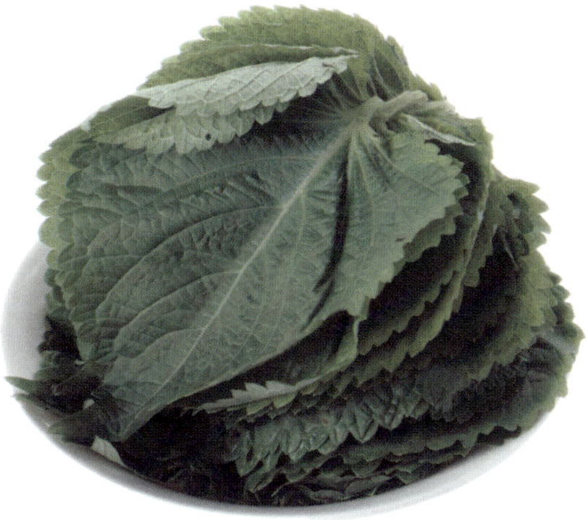

깻잎 50g

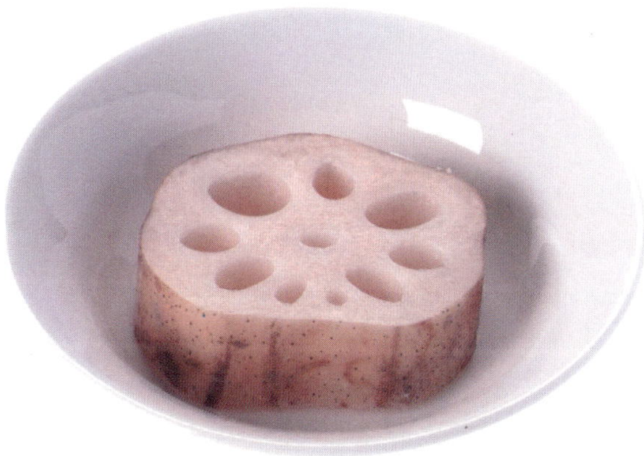

연근 30g

채소군

당질 3g 단백질 2g
열량 20kcal

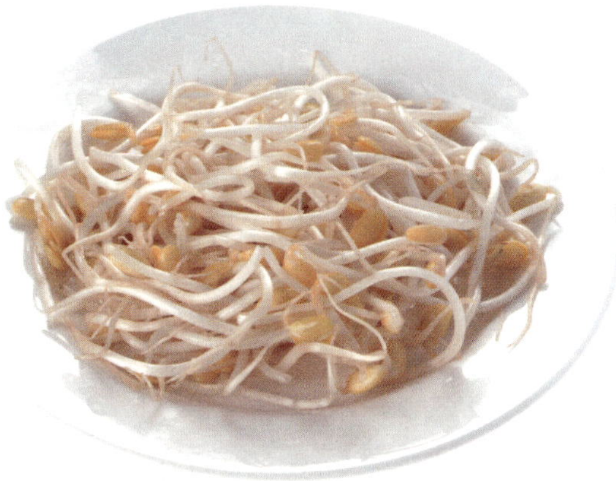

콩나물, 생것
60g

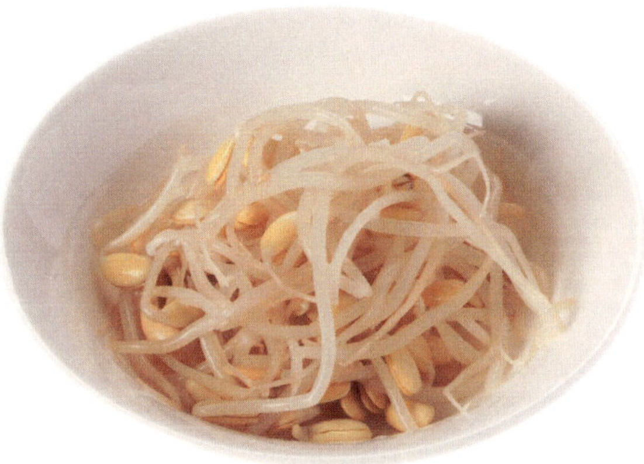

콩나물, 삶은것
70g

채소군

당질 3g 단백질 2g

열량 20kcal

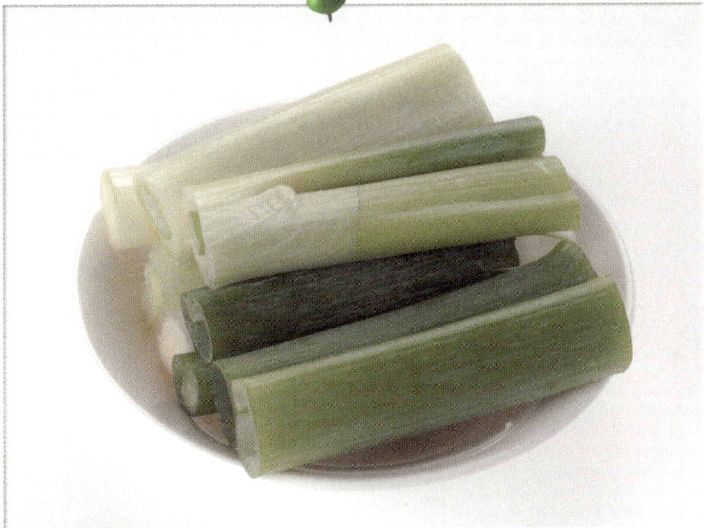

대파 70g

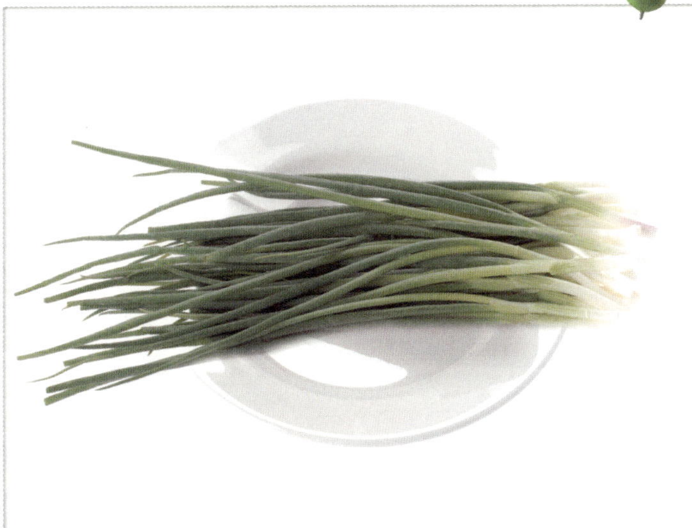

중파 70g

채소군

당질 3g 단백질 2g
열량 20kcal

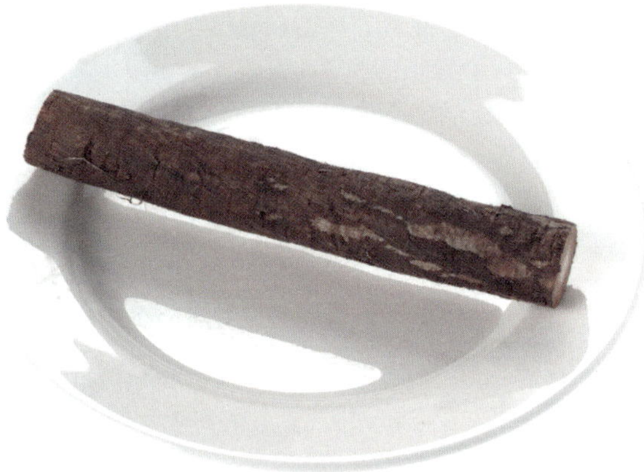

우엉 30g

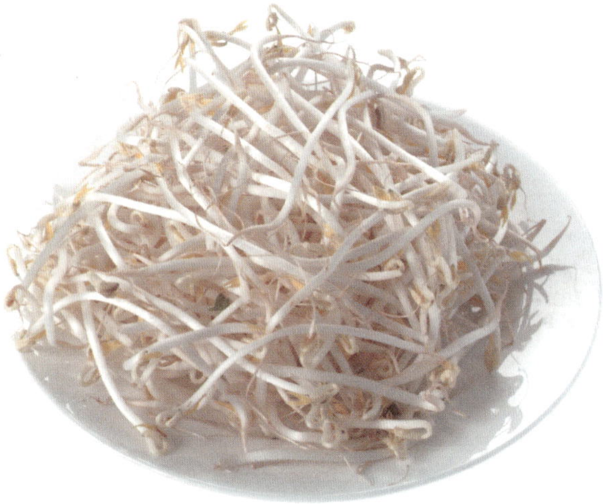

숙주나물
180g

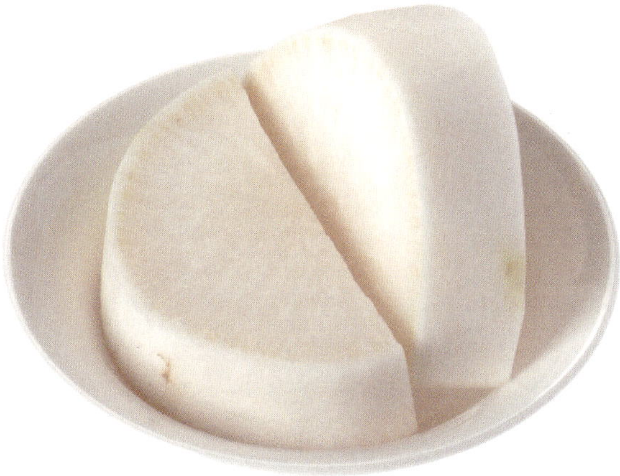

무 100g

채소군

당질 3g 단백질 2g

열량 20kcal

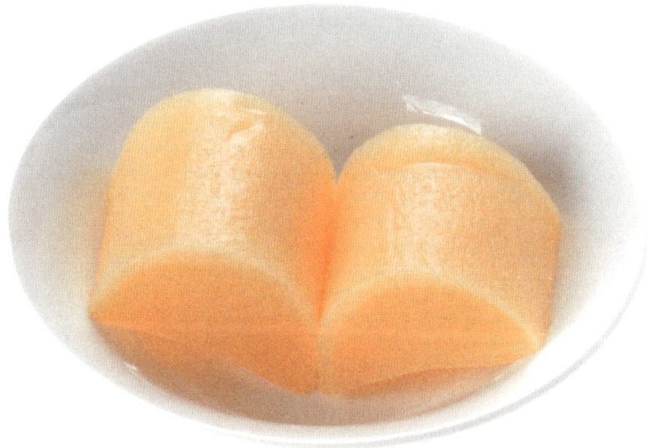

단무지 140g

채소군

당질 3g 단백질 2g
열량 20kcal

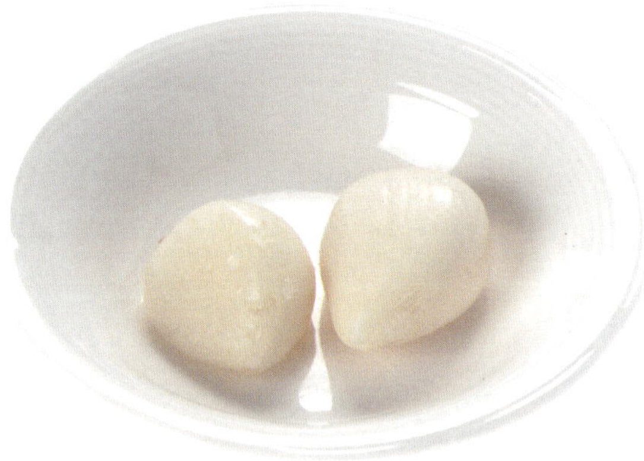

마늘 10g

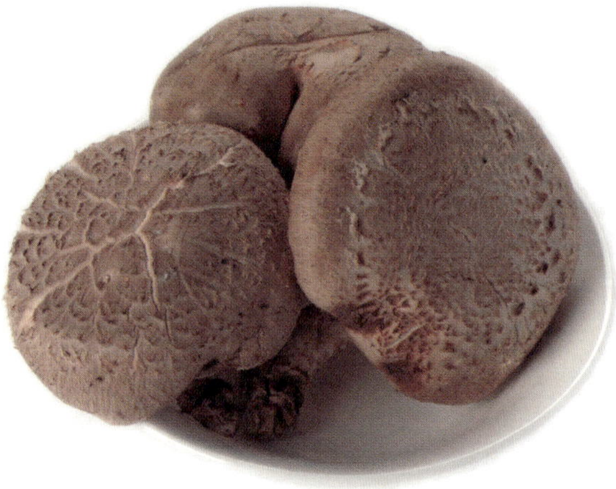

표고버섯 60g

채소군

당질 3g 단백질 2g
열량 20kcal

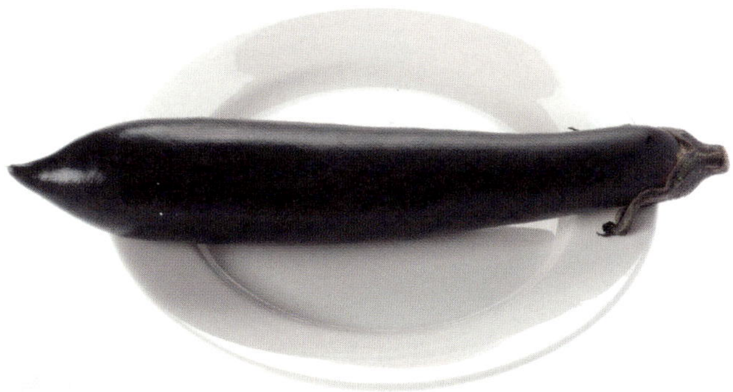

가지 90g

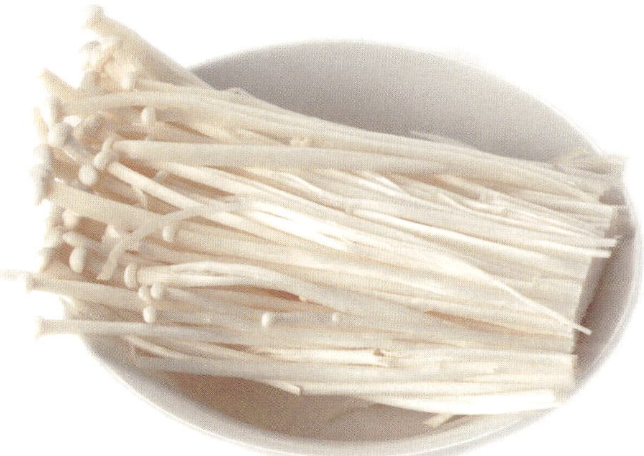

팽이버섯 50g

채소군

당질 3g 단백질 2g
열량 20kcal

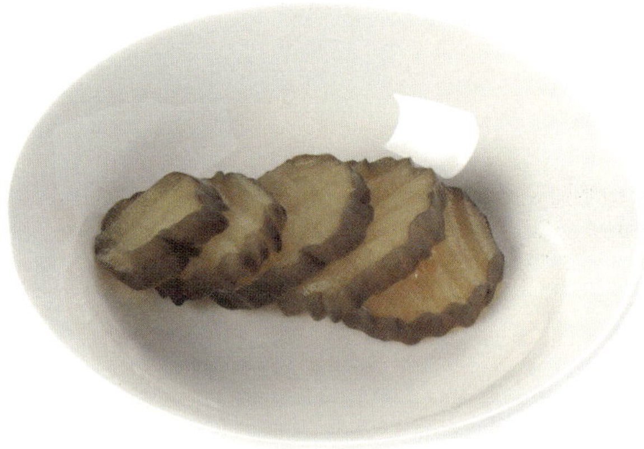

오이피클 20g

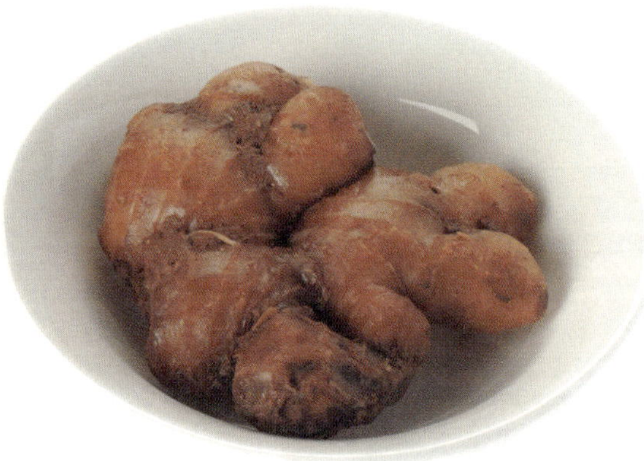

생강 30g

채소군

당질 3g 단백질 2g

열량 20kcal

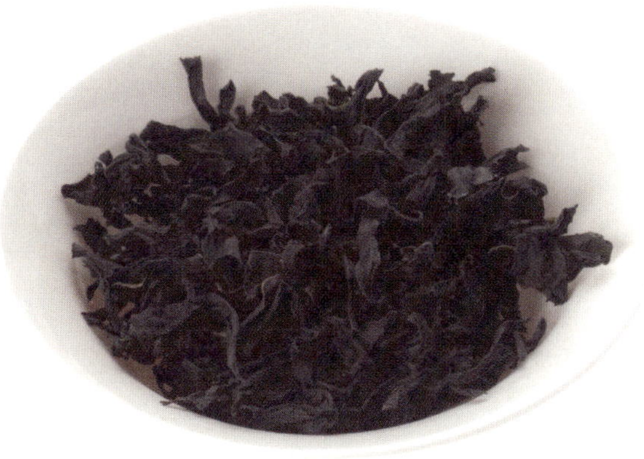

미역, 말린것
9g

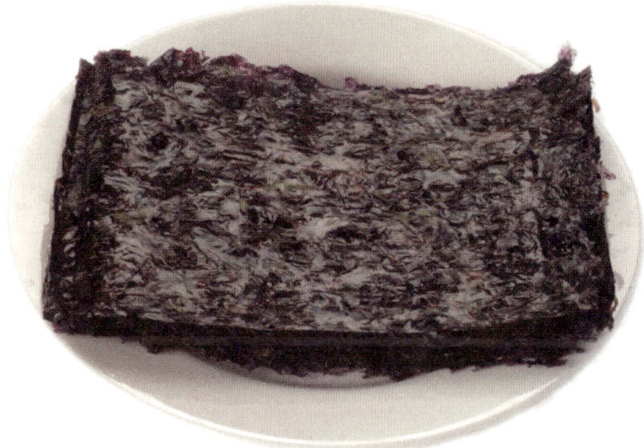

김, 김밥용 7g

채소군

당질 3g 단백질 2g
열량 20kcal

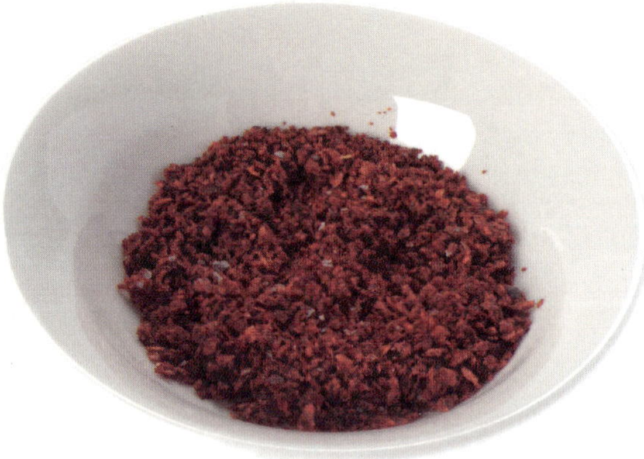

고춧가루 30g

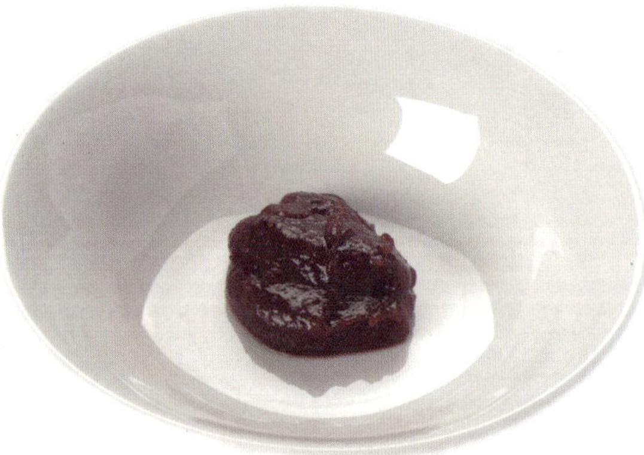

고추장 30g

채소군

당질 3g 단백질 2g
열량 20kcal

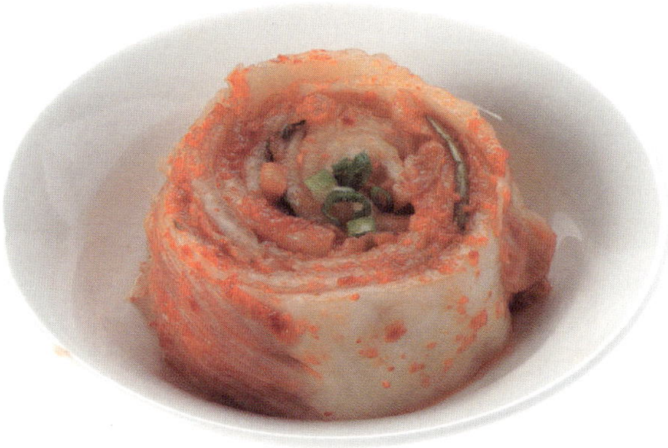

배추김치 30g

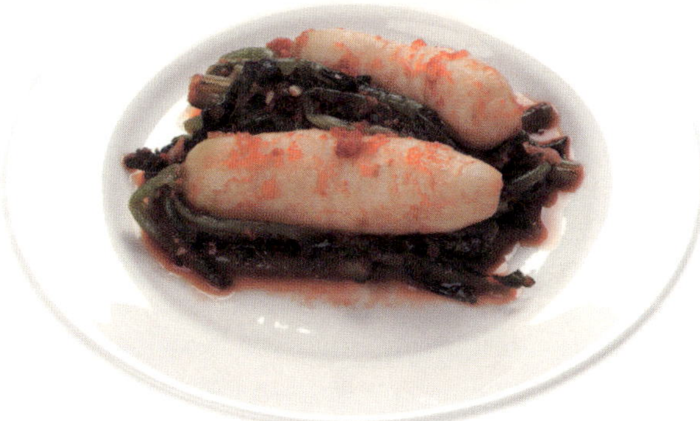

무청김치 30g

지방군

지방 5g

열량 45kcal

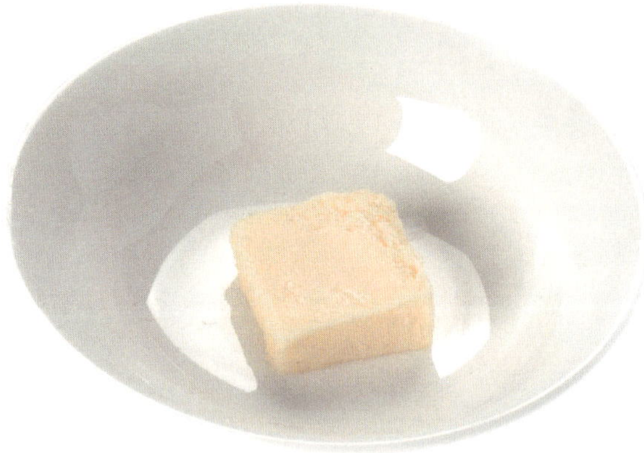

버터 6g

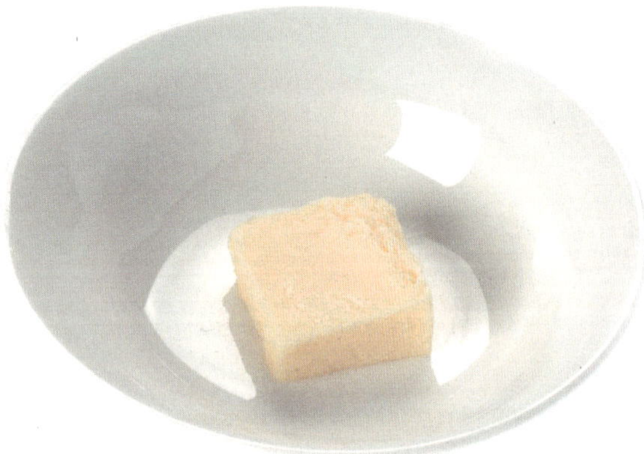

마가린 6g

지방군

지방 5g

열량 45kcal

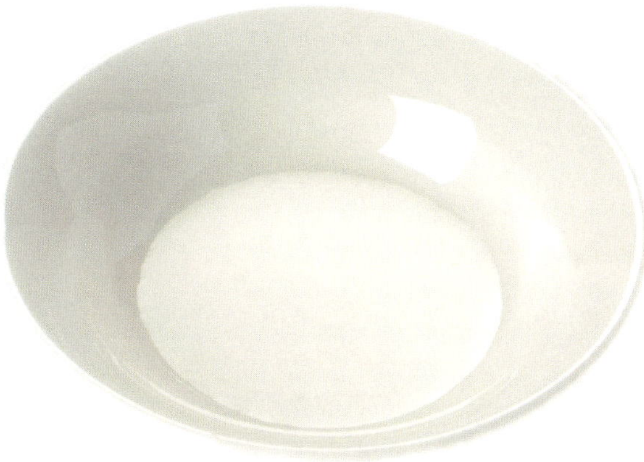

옥수수기름
5g

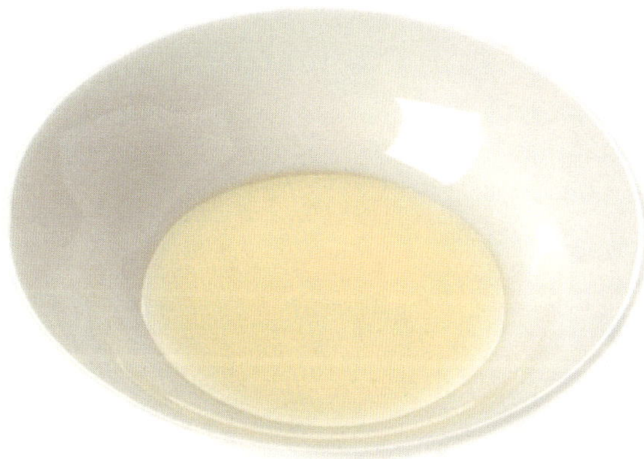

올리브유 5g

지방군

지방 5g

열량 45kcal

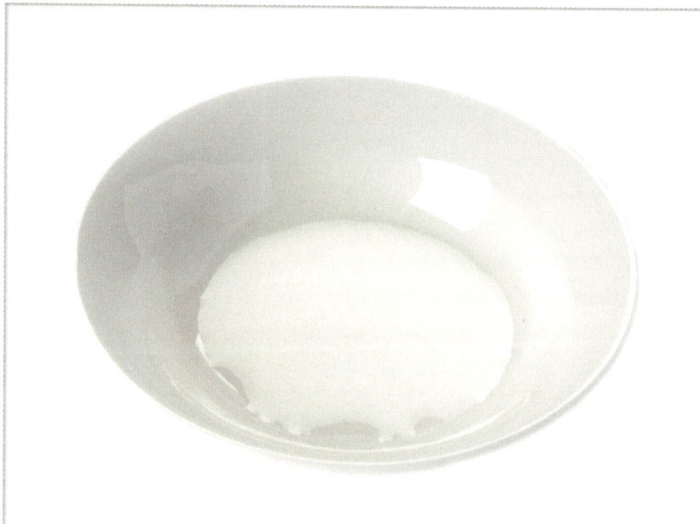

콩기름 5g

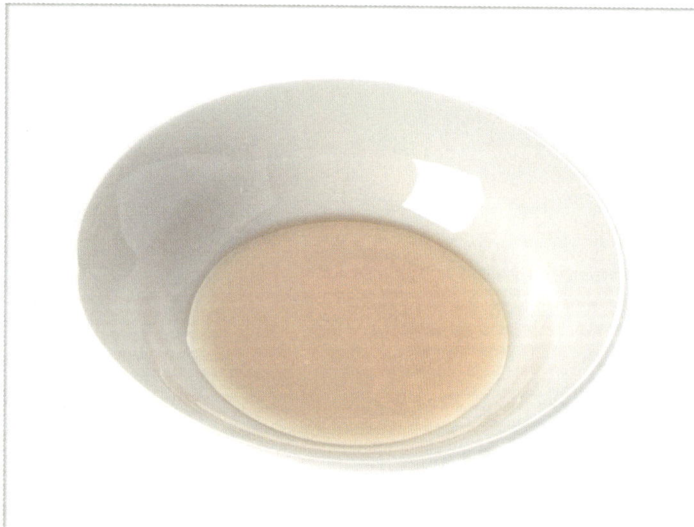

참기름 5g

지방군

지방 5g

열량 45kcal

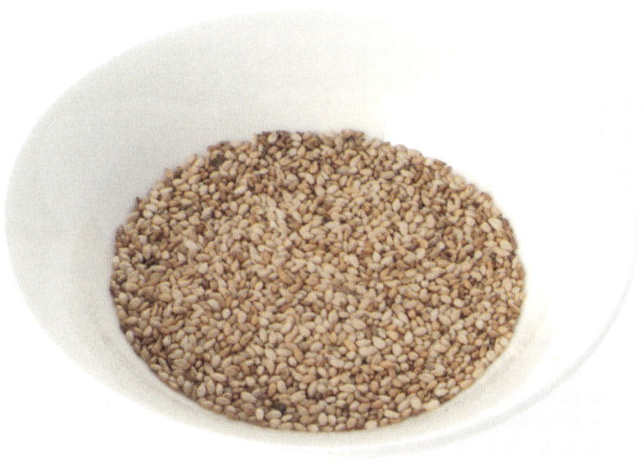

흰깨 9g

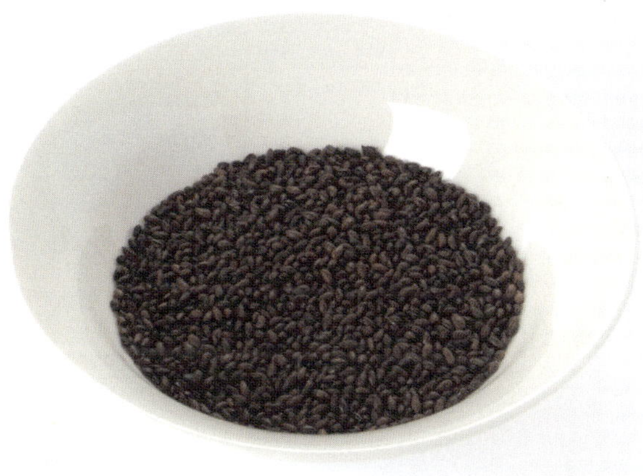

흑깨 10g

지방군

지방 5g
열량 45kcal

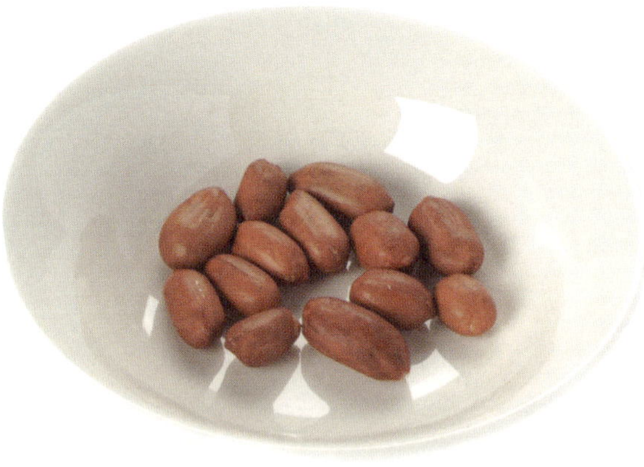

땅콩 10g

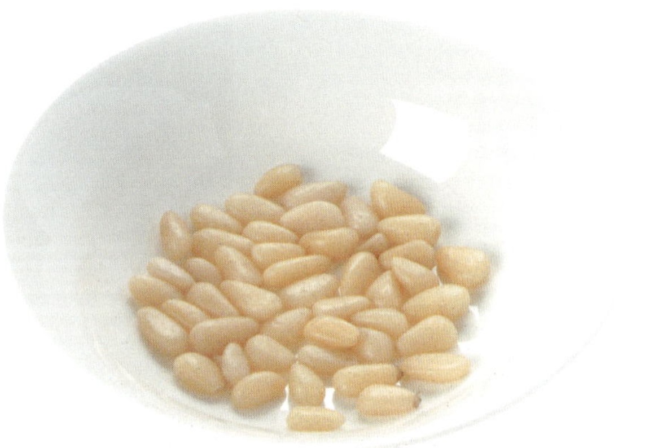

잣 7g

Memo

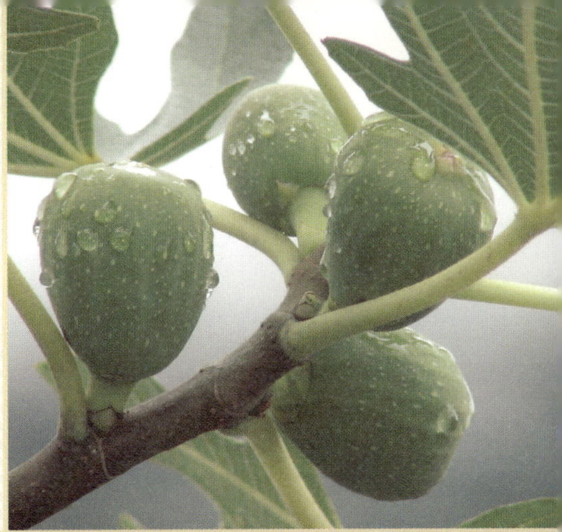

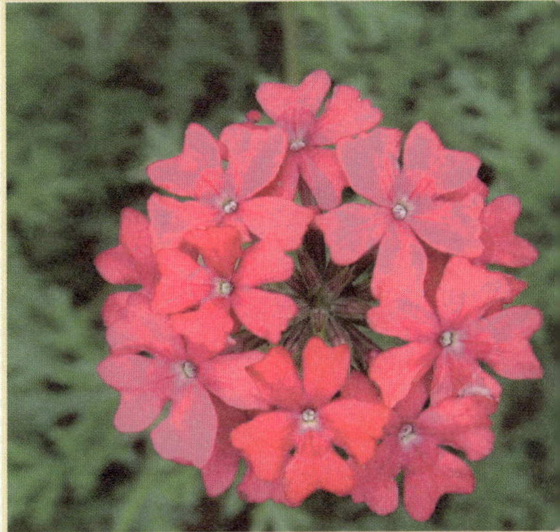

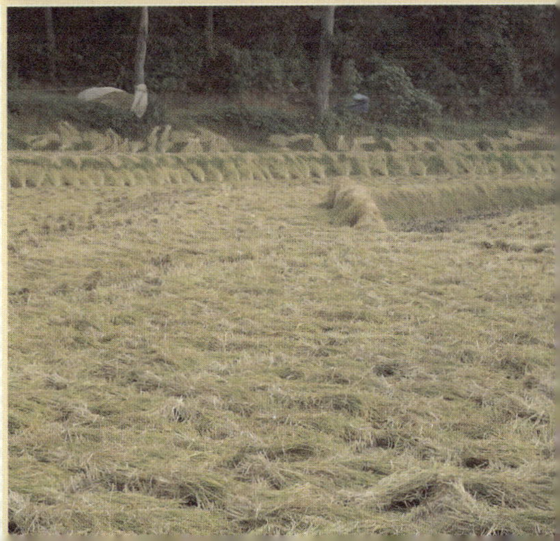

우유군

당질 11g 단백질 6g
지방 6g 열량 125kcal

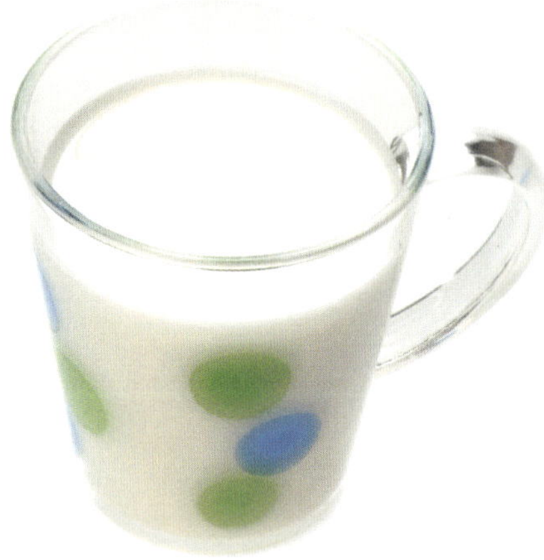

우유 200g

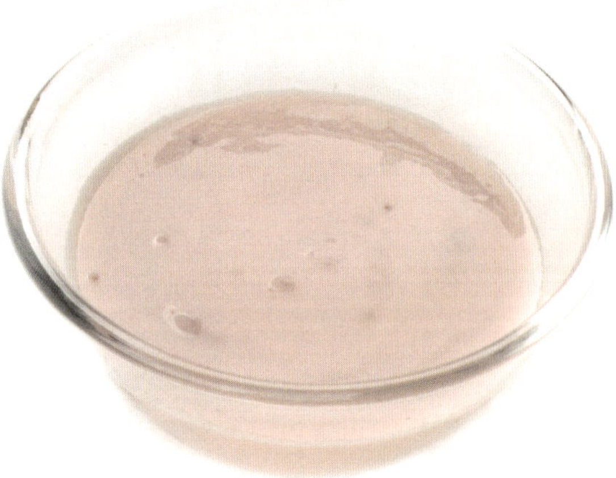

요구르트, 호상
(딸기) 130g

우유군

당질 11g 단백질 6g
지방 6g 열량 125kcal

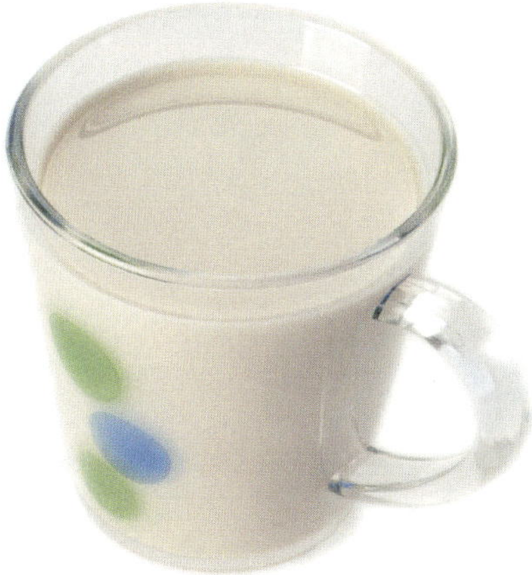

두유 230g

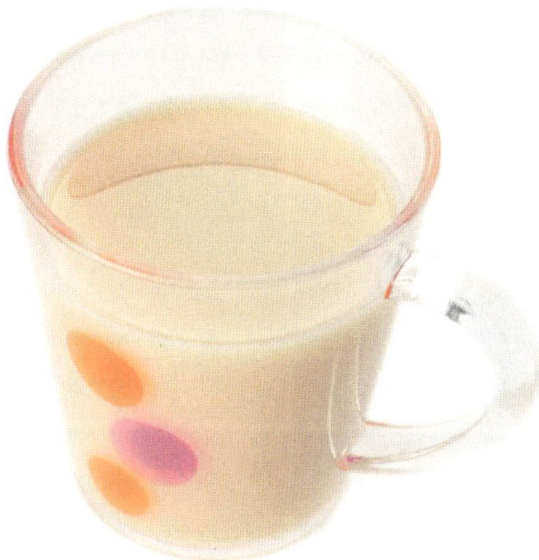

요구르트, 액상 190g

과일군

당질 12g 열량 50kcal

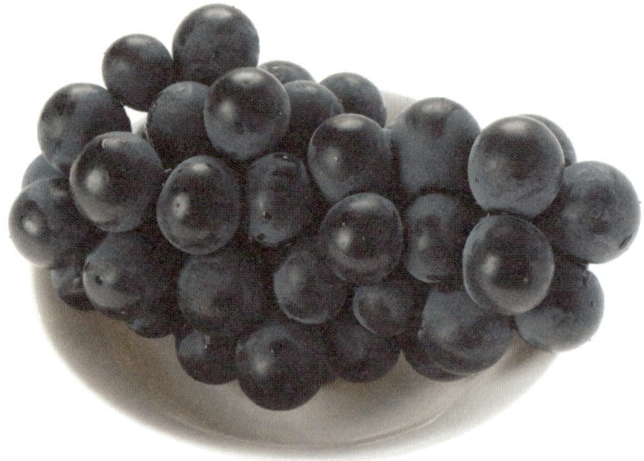

포도 90g

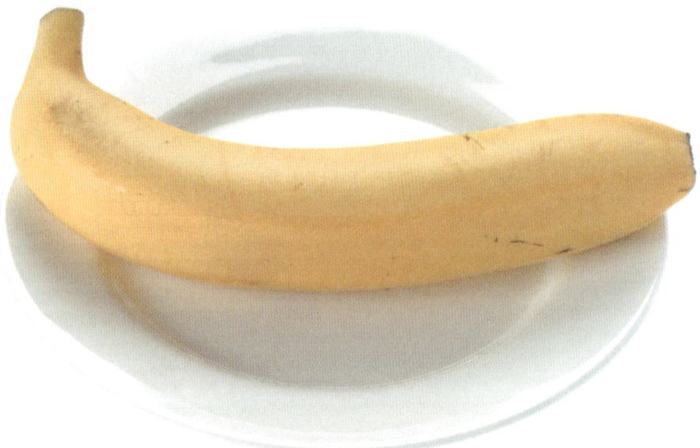

바나나 60g 폐기율 포함 90g

과일군

당질 12g 열량 50kcal

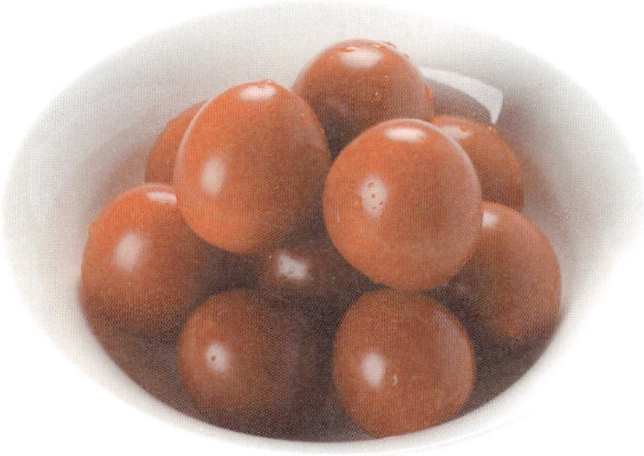

체리토마토
360g

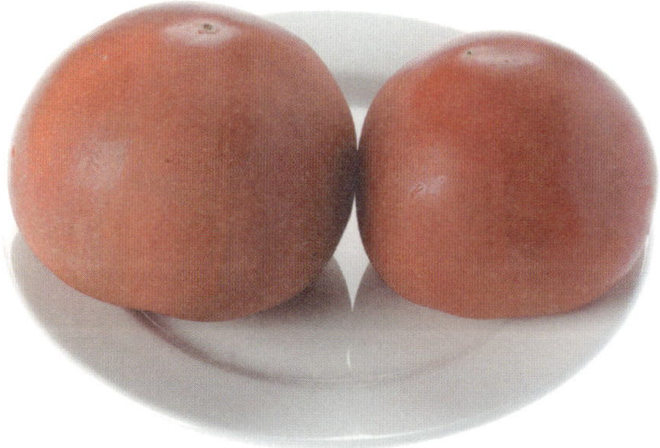

토마토 410g

과일군

당질 12g 열량 50kcal

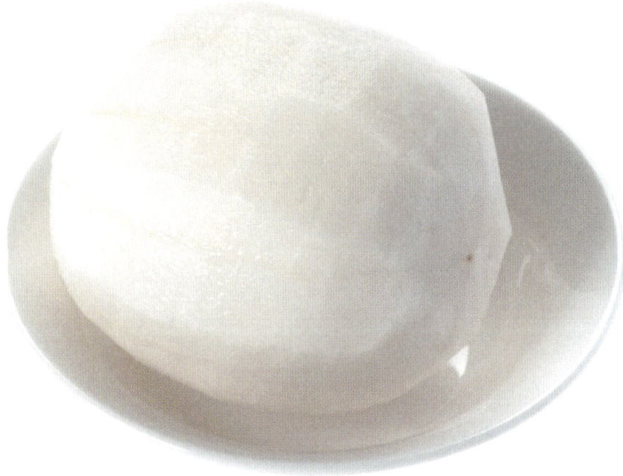

참외 160g

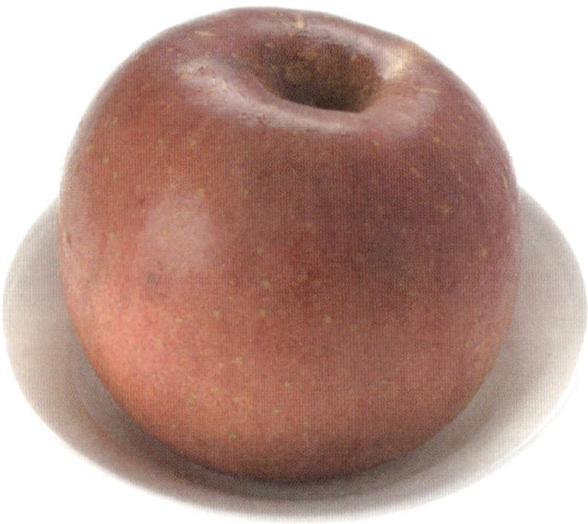

사과 100g

과일군

당질 12g 열량 50kcal

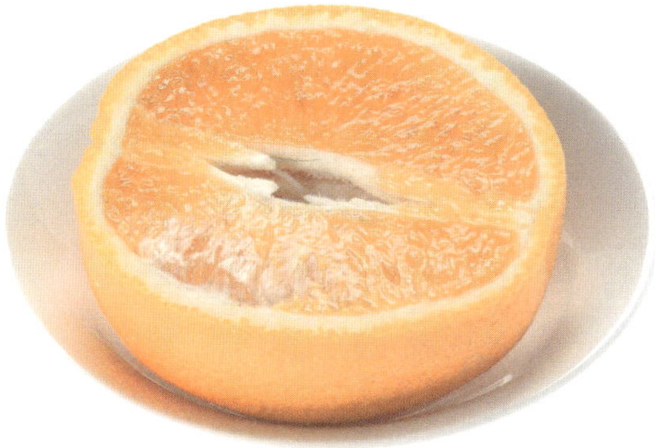

오렌지 110g

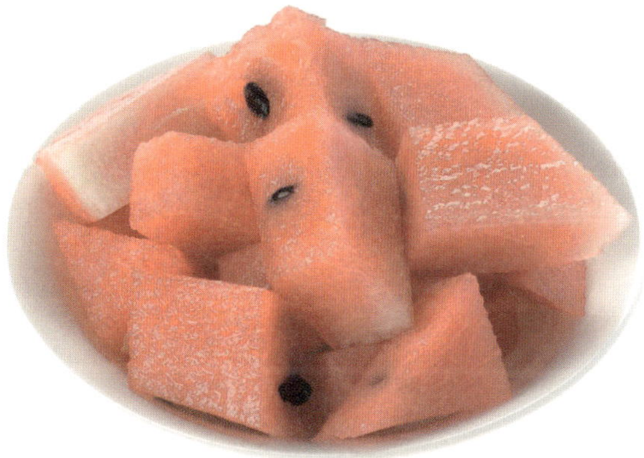

수박 150g

과일군

당질 12g 열량 50kcal

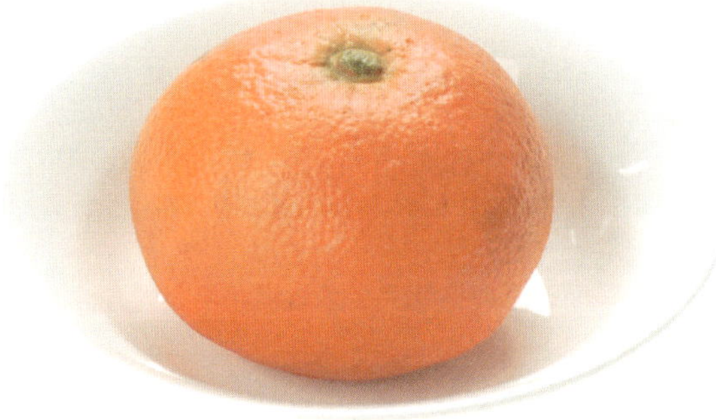

폐기율 포함 120g

귤 100g

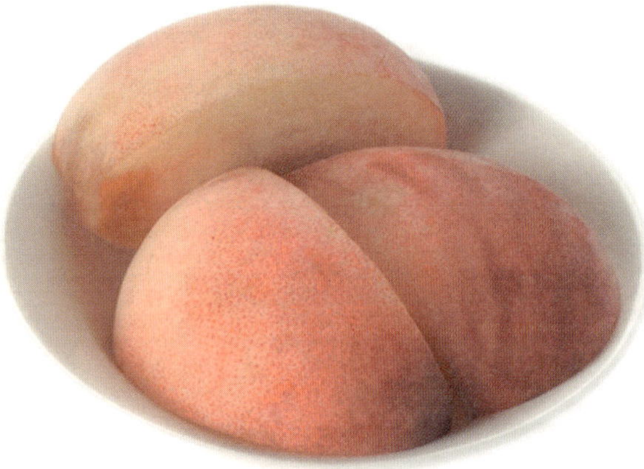

복숭아 150g

과일군

당질 12g 열량 50kcal

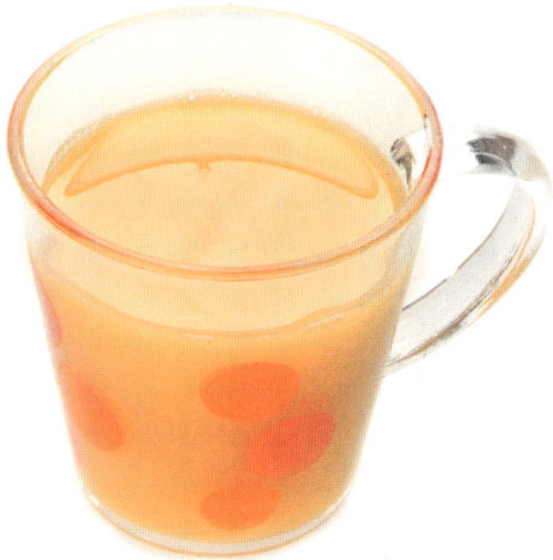

오렌지주스 110g

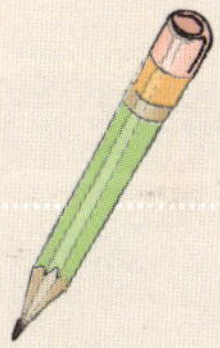

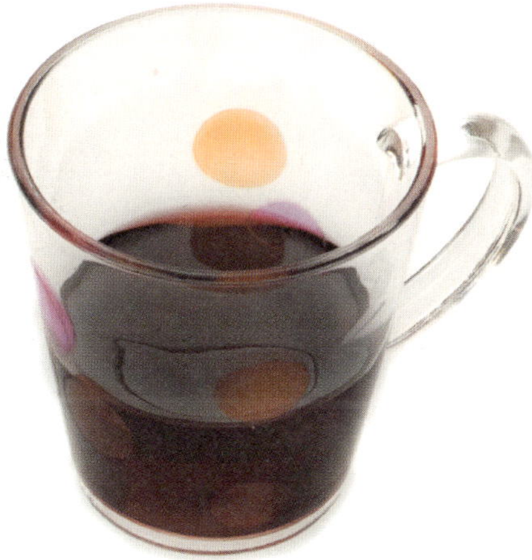

포도주스 90g

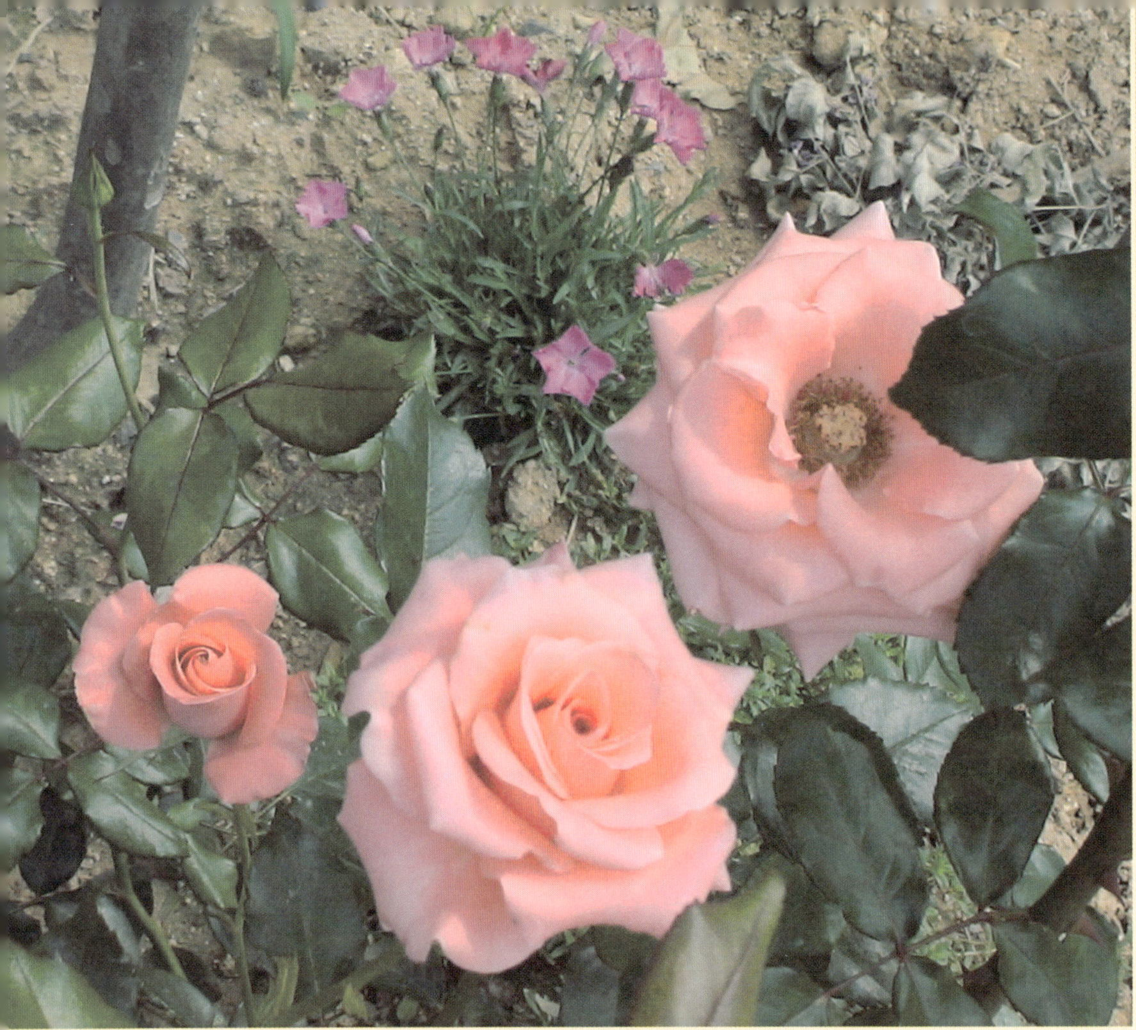
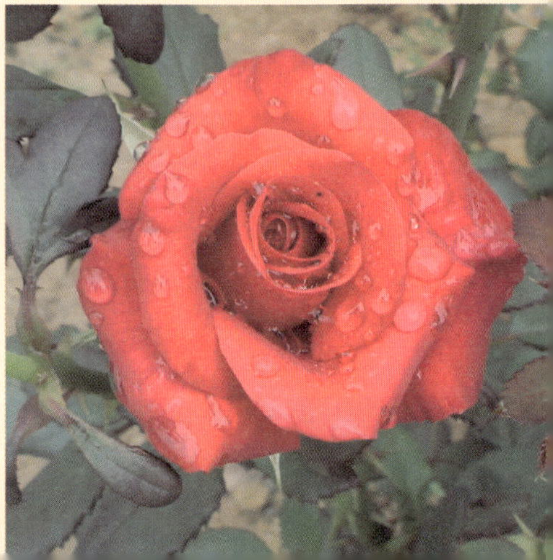

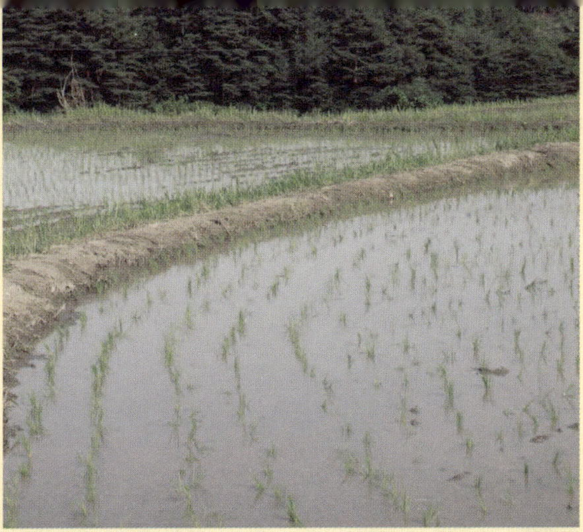

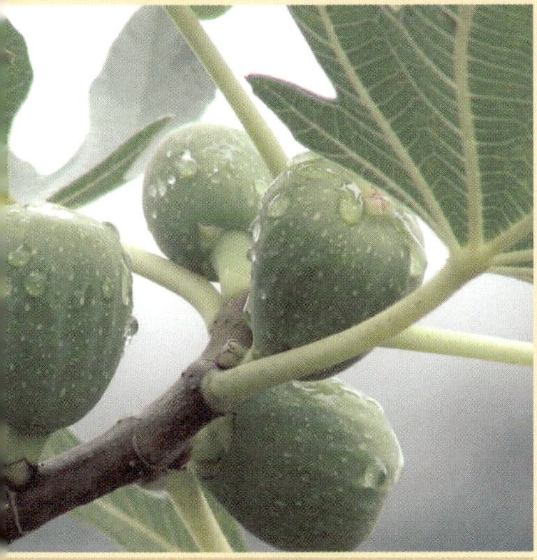

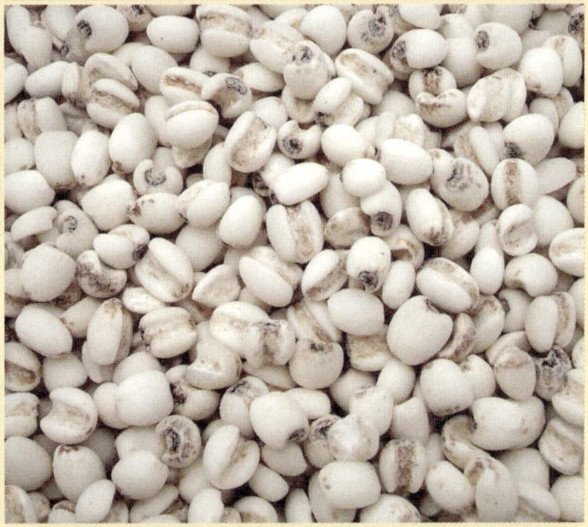

제 6장

음식의 e-식품교환량

1. 곡류군
2. 어육류군
3. 채소군
4. 우유군
5. 과일군

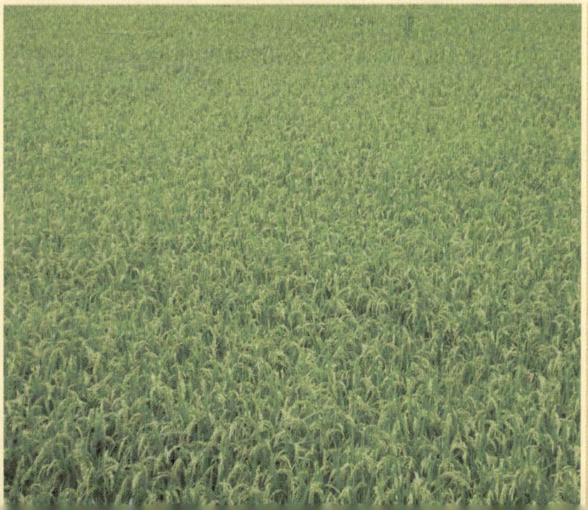

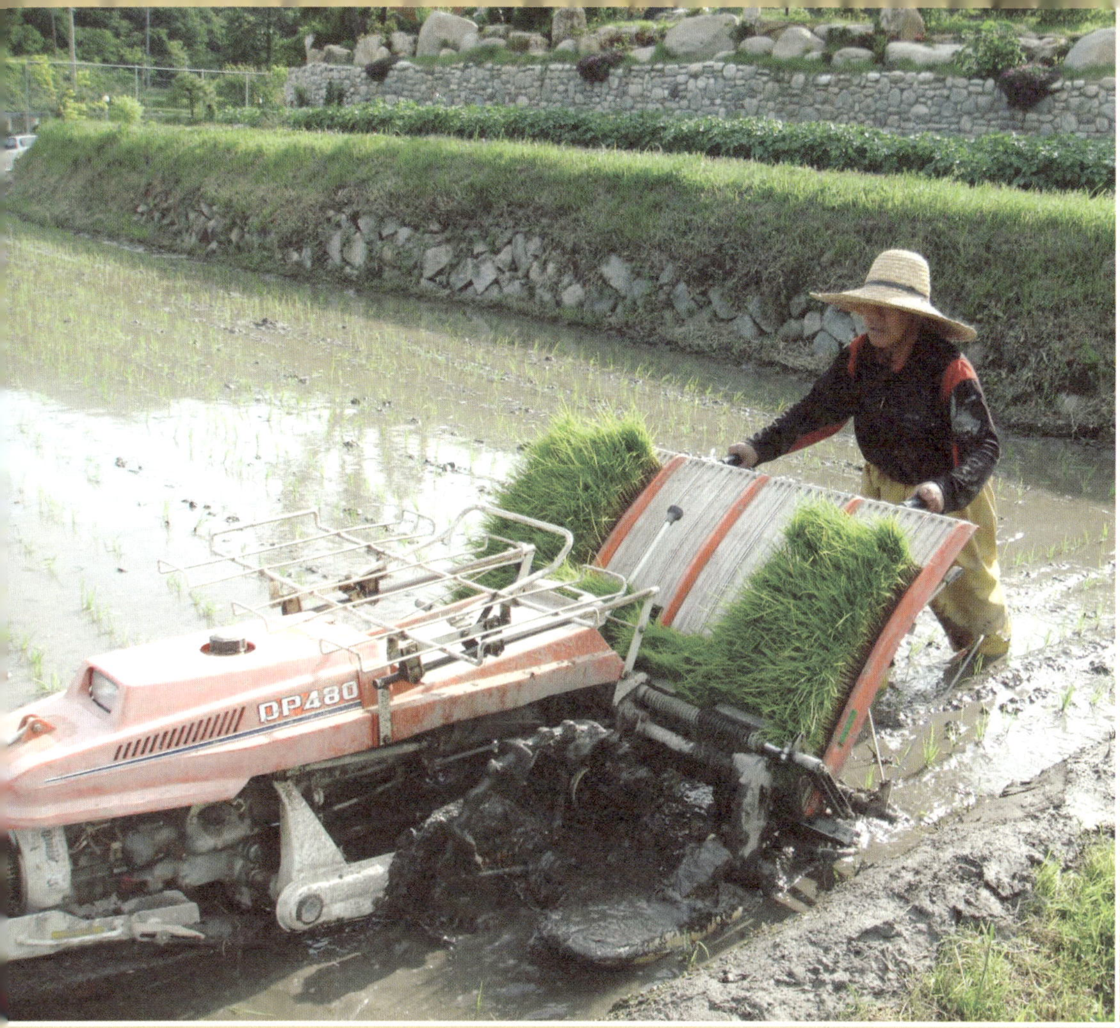
QP480

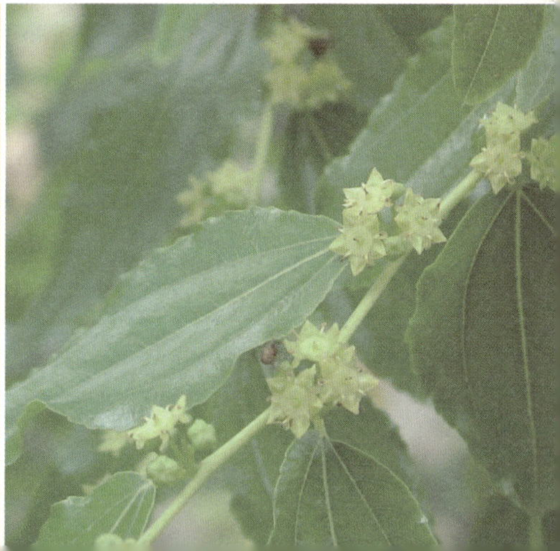

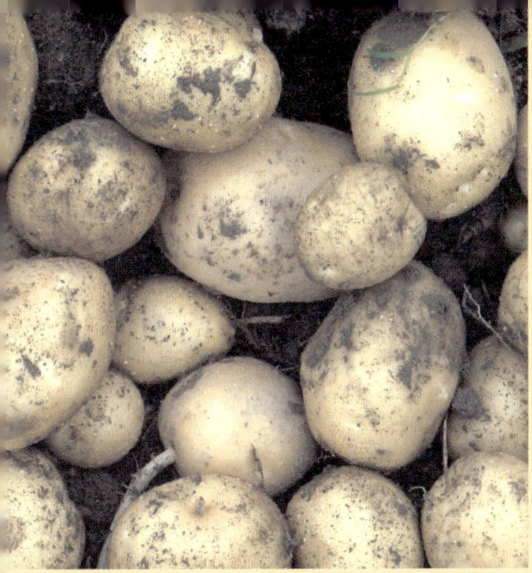

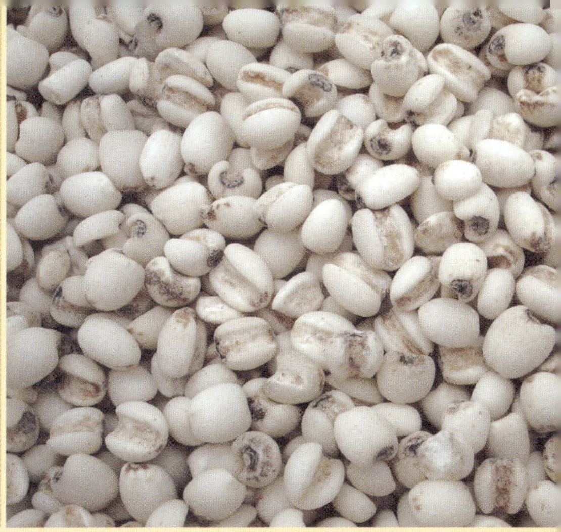

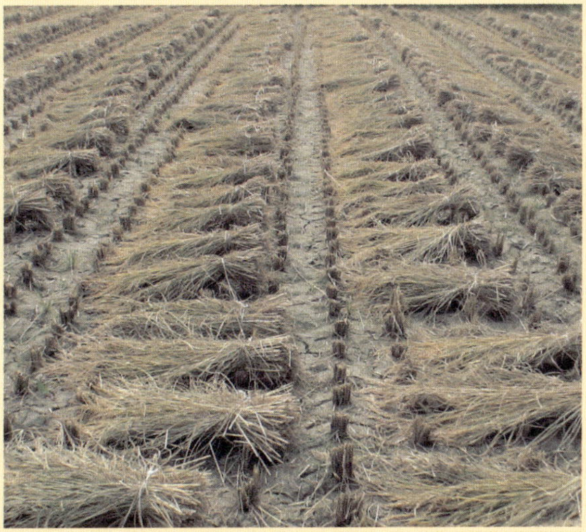

1. 곡류군

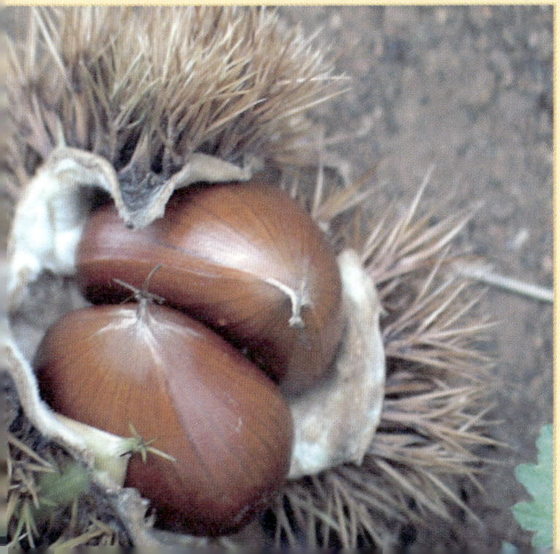

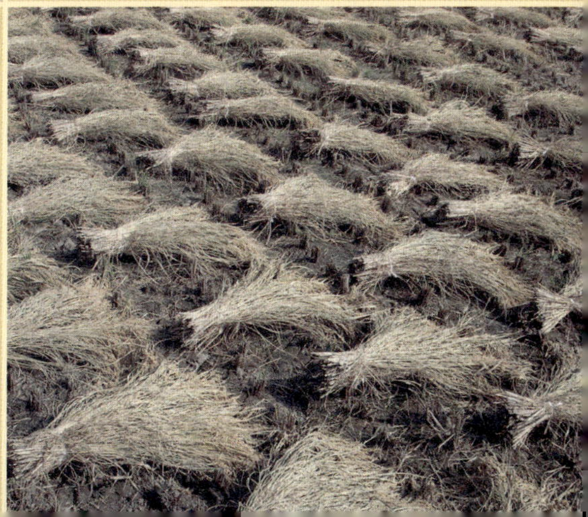

밥류

쌀밥 210g (333kcal)

당질 74.3g 단백질 4.7g 지방 0.3g

식품명	중량(g)	e-식품 교환량	교환 수	식품군
쌀, 백미	90	30	3.0	곡류군
식수	120			
합계	210			

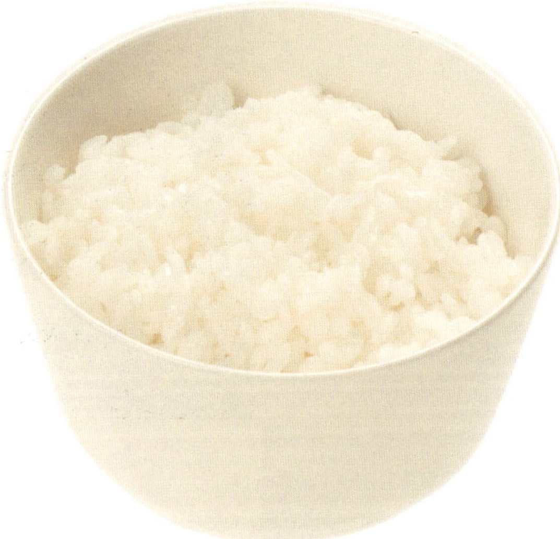

곡류군	어육류 · 저	중	고	채소군	지방군	우유군	과일군
3.0							

죽(흰죽) 315g(63kcal)

당질 12.3g 단백질 4.4g 지방 0g

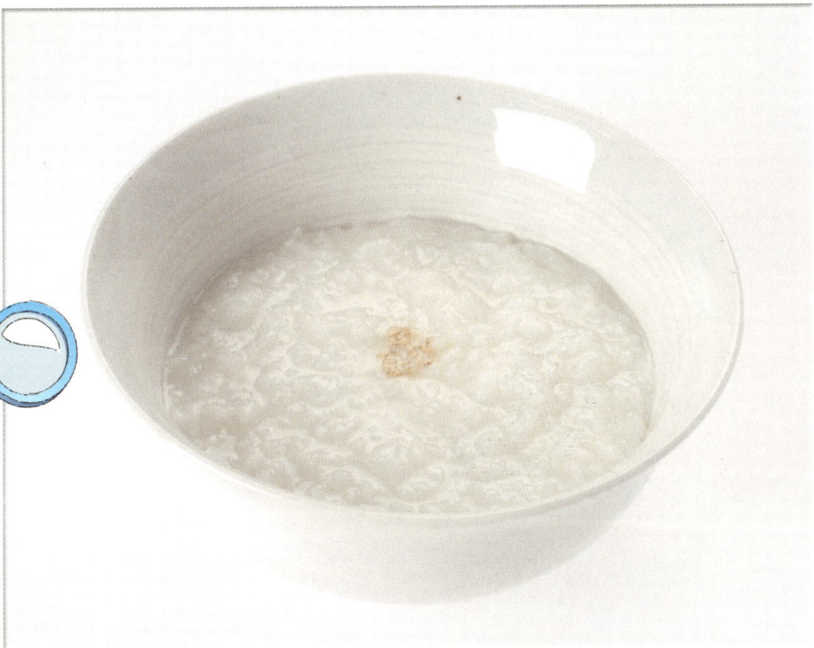

곡류군	어육류 · 저	중	고	채소군	지방군	우유군	과일군
1.0							

식품명	중량(g)	e-식품 교환량	교환수	식품군
쌀가공식품, 흰죽	315	420	0.8	곡류군
합계	315			

e-식품교환량

밥류

비빔밥 360g (462kcal)

당질 81g 단백질 16.2g 지방 10.2g

식품명	중량 (g)	e-식품 교환량	교환수	식품군
쌀밥, 백미	210	70	3.0	곡류군
고사리, 삶은 것	20	100	0.2	채소군
도라지, 생것	20	20	1.0	채소군
시금치, 삶은 것	20	60	0.3	채소군
콩나물, 삶은 것	20	70	0.3	채소군
달걀, 전란, 생것	50	55	0.9	어육류-중
고추장, 개량식	12	10	1.5	채소군
참기름	3	5	0.6	지방군
깨소금	2	9	0.2	지방군
합계	360			

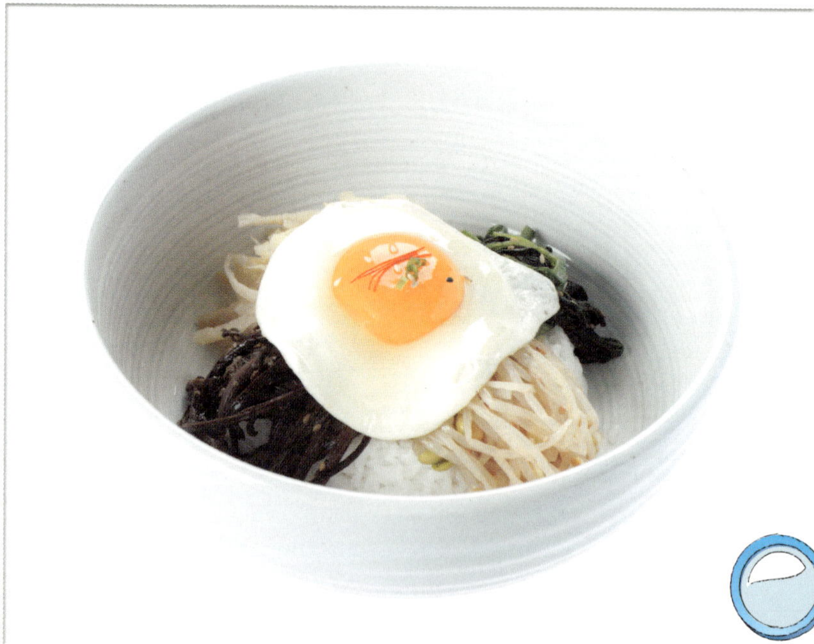

곡류군	어육류 · 저	중	고	채소군	지방군	우유군	과일군
3.0		1.0		3.5	1.0		

김치볶음밥 300g(410.3kcal)

당질 67.1g 단백질 13.7g 지방 11.3g

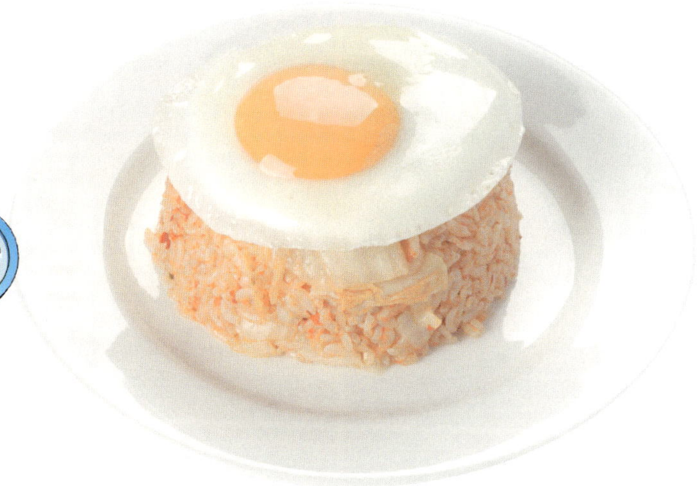

식품명	중량(g)	e-식품 교환량	교환수	식품군
쌀밥, 백미	200	70	2.9	곡류군
배추김치	40	90	0.4	채소군
콩기름	5	5	1.0	지방군
달걀	55	55	1.0	어육류-중
합계	300			

곡류군	어육류 · 저	중	고	채소군	지방군	우유군	과일군
3.0		1.0		0.5	1.0		

밥류

김밥 300g (398.9kcal)

당질 75.9g 단백질 12.4g 지방 7.2g

식품명	중량(g)	e-식품교환량	교환수	식품군
쌀밥, 백미	210	70	3.0	곡류군
당근, 삶은것	15	60	0.3	채소군
단무지	15	140	0.1	채소군
햄	15	40	0.4	어육류-저
오이	15	180	0.1	채소군
달걀, 후라이	15	60	0.3	어육류-고
김(김밥용)	2	7	0.3	채소군
식초	3	670	0.0	곡류군
설탕	3	20	0.2	곡류군
소금	2	0	0.0	채소군
흰깨, 볶은것	2	9	0.2	지방군
참기름	3	5	0.6	지방군
합계	300			

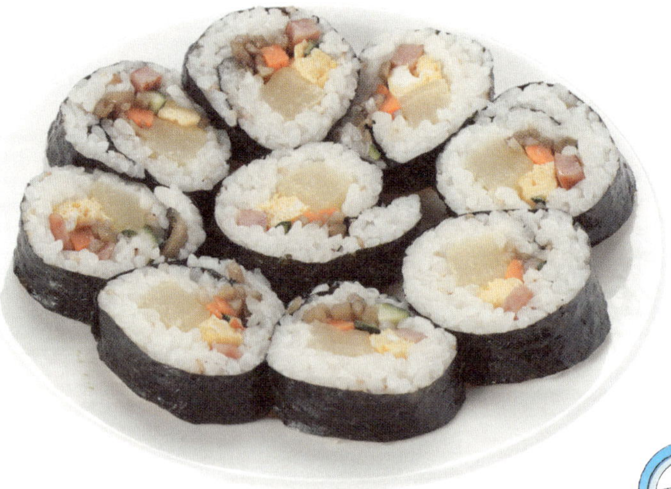

곡류군	어육류 · 저	중	고	채소군	지방군	우유군	과일군
3.0	0.5		0.5	1.0	1.0		

잡채밥 300g (417.8kcal)

당질 81.8g 단백질 12.3g 지방 6.7g

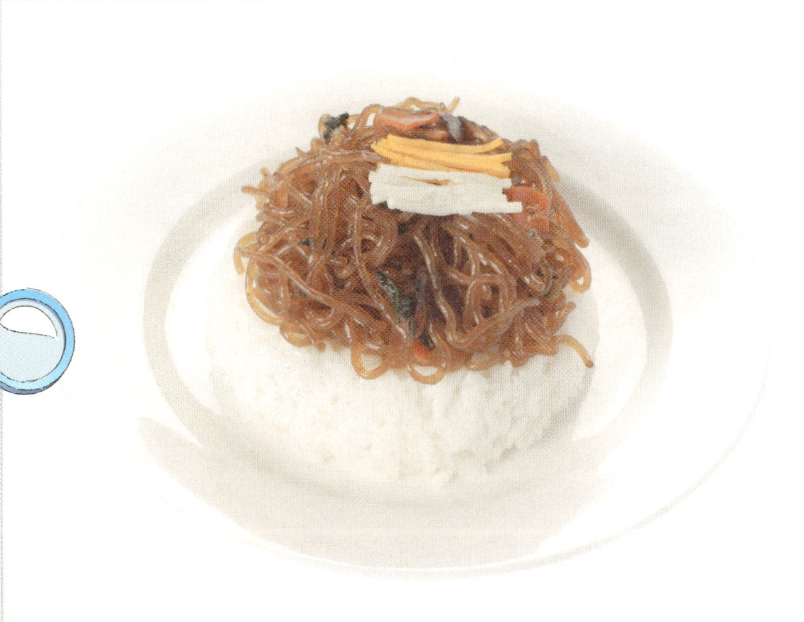

3.0	0.5		0.5	1.5	0.5		
곡류군	어육류 · 저	중	고	채소군	지방군	우유군	과일군

식품명	중량 (g)	e-식품 교환량	교환 수	식품군
쌀밥, 백미	210	70	3.0	곡류군
돼지고기, 등심	15	50	0.3	어육류-고
시금치	15	60	0.3	채소군
어묵	15	40	0.4	어육류-저
당근	15	50	0.3	채소군
양파	15	50	0.3	채소군
당면, 마른것	6	30	0.2	곡류군
참기름	3	5	0.6	지방군
표고버섯, 말린것	3	6	0.5	채소군
왜간장	3	100	0.0	어육류-저
합계	300			

짜장밥 360g (419.3kcal)

당질 84.8g 단백질 12.7g 지방 5g

식품명	중량(g)	e-식품 교환량	교환수	식품군
쌀밥, 백미	210	70	3.0	곡류군
감자	30	150	0.2	곡류군
양배추	30	90	0.3	채소군
양파	30	50	0.6	채소군
돼지고기, 등심	20	50	0.4	어육류-고
자장소스	20	90	0.2	곡류군
감자전분	5	30	0.2	곡류군
완두콩	5	40	0.1	어육류-저
쪽파	5	70	0.0	채소군
소금	5	0	0.0	채소군
합계	360			

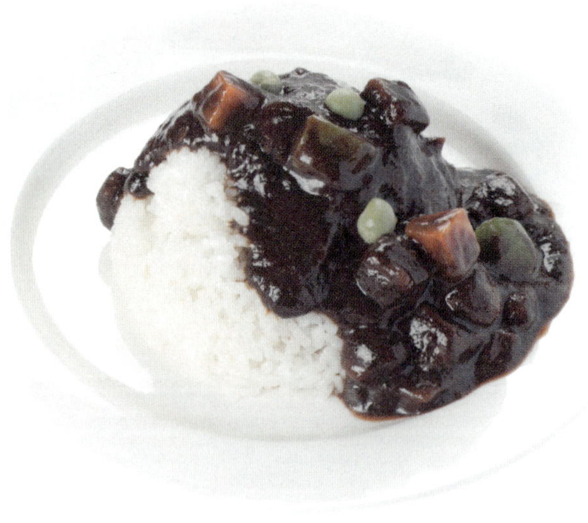

곡류군	어육류 · 저	중	고	채소군	지방군	우유군	과일군
3.5			0.5	1.0			

카레라이스 360g (531.1kcal)

당질 94.1g 단백질 14.3g 지방 12.8g

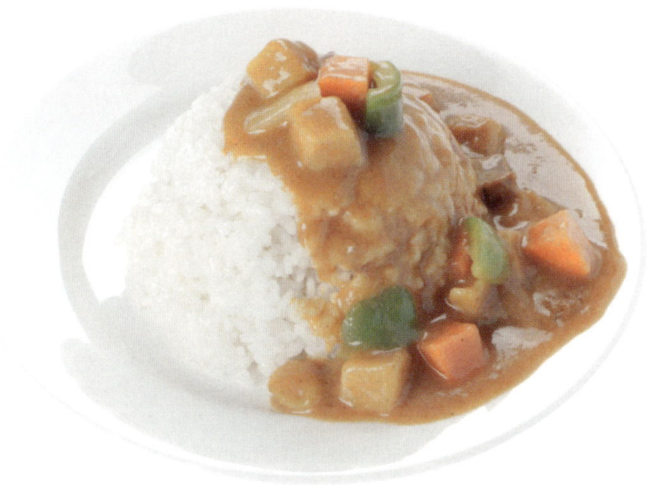

곡류군	어육류 · 저	중	고	채소군	지방군	우유군	과일군
4.0			0.5	1.5	1.0		

식품명	중량 (g)	e-식품 교환량	교환수	식품군
쌀밥, 백미	210	70	3.0	곡류군
감자	40	150	0.3	곡류군
돼지고기, 등심	20	50	0.4	어육류-고
당근	25	50	0.5	채소군
양파	30	50	0.6	채소군
마늘	3	10	0.3	채소군
카레분말	25	30	0.8	곡류군
콩기름	5	50	1.0	지방군
소금	2	0	0.0	채소군
합계	360			

국수장국 500g (401.5kcal)

당질 61.4g 단백질 19.1g 지방 7.4g

식품명	중량(g)	e-식품 교환량	교환수	식품군
국수삶은것	220	90	2.4	곡류군
애호박	50	70	0.7	채소군
양파	30	50	0.6	채소군
달걀	30	55	0.5	어육류-중
대파	10	70	0.1	채소군
멸치	7	20	0.4	어육류-저
마늘	6	10	0.6	채소군
간장	2.5	100	0.0	어육류-저
참기름	1.7	5	0.4	지방군
소금	1.4	0	0.0	채소군
깨소금	0.7	9	0.1	지방군
콩기름	0.5	5	0.1	지방군
후추	0.2	7	0.0	채소군
식수	140			
합계	500			

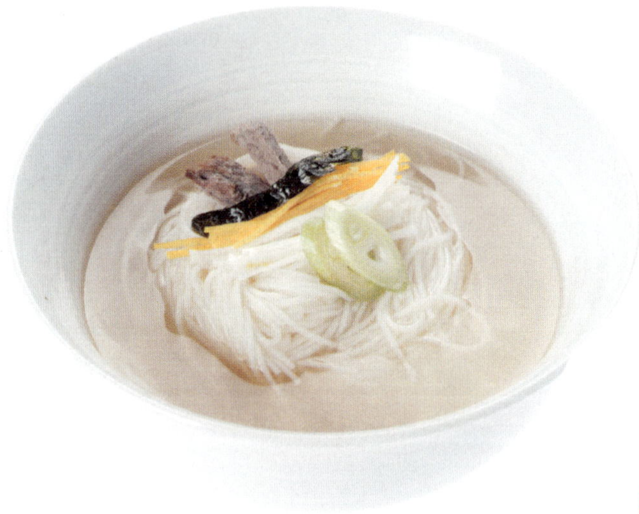

곡류군	어육류 · 저	중	고	채소군	지방군	우유군	과일군
2.5	0.5	0.5		2.0	0.5		

칼국수 300g (387.5kcal)

당질 76.3g 단백질 15g 지방 4.8g

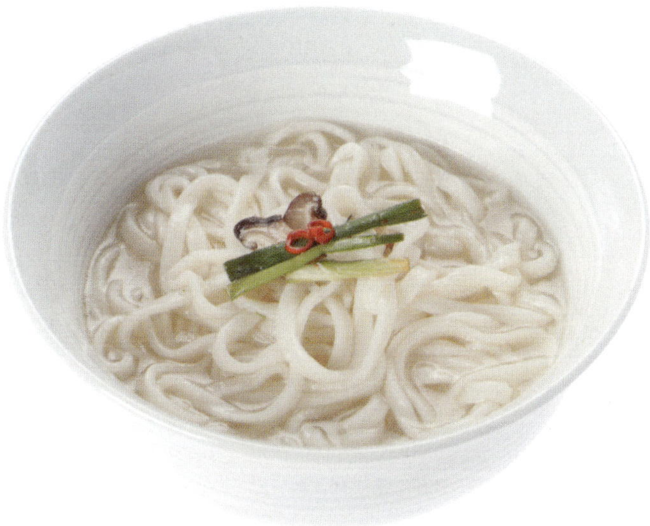

곡류군	어육류 · 저	중	고	채소군	지방군	우유군	과일군
3.0		0.5		1.5	0.5		

식품명	중량(g)	e-식품 교환량	교환 수	식품군
밀가루, 중력분	80	30	2.7	곡류군
애호박	35	70	0.5	채소군
달걀	20	55	0.4	어육류-중
감자	15	150	0.1	곡류군
간장	7	100	0.1	어육류-저
대파	5	70	0.1	채소군
표고버섯, 말린것	3	6	0.5	채소군
건멸치	2	20	0.1	어육류-저
참기름	1.5	5	0.3	지방군
김, 구운것	1	5	0.2	채소군
소금	0.5	0	0.0	채소군
식수	130.0			
합계	300			

면, 만두류

우동 400g (299.6kcal)

당질 50.1g 단백질 13.9g 지방 5.8g

식품명	중량 (g)	e-식품 교환량	교환 수	식품군
우동, 삶은 것	180	90	2.0	곡류군
달걀	50	55	0.9	어육류-중
어묵	10	40	0.3	어육류-저
게맛살	5	40	0.1	어육류-저
소금	4	20	0.0	채소군
마늘	2	10	0.1	채소군
대파	2	70	0.0	채소군
식수	147			
합계	400			

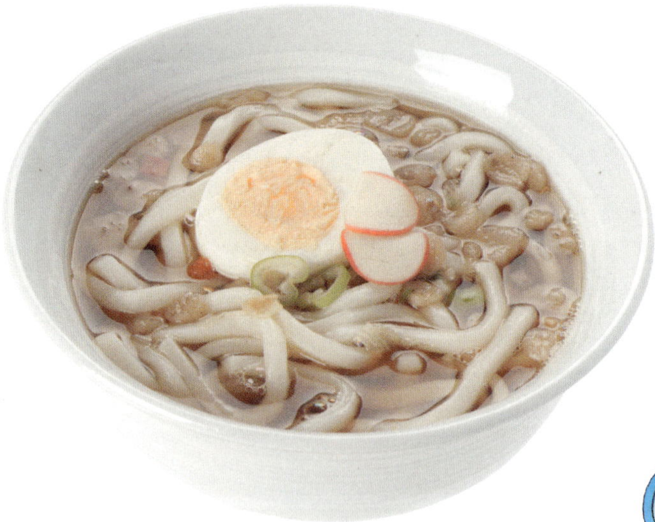

곡류군	어육류 · 저	중	고	채소군	지방군	우유군	과일군
2.0	0.5	1.0					

라면 350g (525.1kcal)

당질 72.2g 단백질 16.3g 지방 21.9g

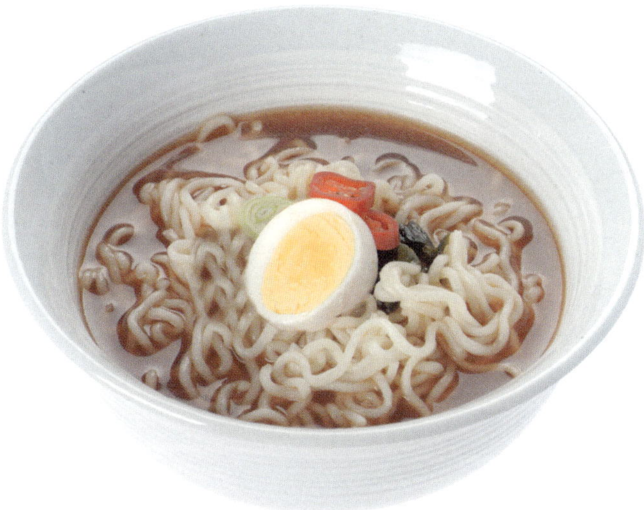

곡류군	어육류 · 저	중	고	채소군	지방군	우유군	과일군
4.0	1.0						

식품명	중량 (g)	e-식품 교환량	교환 수	식품군
라면	117	30	3.9	곡류군
달걀	50	55	0.9	어육류-중
실파	2	130	0.0	채소군
식수	181			
합계	350			

물 냉면 410g (411.7kcal)

당질 69.1g 단백질 19.8g 지방 6.7g

식품명	중량 (g)	e-식품 교환량	교환 수	식품군
메밀냉면	90	30	3.0	곡류군
무	30	100	0.3	채소군
한우, 양지	30	30	1.0	어육류-저
달걀	25	55	0.5	어육류-중
오이	23	150	0.2	채소군
감식초	6	670	0.0	곡류군
마늘	1	10	0.1	채소군
겨자분말	1	5	0.2	채소군
소금	4	0	0.0	채소군
식수	200			
합계	410			

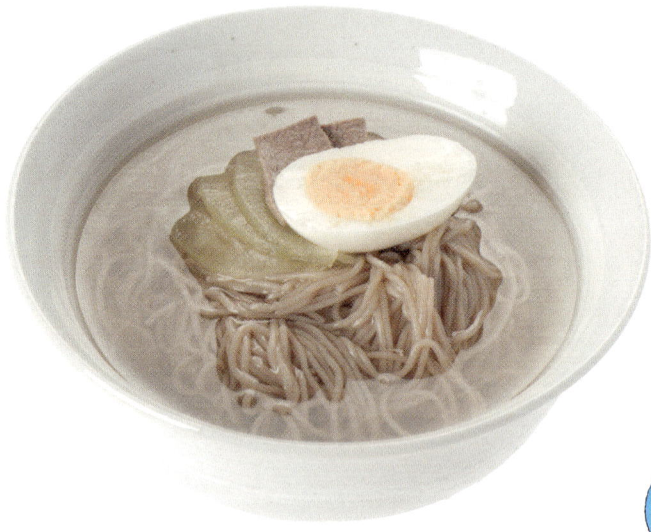

곡류군	어육류 · 저	중	고	채소군	지방군	우유군	과일군
3.0	1.0	0.5		1.0			

비빔 국수 320g (397.3kcal)

당질 77.1g 단백질 12.3g 지방 6.7g

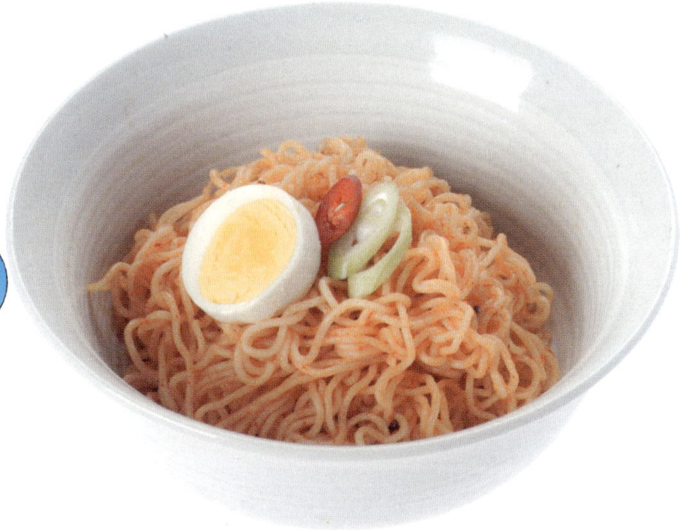

곡류군	어육류 · 저	중	고	채소군	지방군	우유군	과일군
3.0		0.5		1.0	0.5		

식품명	중량 (g)	e-식품 교환량	교환 수	식품군
소면, 삶은것	240	80	3.0	곡류군
당근	20	50	0.4	채소군
오이	20	150	0.1	채소군
달걀	27	55	0.5	어육류-중
고추장	5	10	0.5	채소군
설탕	3	20	0.2	곡류군
참기름	2	5	0.4	지방군
붉은고추, 마른것	1	9	0.1	채소군
깨소금	2	9	0.2	지방군
합계	320			

비빔 냉면 250g (455.2kcal)

당질 77.1g 단백질 19.1g 지방 8.7g

식품명	중량 (g)	e-식품 교환량	교환 수	식품군
메밀냉면	90	30	3.0	곡류군
무	35	100	0.4	채소군
오이	35	150	0.2	채소군
배	35	120	0.3	과일군
달걀	25	55	0.5	어육류-중
쇠고기, 사태, 익힌것	17	30	0.6	어육류-중
고추장	10	10	1.0	채소군
참기름	2	5	0.4	지방군
설탕	1	20	0.1	곡류군
합계	250			

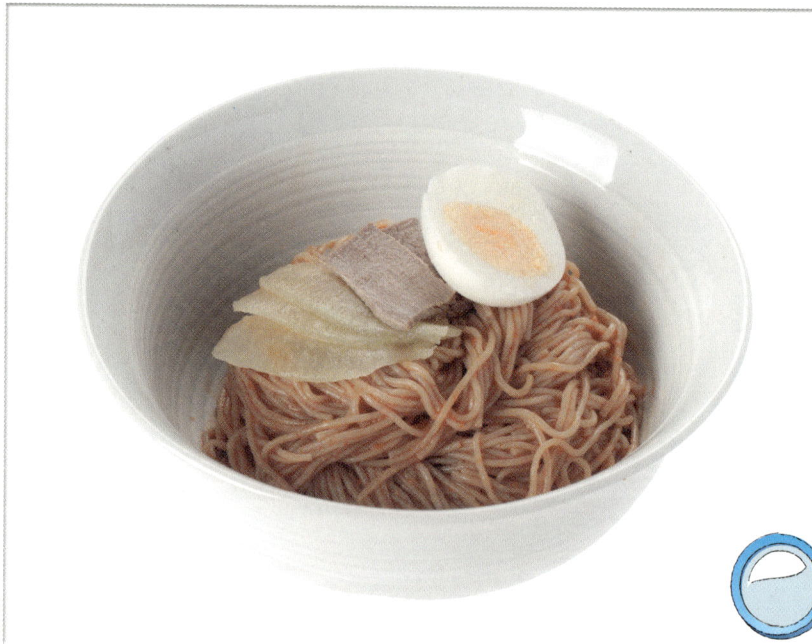

곡류군	어육류 · 저	중	고	채소군	지방군	우유군	과일군
3.0		1.0		1.5	0.5		0.5

고기만두 130g (218.4kcal)

당질 25.1g 단백질 13.2g 지방 7.8g

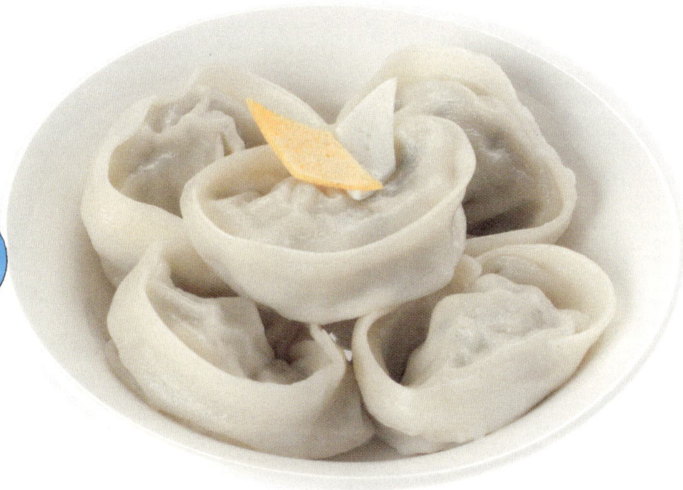

식품명	중량 (g)	e-식품 교환량	교환수	식품군
두부	25	90	0.3	어육류-중
돼지고기, 등심	20	50	0.4	어육류-고
밀가루, 중력분	25	30	0.8	곡류군
숙주나물, 삶은것	20	290	0.1	채소군
양파	8	50	0.2	채소군
마늘	6	10	0.6	채소군
달걀	10	55	0.2	어육류-중
대파	6	70	0.1	채소군
건멸치	4	20	0.2	어육류-저
간장	3	100	0.0	어육류-저
김	1	5	0.2	채소군
참기름	0.8	5	0.1	지방군
소금	1	0	0.0	채소군
후추	0.2	7	0.1	채소군
합게	130			

군 만두 150g (269.1kcal)

당질 35.6g 단백질 11.5g 지방 10.2g

식품명	중량(g)	e-식품 교환량	교환수	식품군
두부	50	90	0.6	어육류-중
밀가루	30	30	1.0	곡류군
숙주나물, 삶은것	30	290	0.1	채소군
돼지고기, 등심	15	50	0.3	어육류-고
당면, 마른것	10	30	0.3	곡류군
파, 쪽파	8	70	0.1	채소군
콩기름	4	5	0.8	지방군
소금	3	0	0.0	채소군
합계	150			

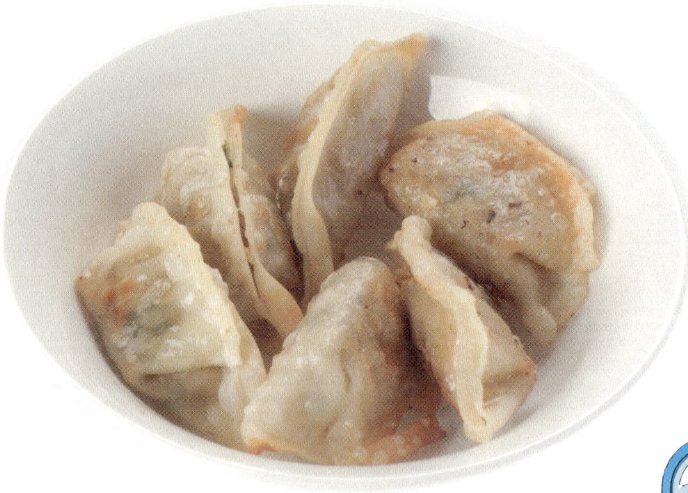

곡류군	어육류 · 저	중	고	채소군	지방군	우유군	과일군
1.5		0.5	0.5		1.0		

만두국 350g (422.7kcal)

당질 32.2g 단백질 20.8g 지방 23.3g

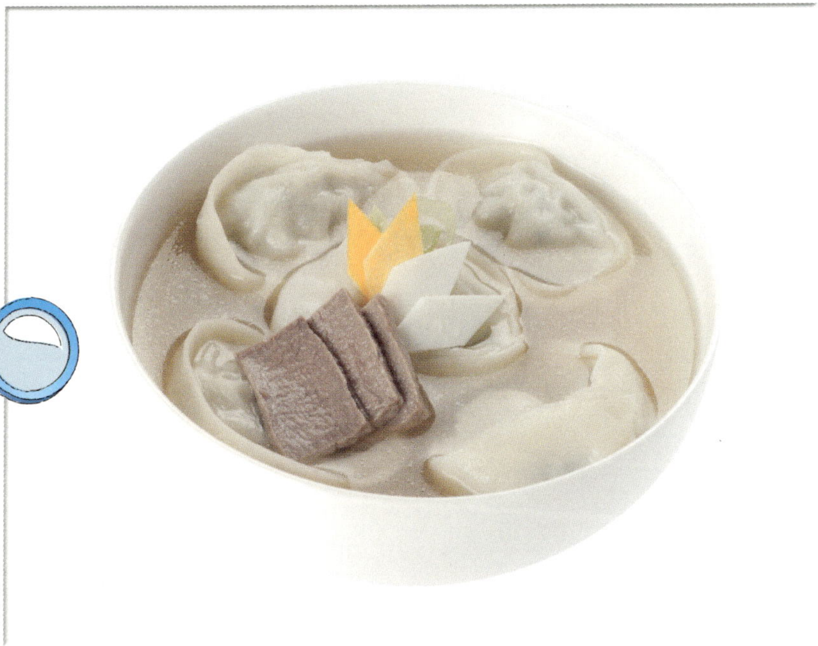

곡류군	어육류 · 저	중	고	채소군	지방군	우유군	과일군
3.0	1.0				1.0		

식품명	중량 (g)	e-식품 교환량	교환 수	식품군
만두, 고기만두	150	50	3.0	곡류군
쇠고기, 양지	20	30	0.7	어육류-저
달걀	10	55	0.2	어육류-중
재래간장	10	100	0.1	어육류-저
참기름	5	5	1.0	지방군
마늘, 생것	2	10	0.2	채소군
파, 대파	2	70	0.0	채소군
소금	1	0	0.0	채소군
식수	150	0		채소군
합계	350			

떡국 300g (231.5kcal)

당질 43.8g 단백질 7g 지방 2.6g

식품명	중량 (g)	e-식품 교환량	교환 수	식품군
가래떡	80	40	2.0	곡류군
양파	8	50	0.2	채소군
달걀	8	55	0.1	어육류-중
대파	6	70	0.1	채소군
건멸치	4	20	0.2	어육류-저
간장	3	100	0.0	어육류-저
김, 구운것	1	5	0.2	어육류-저
소금	1	0	0.0	채소군
참기름	0.7	5	0.1	지방군
후추	0.3	7	0.0	채소군
식수	188			
합계	300			

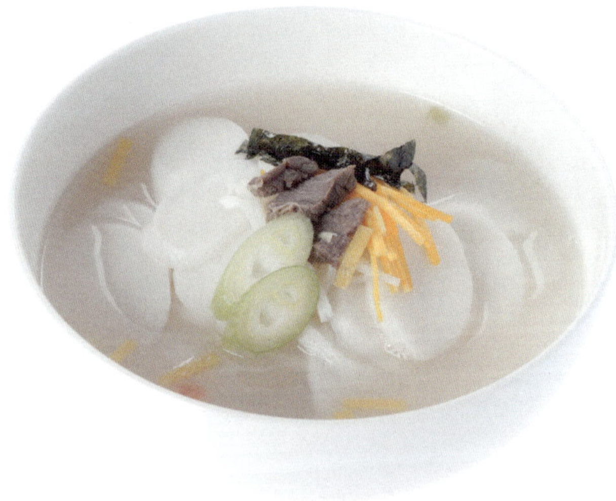

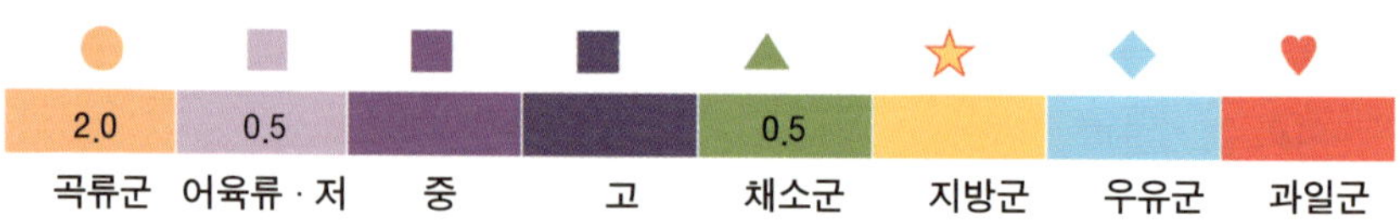

자장면 300g (342.7kcal)

당질 57.9g 단백질 11.4g 지방 8.6g

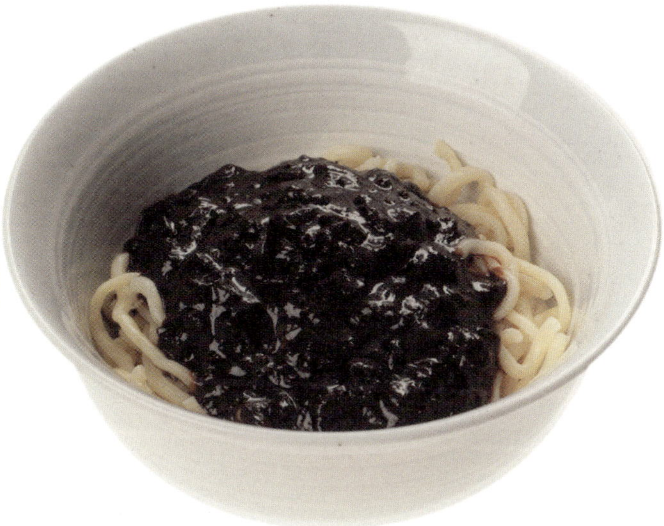

곡류군	어육류 · 저	중	고	채소군	지방군	우유군	과일군
2.5			0.5	1.0	1.0		

식품명	중량 (g)	e-식품 교환량	교환 수	식품군
우동, 삶은 것	180	90	2.0	곡류군
양배추	30	90	0.3	채소군
양파	20	50	0.4	채소군
애호박	20	70	0.3	채소군
돼지고기, 등심	20	50	0.4	어육류-고
오이	10	150	0.1	채소군
자장소스	10	50	0.2	곡류군
감자전분	4	30	0.1	곡류군
쇼트닝	4	5	0.8	지방군
백설탕	1.5	20	0.1	곡류군
생강	0.5	30	0.0	채소군
합계	300			

떡볶이 100g (195.4kcal)

당질 40.9g 단백질 5.3g 지방 1g

식품명	중량 (g)	e-식품 교환량	교환 수	식품군
떡볶이 떡	50	40	1.3	곡류군
어묵	20	40	0.5	어육류-저
양파	5	50	0.1	채소군
대파	5	70	0.1	채소군
마늘	3	10	0.3	채소군
고추장	10	10	1.0	채소군
물엿	5	30	0.2	곡류군
설탕	2	20	0.1	곡류군
합계	100			

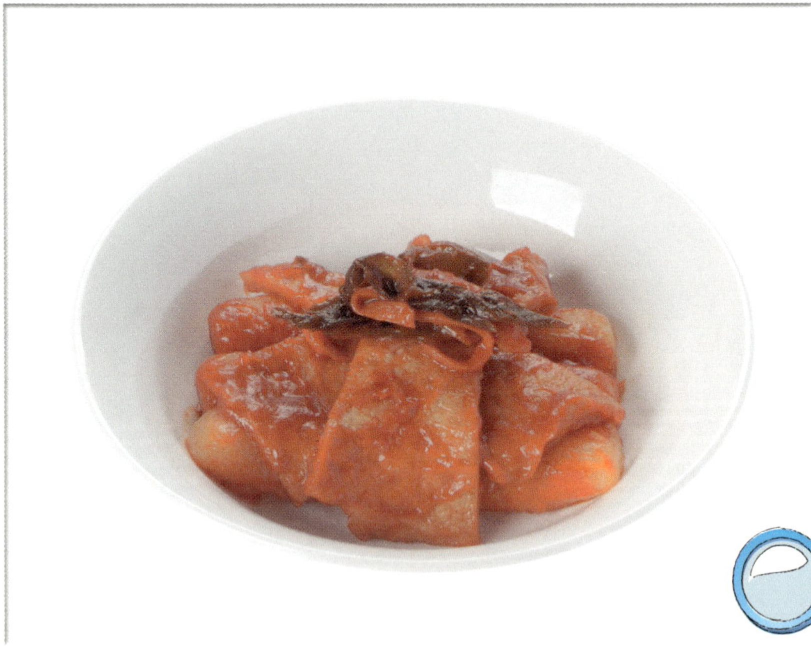

곡류군	어육류 · 저	중	고	채소군	지방군	우유군	과일군
1.5	0.5			1.5			

시루떡, 붉은 팥고물

200g (410kcal)

당질 85.6g 단백질 11.4g 지방 1.6g

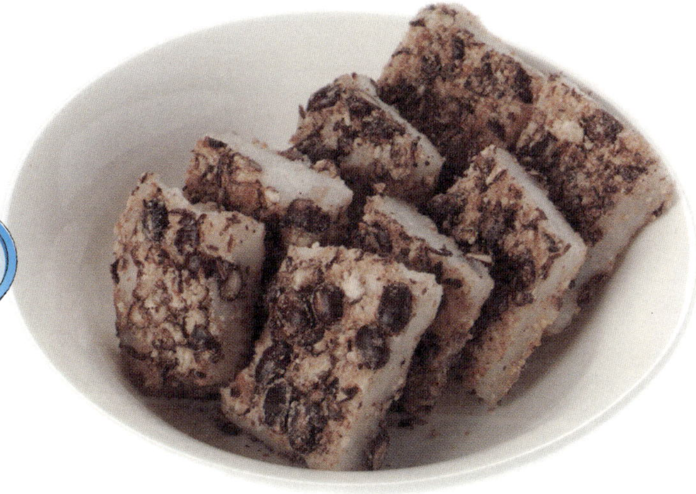

곡류군	어육류 · 저	중	고	채소군	지방군	우유군	과일군
4.0							

식품명	중량 (g)	e-식품 교환량	교환 수	식품군
시루떡	200	50	4.0	곡류군
합계	200			

떡류

떡꼬치구이 120g (288.6kcal)

당질 59.5g 단백질 4.9g 지방 2.9g

식품명	중량 (g)	e-식품 교환량	교환 수	식품군
쌀가공식품, 떡	100	40	2.5	곡류군
고추장	10	10	1.0	채소군
참기름	2	5	0.4	지방군
파, 실파	2	130	0.0	채소군
왜간장	2	100	0.0	어육류-저
물엿	4	30	0.1	곡류군
합계	120			

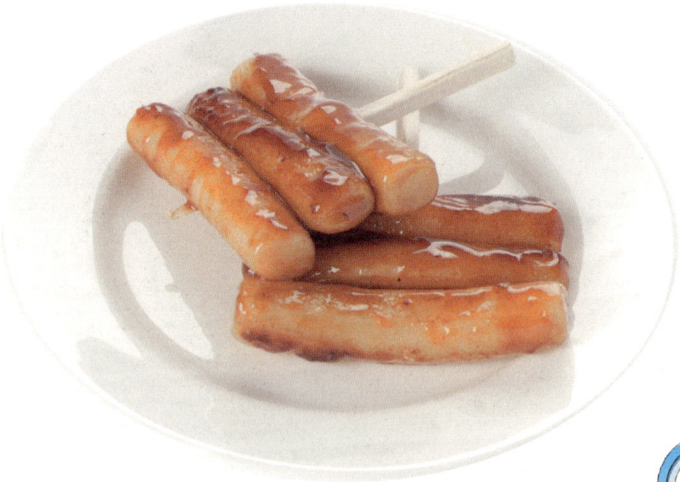

곡류군	어육류 · 저	중	고	채소군	지방군	우유군	과일군
2.5				1.0	0.5		

샌드위치 150g (351kcal)

당질 26.4g 단백질 16g 지방 20g

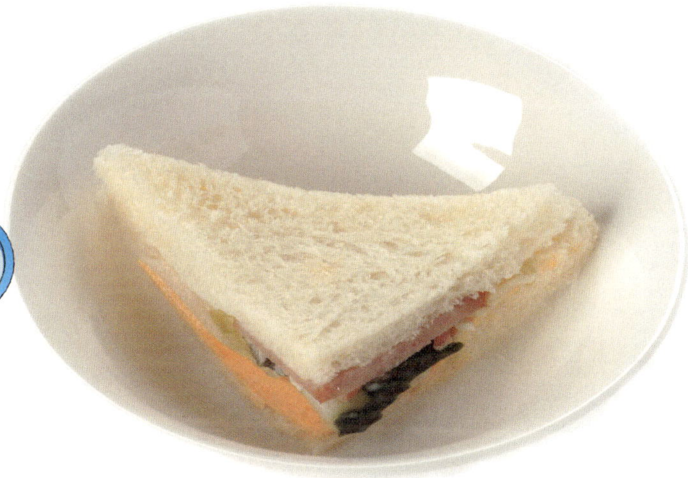

곡류군	어육류 · 저	중	고	채소군	지방군	우유군	과일군
			4.0				

식품명	중량 (g)	e-식품 교환량	교환 수	식품군
샌드위치, 계란, 치즈	150	40	3.8	어육류-고
합계	150			

빵류

식빵 120g (339.6kcal)

당질 60.9g 단백질 9.9g 지방 6.3g

식품명	중량 (g)	e-식품 교환량	교환 수	식품군
식빵	120	40	3.0	곡류군
합계	120			

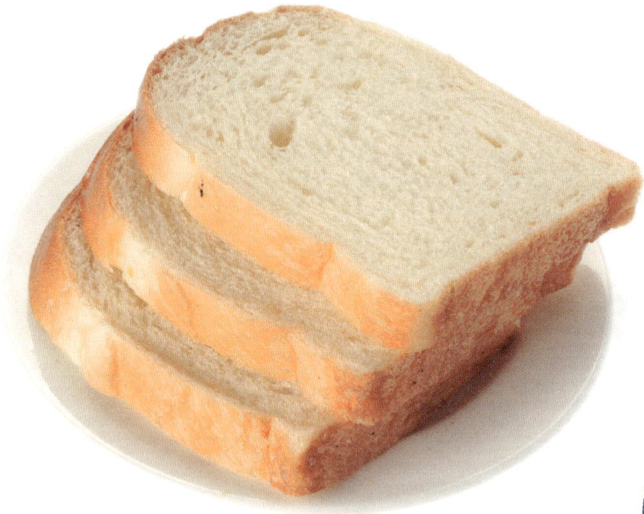

곡류군	어육류 · 저	중	고	채소군	지방군	우유군	과일군
3.0							

카스테라 100g (323kcal)

당질 54.9g 단백질 6.7g 지방 8.5g

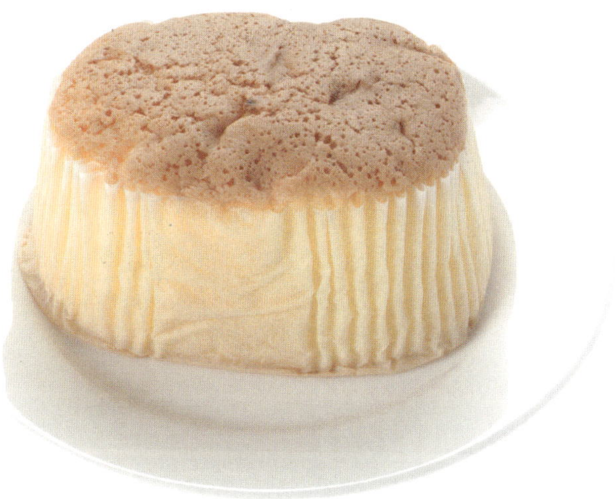

곡류군	어육류 · 저	중	고	채소군	지방군	우유군	과일군
3.5							

식품명	중량 (g)	e-식품 교환량	교환수	식품군
카스테라	100	30	3.3	곡류군
합계	100			

빵류

케이크 85g (294.1kcal)

당질 40g 단백질 5.6g 지방 12.9g

식품명	중량 (g)	e-식품 교환량	교환 수	식품군
케이크, 스펀지케이크	85	30	2.8	곡류군
합계	85			

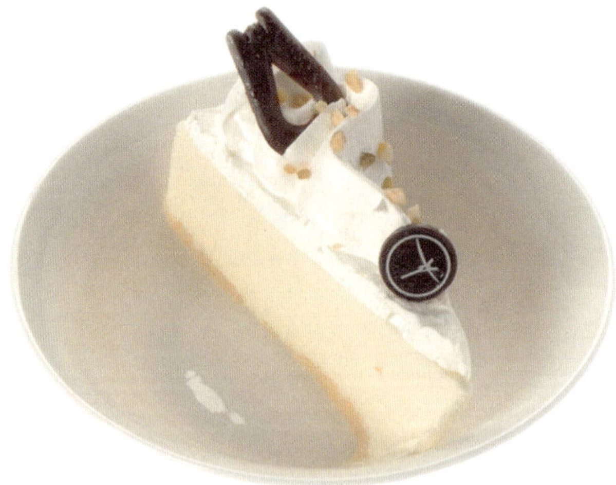

곡류군	어육류 · 저	중	고	채소군	지방군	우유군	과일군
3.0							

팥빵 80g (234.4kcal)

당질 41.3g 단백질 6.1g 지방 4.9g

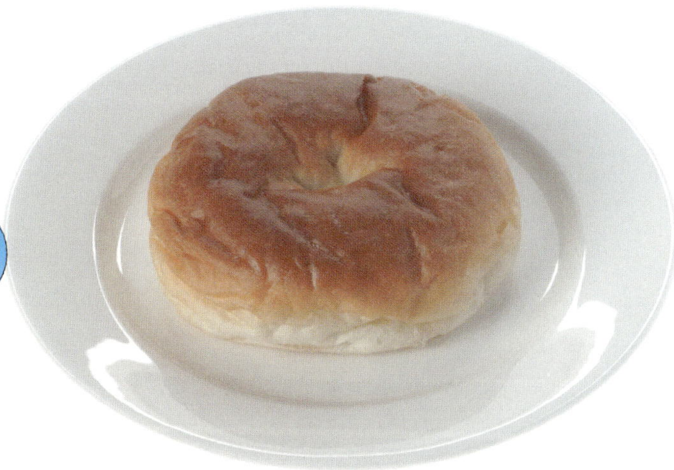

식품명	중량 (g)	e-식품 교환량	교환 수	식품군
팥빵	80	30	2.7	곡류군
합계	80			

곡류군	어육류 · 저	중	고	채소군	지방군	우유군	과일군
2.5							

도우넛(링) 80g (329.6kcal)

당질 32.3g 단백질 5.8g 지방 20.8g

식품명	중량 (g)	e-식품 교환량	교환 수	식품군
도우넛, 링	80	20	4.0	곡류군
합계	80			

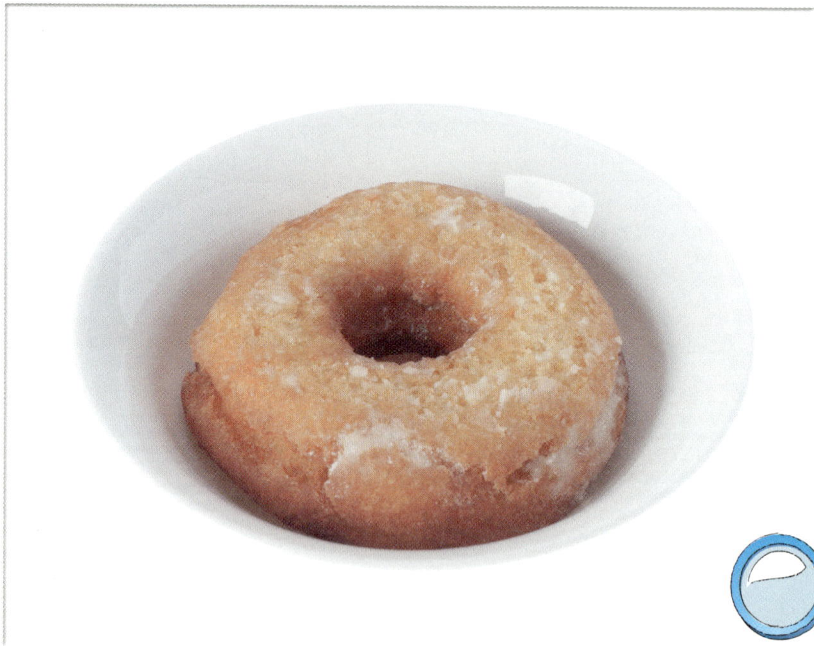

곡류군	어육류 · 저	중	고	채소군	지방군	우유군	과일군
4.0							

곰보빵 75g (282kcal)

당질 42.1g 단백질 6.6g 지방 9.9g

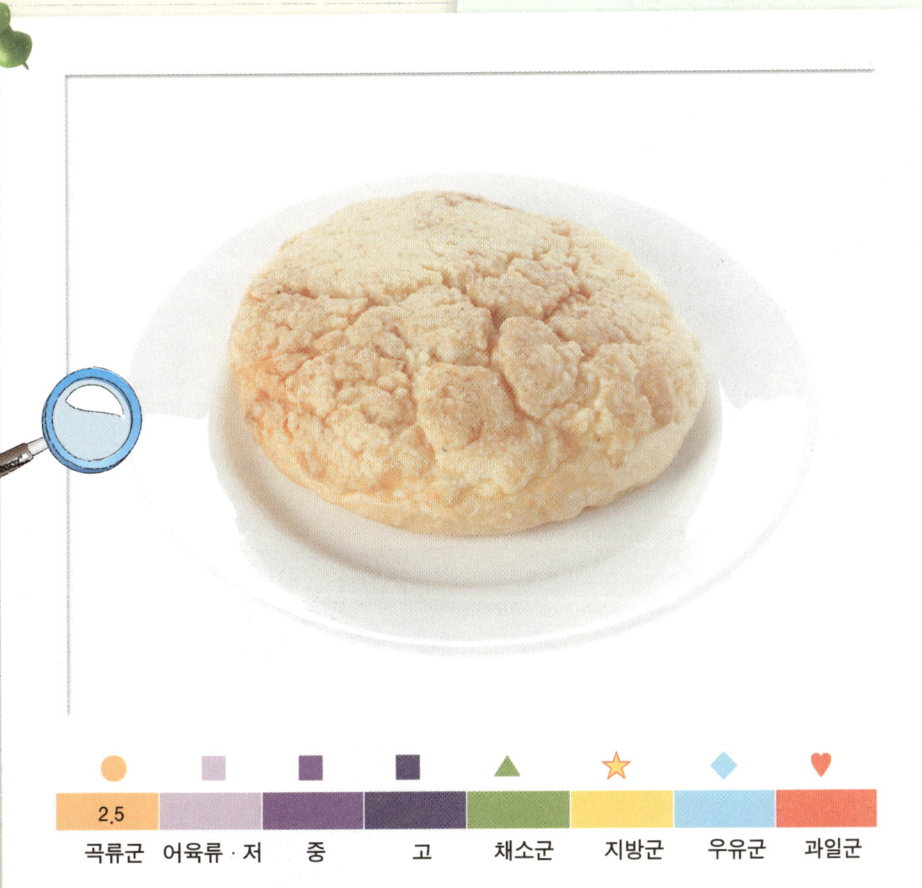

식품명	중량 (g)	e-식품 교환량	교환 수	식품군
곰보빵(소보로)	75	30	2.7	곡류군
합계	75			

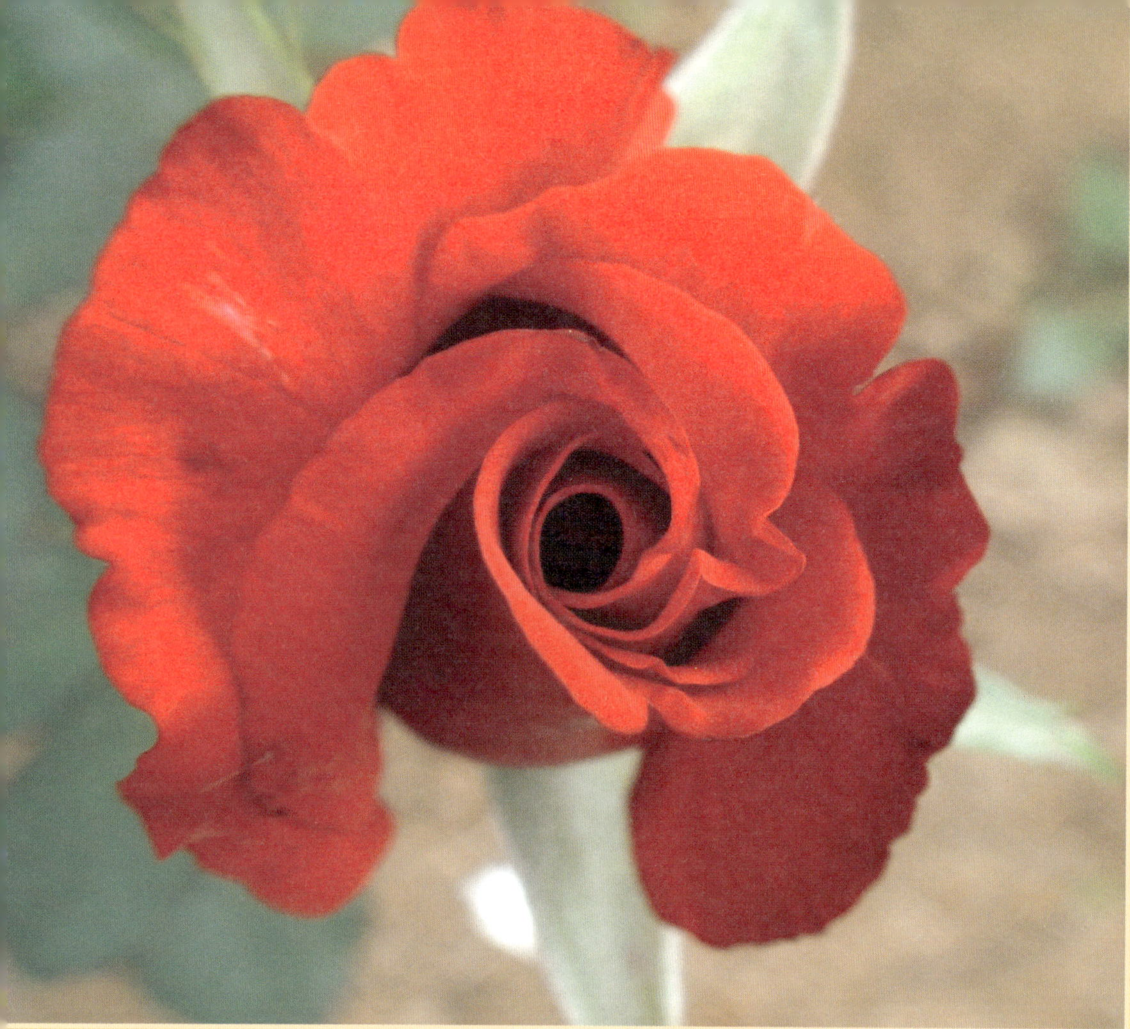
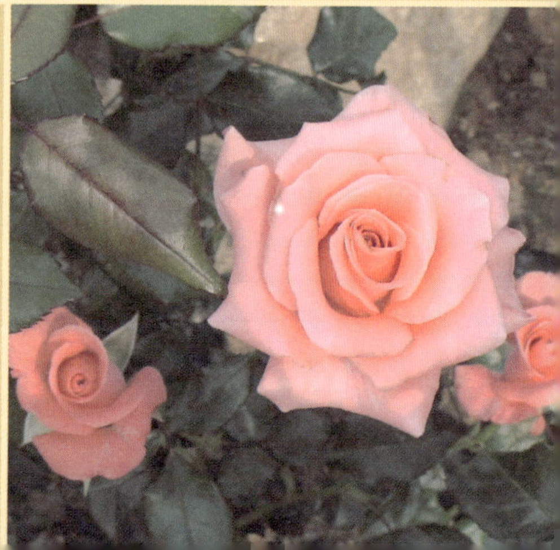

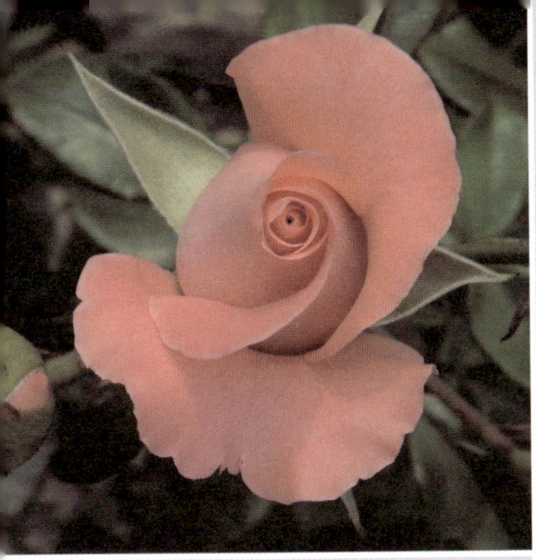

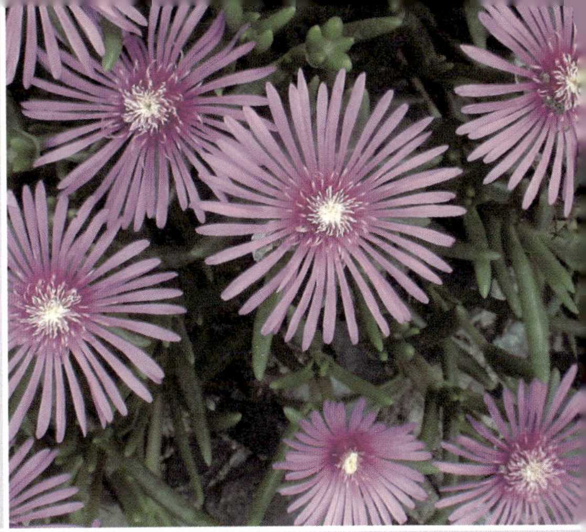

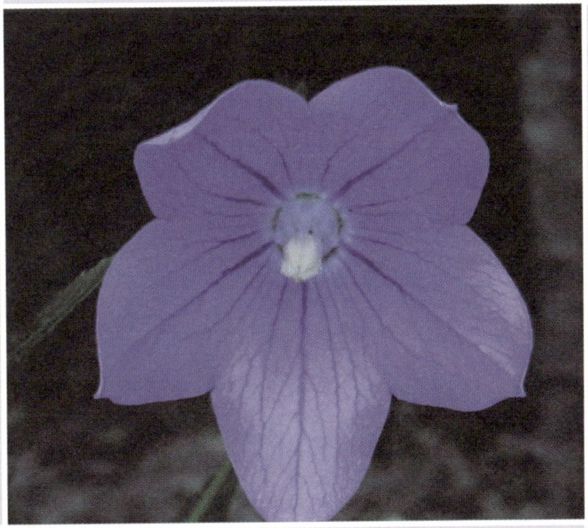

2. 어육류군

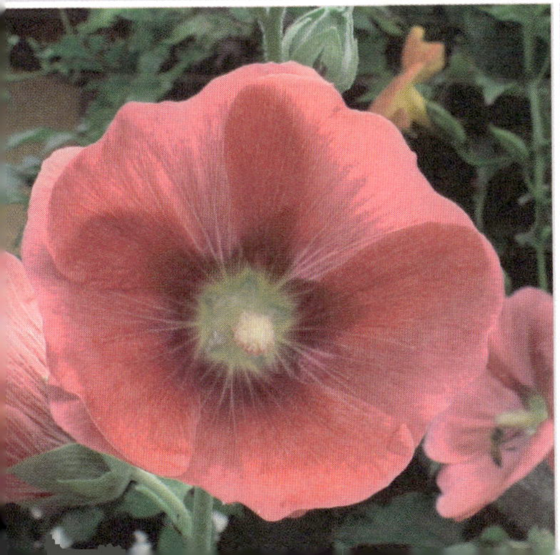

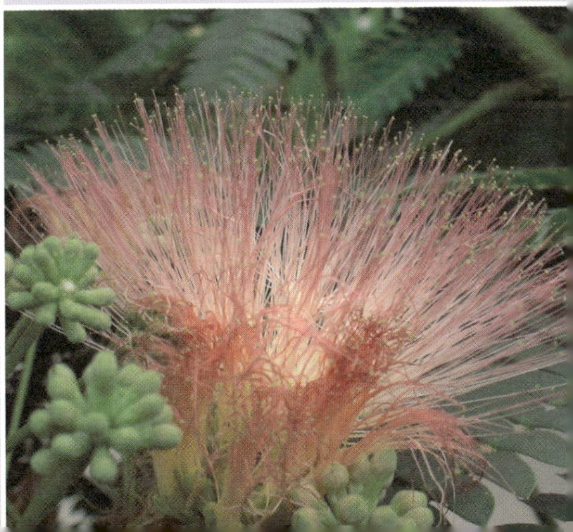

참치찌개 200g (134kcal)

당질 3.6g 단백질 9.7g 지방 9.2g

식품명	중량 (g)	e-식품 교환량	교환 수	식품군
배추김치	40	90	0.4	채소군
두부	30	90	0.3	어육류-중
참치통조림	30	40	0.8	어육류-고
양파	10	50	0.2	채소군
풋고추	3	170	0.0	채소군
대파	4	70	0.1	채소군
고춧가루	3	8	0.4	채소군
식수	80			
합계	200			

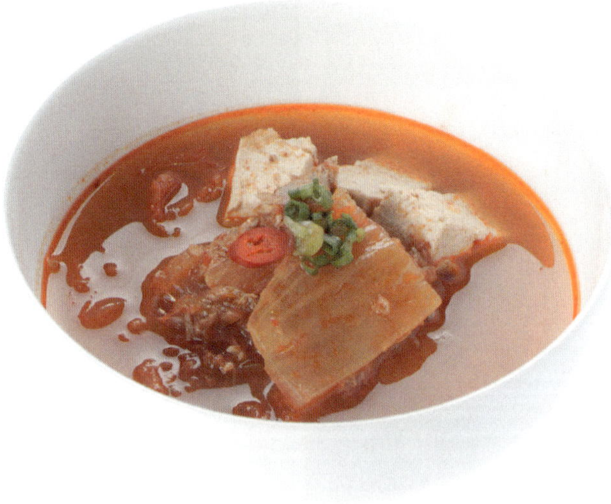

곡류군	어육류 · 저	중	고	채소군	지방군	우유군	과일군
		0.5	1.0	1.0			

동태찌개 200g (99.8kcal)

당질 5g 단백질 14.9g 지방 2.4g

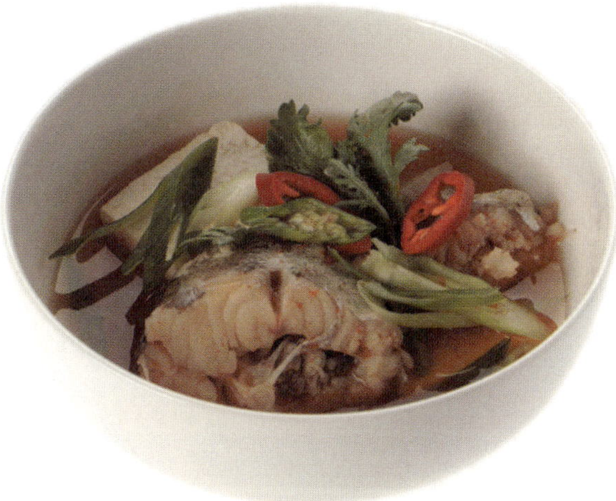

곡류군	어육류 · 저	중	고	채소군	지방군	우유군	과일군
	1.0	0.5		1.5			

식품명	중량 (g)	e-식품 교환량	교환 수	식품군
동태	70	60	1.2	어육류-저
두부	30	90	0.3	어육류-중
무	30	100	0.3	채소군
대파	3	70	0.0	채소군
마늘	3	10	0.3	채소군
쑥갓	1	60	0.0	채소군
고추장	3	10	0.3	채소군
고춧가루	3	8	0.4	채소군
소금	3	0	0.0	채소군
식수	54			
합계	200			

북어국 200g (79.7kcal)

당질 1.5g 단백질 10.5g 지방 3.5g

식품명	중량 (g)	e-식품 교환량	교환 수	식품군
북어	13	20	0.7	어육류-저
두부	20	90	0.2	어육류-중
간장	3	100	0.0	어육류-저
대파	5	70	0.1	채소군
참기름	2	5	0.4	지방군
소금	2	0	0.0	채소군
마늘	3	10	0.1	채소군
붉은 고추	2	50	0.0	채소군
식수	150			
합계	200			

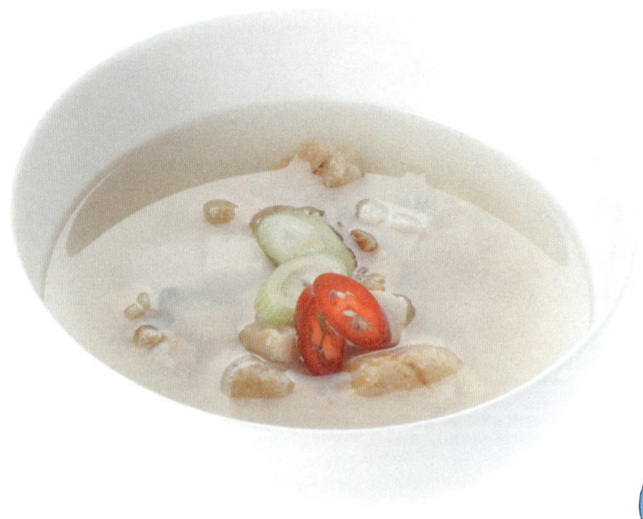

곡류군	어육류 · 저	중	고	채소군	지방군	우유군	과일군
	0.5				0.5		

어묵국 200g (142kcal)

당질 16.9g 단백질 10.6g 지방 3.5g

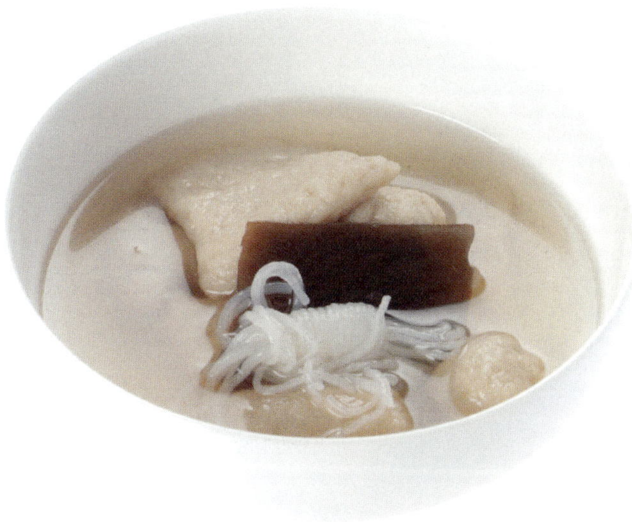

곡류군	어육류 · 저	중	고	채소군	지방군	우유군	과일군
	2.0			0.5	0.5		

식품명	중량(g)	e-식품 교환량	교환수	식품군
어묵	85	40	2.1	어육류-저
양파	12	50	0.2	채소군
대파	4	70	0.1	채소군
마늘	2	10	0.2	채소군
간장	4	100	0.0	어육류-저
참기름	1.5	5	0.3	지방군
소금	1.5	0	0.0	채소군
식수	90			
합계	200			

추어탕 200g (105.2kcal)

당질 8.8g 단백질 10.3g 지방 3.6g

식품명	중량 (g)	e-식품 교환량	교환수	식품군
미꾸리	45	50	0.9	어육류-저
무	25	100	0.3	채소군
무시래기, 삶은것	25	60	0.4	채소군
고추장	5	10	0.5	채소군
된장	5	30	0.2	어육류-저
대파	10	70	0.1	채소군
마늘	5	10	0.5	채소군
생강	3	30	0.1	채소군
고춧가루	2	80	0.1	채소군
들깨	2	10	0.2	지방군
소금	2	0	0.0	채소군
참기름	1	5	0.2	지방군
식수	70			
합계	200			

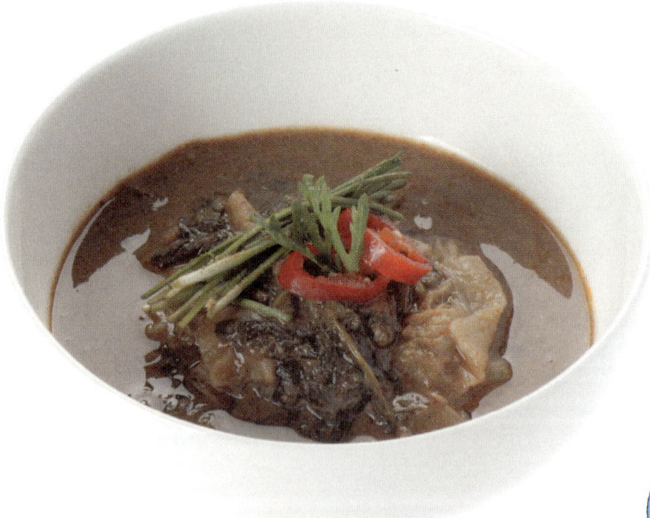

곡류군	어육류 · 저	중	고	채소군	지방군	우유군	과일군
	1.0			2.0	0.5		

곰탕 200g (79.9kcal)

당질 0.5g 단백질 12.2g 지방 2.8g

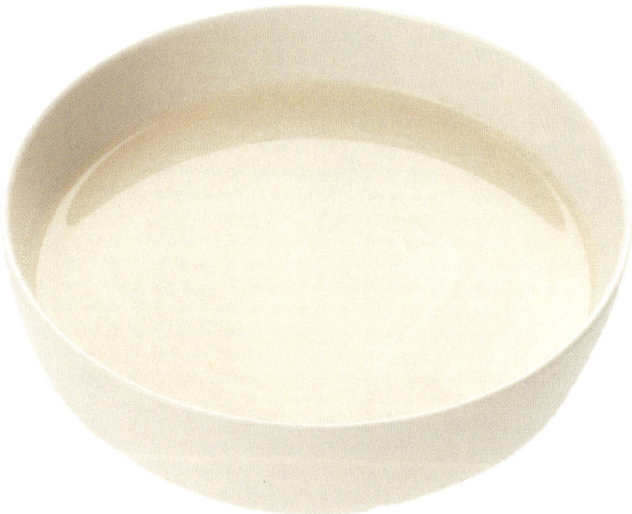

곡류군	어육류 · 저	중	고	채소군	지방군	우유군	과일군
	1.5						

식품명	중량 (g)	e-식품 교환량	교환수	식품군
한우사태	60	40	1.5	어육류-저
마늘	1.5	10	0.2	채소군
소금	2	0	0.0	채소군
식수	136.5			
합계	200			

삼계탕 500g (449.6kcal)

당질 23.4g 단백질 74.8g 지방 4.4g

식품명	중량(g)	e-식품 교환량	교환수	식품군
닭고기	300	40	7.5	어육류-저
찹쌀	16	30	1.0	곡류군
인삼	8	20	0.4	채소군
생밤	5	60	0.1	곡류군
대파	5	70	0.1	채소군
건대추	5	20	0.3	과일군
마늘	8	10	0.8	채소군
소금	2	0	0.0	채소군
후추	1	7	0.1	채소군
식수	150	0	0.0	
합계	500			

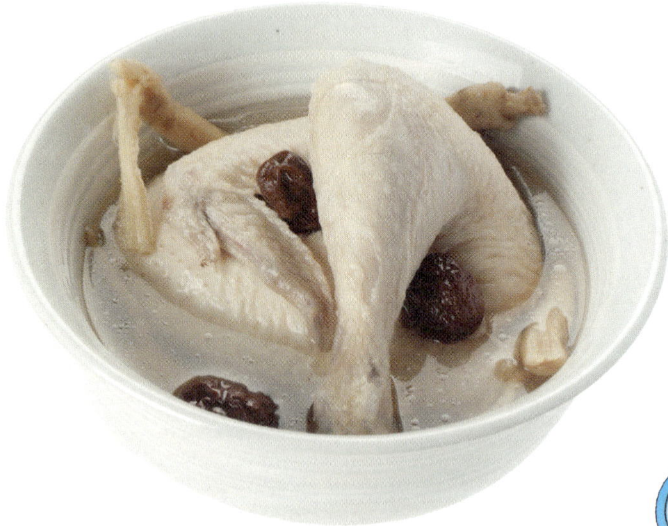

곡류군	어육류 · 저	중	고	채소군	지방군	우유군	과일군
1.0	7.5			1.5			0.5

쇠고기국 200g (83.1kcal)

당질 5.1g 단백질 8.9g 지방 3.1g

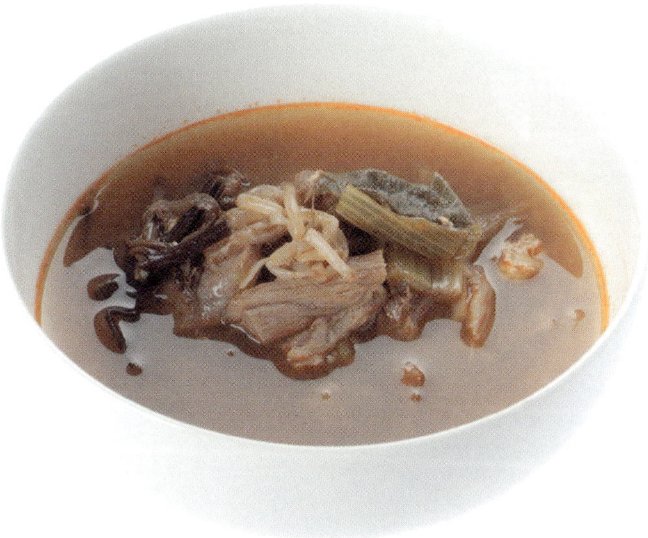

곡류군	어육류 · 저	중	고	채소군	지방군	우유군	과일군
	1.0			1.5			

식품명	중량 (g)	e-식품 교환량	교환 수	식품군
쇠고기, 사태	35	40	0.9	어육류-저
무	35	100	0.4	채소군
마늘	5	10	0.5	채소군
대파	5	70	0.1	채소군
고춧가루	5	8	0.6	채소군
간장	4	100	0.0	어육류-저
참기름	1	5	0.2	지방군
식수	110			
합계	200			

육개장 200g (107.5kcal)

당질 4.6g 단백질 14.5g 지방 3.3g

식품명	중량 (g)	e-식품 교환량	교환수	식품군
쇠고기, 사태	60	40	1.5	어육류-저
토란대, 삶은것	15	120	0.1	채소군
대파	8	70	0.1	채소군
고사리, 삶은것	15	100	0.2	채소군
콩나물, 삶은것	15	70	0.2	채소군
숙주나물, 삶은것	20	290	0.1	채소군
재래간장	5	100	0.1	어육류-저
마늘	2	10	0.2	채소군
고춧가루	5	8	0.6	채소군
소금, 식염	1	0	0.0	채소군
식수	54			
합계	200			

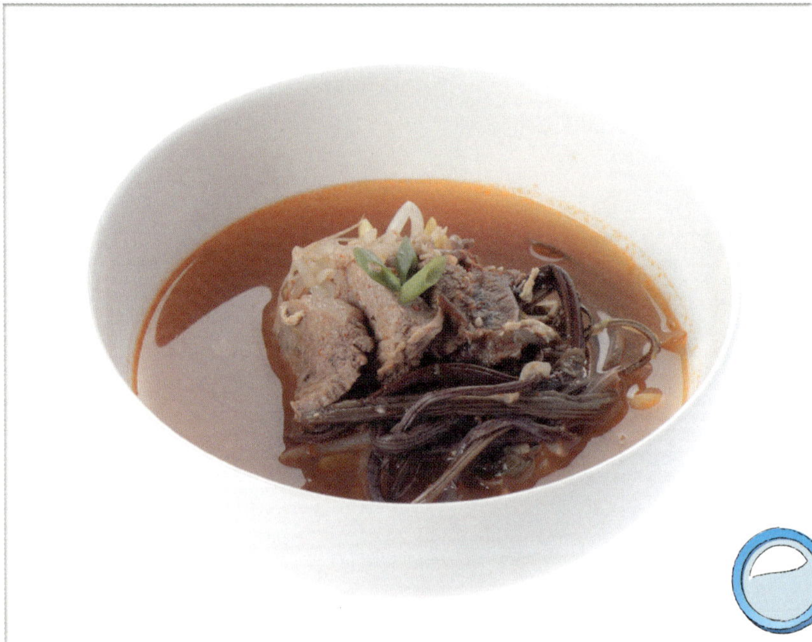

곡류군	어육류 · 저	중	고	채소군	지방군	우유군	과일군
	1.5			1.5			

달걀국 200g (133.5kcal)

당질 4.5g 단백질 9.8g 지방 8.1g

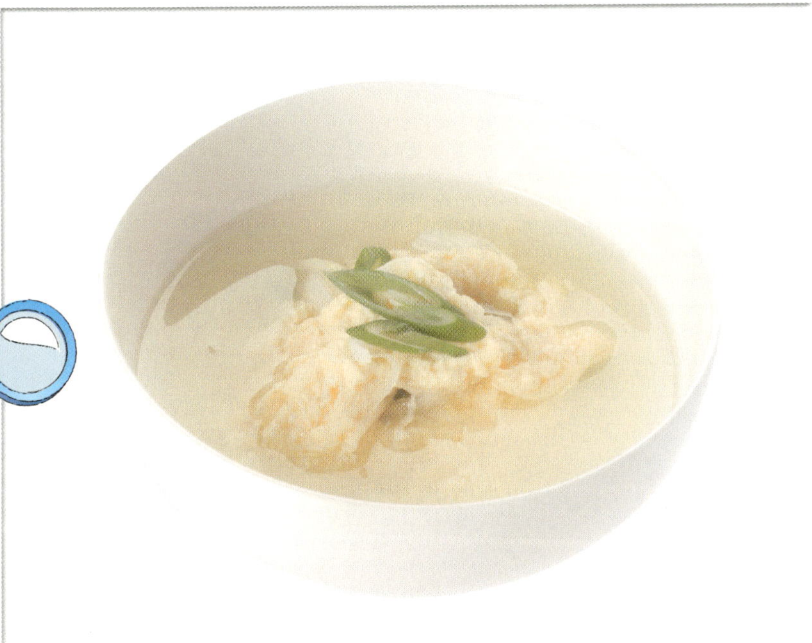

곡류군	어육류 · 저	중	고	채소군	지방군	우유군	과일군
		1.5		1.0			

식품명	중량 (g)	e-식품 교환량	교환 수	식품군
달걀, 생것	70	55	1.3	어육류-중
파, 대파	15	70	0.2	채소군
마늘, 생것	5	10	0.5	채소군
양파, 생것	20	50	0.4	채소군
소금	2	0	0.0	채소군
깨소금	1	9	0.1	지방군
식수	87	0		
합계	200			

갈치구이 72g (104.3kcal)

당질 0.1g 단백질 13g 지방 5.3g

식품명	중량 (g)	e-식품 교환량	교환 수	식품군
갈치	70	40	1.8	어육류-저
소금	2	0	0.0	채소군
합게	72			

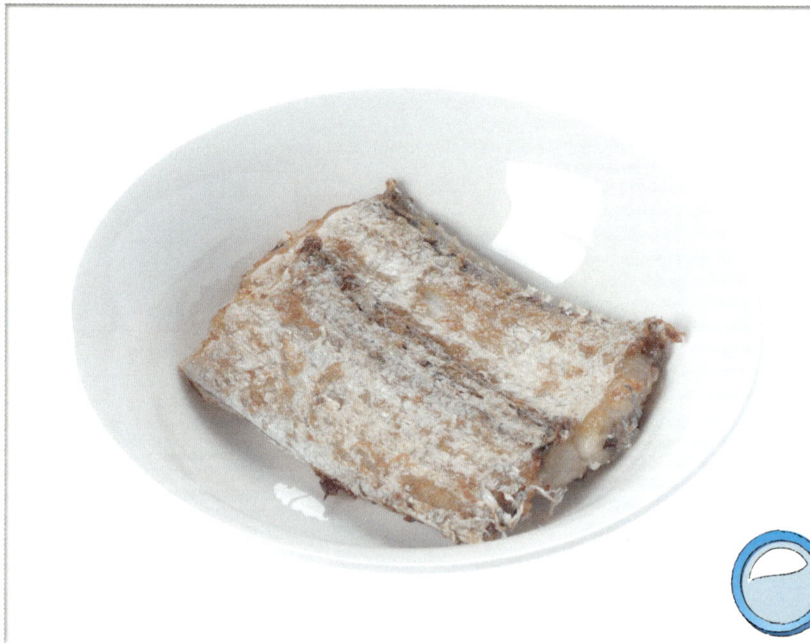

곡류군	어육류 · 저	중	고	채소군	지방군	우유군	과일군
	2.0						

건새우볶음 35g (110.6kcal)

당질 6.3g 단백질 9.6g 지방 5g

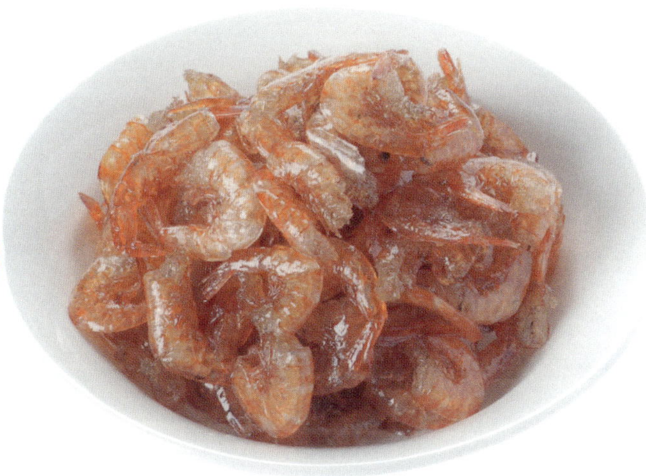

곡류군	어육류 · 저	중	고	채소군	지방군	우유군	과일군
	1.0			1.0	0.5		

식품명	중량 (g)	e-식품 교환량	교환 수	식품군
새우 말린것	20	20	1.0	어육류-저
마늘	1	10	0.4	채소군
고추장	4	10	0.4	채소군
왜간장	2	100	0.0	어육류-저
물엿	5	30	0.2	곡류군
참기름	1	5	0.2	지방군
콩기름	2	5	0.4	지방군
합계	35			

생선반찬

고등어 조림 150g (179.6kcal)

당질 9.4g 단백질 16.4g 지방 7.8g

식품명	중량(g)	e-식품 교환량	교환 수	식품군
고등어	70	40	1.8	어육류-중
무	40	100	0.4	채소군
양파	20	50	0.4	채소군
붉은 고추	5	50	0.1	채소군
쑥갓	5	60	0.1	채소군
마늘	2	10	0.2	채소군
왜간장	5	100	0.1	어육류-저
고춧가루	3	8	0.4	채소군
합계	150			

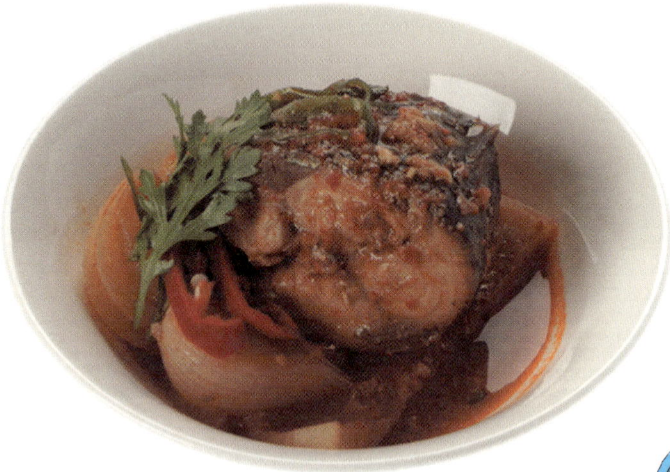

곡류군	어육류 · 저	중	고	채소군	지방군	우유군	과일군
		2.0		1.5			

꼬막찜 100g (112.7kcal)

당질 9.3g 단백질 11.5g 지방 3.4g

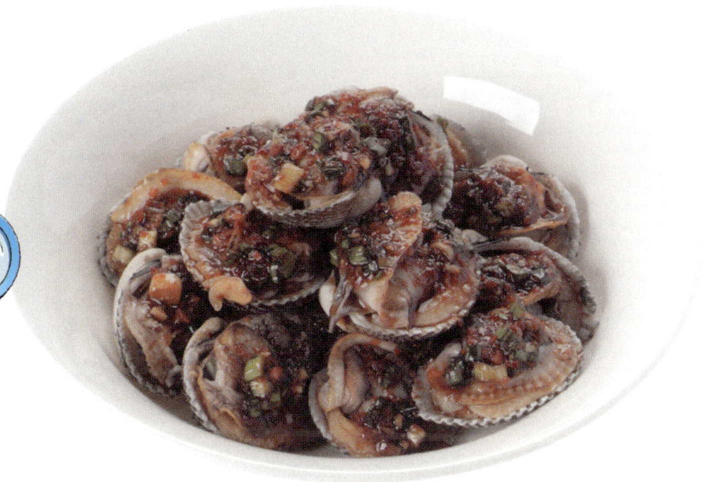

식품명	중량 (g)	e-식품 교환량	교환 수	식품군
꼬막	70	60	1.2	어육류-저
쪽파	10	70	0.1	채소군
마늘	3	10	0.3	채소군
왜간장	5	100	0.1	어육류-저
깨소금	1	9	0.1	지방군
참기름	1	5	0.2	지방군
고춧가루	5	8	0.6	채소군
설탕	5	20	0.3	곡류군
합계	100			

곡류군	어육류 · 저	중	고	채소군	지방군	우유군	과일군
0.5	1.5			1.0	0.5		

꽁치구이 72g (115.5kcal)

당질 0.1g 단백질 13.7g 지방 6.1g

식품명	중량 (g)	e-식품 교환량	교환 수	식품군
꽁치	70	40	1.8	어육류-중
소금	2	0	0.0	채소군
합계	72			

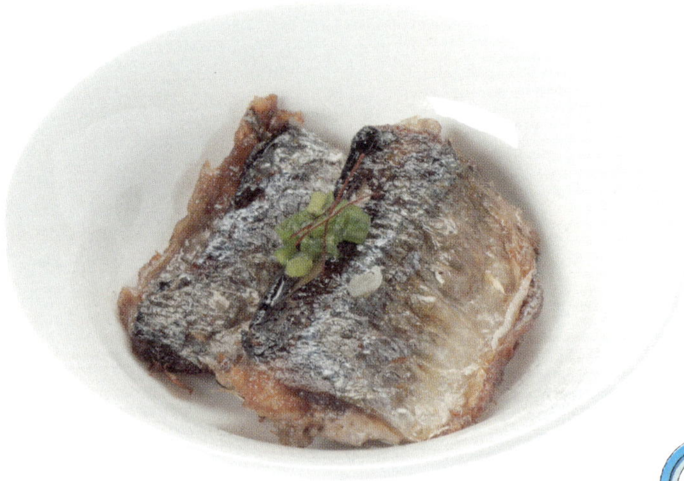

곡류군	어육류 · 저	중	고	채소군	지방군	우유군	과일군
		2.0					

잔멸치볶음 55g (148.5kcal)

당질 9.7g 단백질 6.7g 지방 9.4g

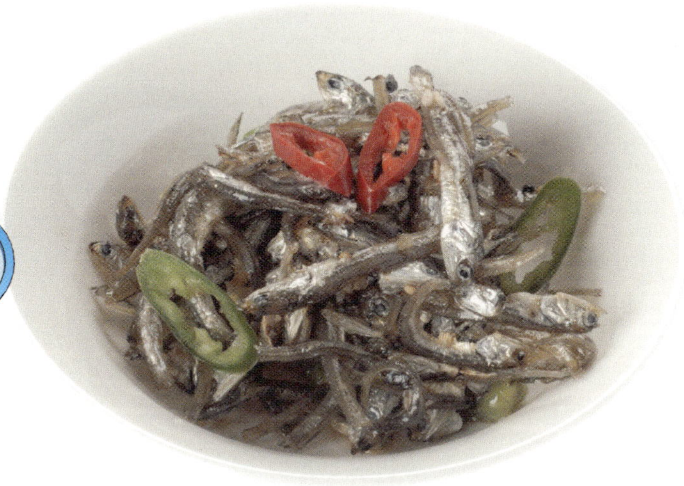

곡류군	어육류 · 저	중	고	채소군	지방군	우유군	과일군
0.5	1.0			0.5	1.5		

식품명	중량 (g)	e-식품 교환량	교환 수	식품군
멸치, 중멸치	15	20	0.8	어육류-저
고추, 풋고추	10	170	0.1	채소군
물엿	10	30	0.3	곡류군
파, 대파	5	70	0.1	채소군
콩기름	5	5	1.0	지방군
마늘, 생것	3	10	0.3	채소군
왜간장	3	100	0.0	어육류-저
참기름	3	5	0.6	지방군
흰깨, 볶은것	1	9	0.7	지방군
합계	55			

오징어채볶음 40g (130.5kcal)

당질 6.8g 단백질 14.5g 지방 4.7g

식품명	중량 (g)	e-식품 교환량	교환 수	식품군
오징어, 말린것	20	10	2.0	어육류-저
물엿	6	30	0.2	곡류군
왜간장	5	100	0.1	어육류-저
고추장, 개량식	5	10	0.5	채소군
옥수수기름	3	5	0.6	지방군
들깨, 말린것	1	10	0.1	지방군
합계	40			

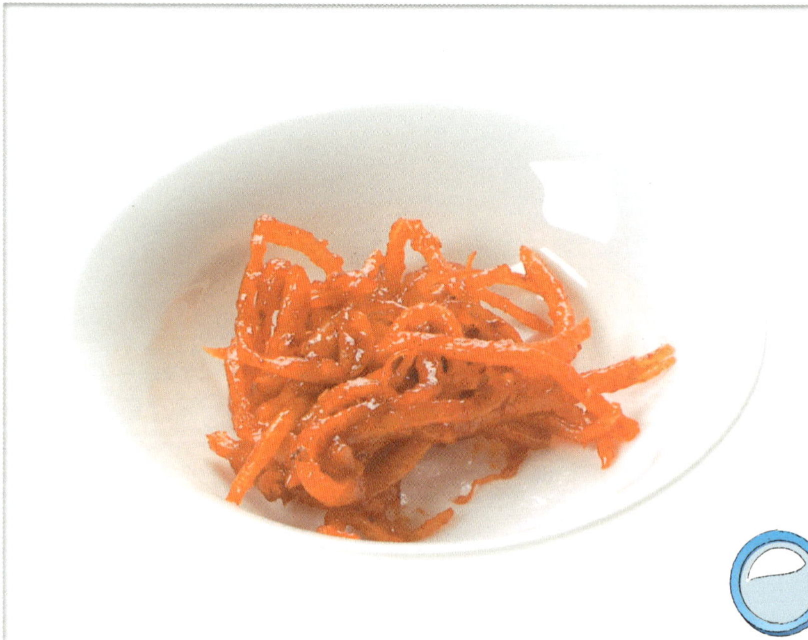

곡류군	어육류 · 저	중	고	채소군	지방군	우유군	과일군
	2.0			0.5	0.5		

오징어볶음 131.6g (100kcal)

당질 9.4g 단백질 11.4g 지방 5.6g

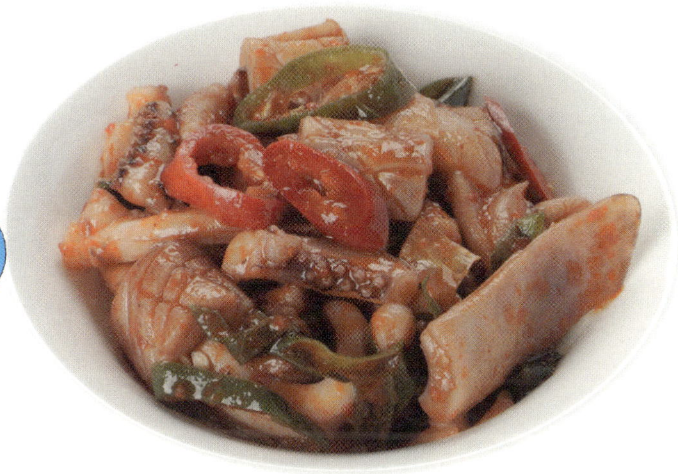

곡류군	어육류 · 저	중	고	채소군	지방군	우유군	과일군
	1.0			2.0	1.0		

식품명	중량 (g)	e-식품 교환량	교환 수	식품군
오징어, 생것	50	50	1.0	어육류-저
양파, 생것	10	50	0.2	채소군
당근, 생것	10	50	0.2	채소군
고추장	10	10	1.0	채소군
풋고추	4	170	0.0	채소군
파, 대파	5	70	0.1	채소군
콩기름	3	5	0.6	지방군
고춧가루	3	8	0.4	채소군
백설탕	2	20	0.1	곡류군
마늘, 생것	1	10	0.1	채소군
깨소금	0.8	9	0.1	지방군
참기름	1	5	0.2	지방군
소금	0.2	0	0.0	채소군
합계	100			

생선반찬

쥐치포 65g (218.5kcal)

당질 22.4g 단백질 17.4g 지방 6.5g

식품명	중량(g)	e-식품 교환량	교환수	식품군
쥐치포	40	20	2.0	어육류-저
물엿	7	30	0.2	곡류군
파, 대파	5	70	0.1	채소군
콩기름	5	5	1.0	지방군
고추장	5	10	0.5	채소군
백설탕	1	20	0.1	곡류군
왜간장	1	100	0.0	어육류-저
깨소금	1	9	0.1	지방군
합계	65			

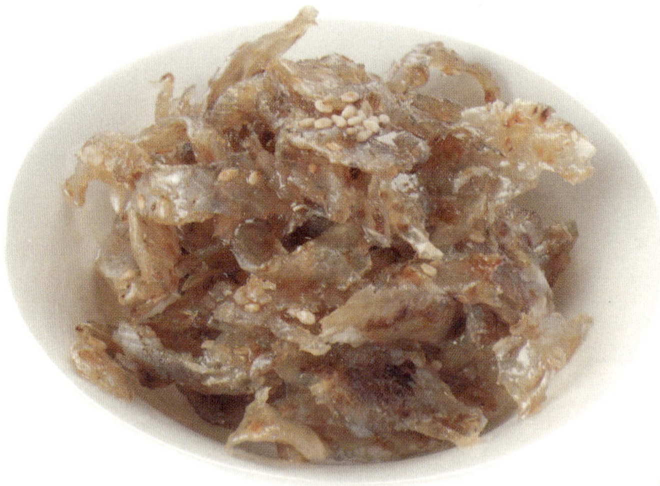

곡류군	어육류 · 저	중	고	채소군	지방군	우유군	과일군
0.5	2.0			0.5	1.0		

해물파전 200g (159.3kcal)

당질 12.2g 단백질 14.4g 지방 6.2g

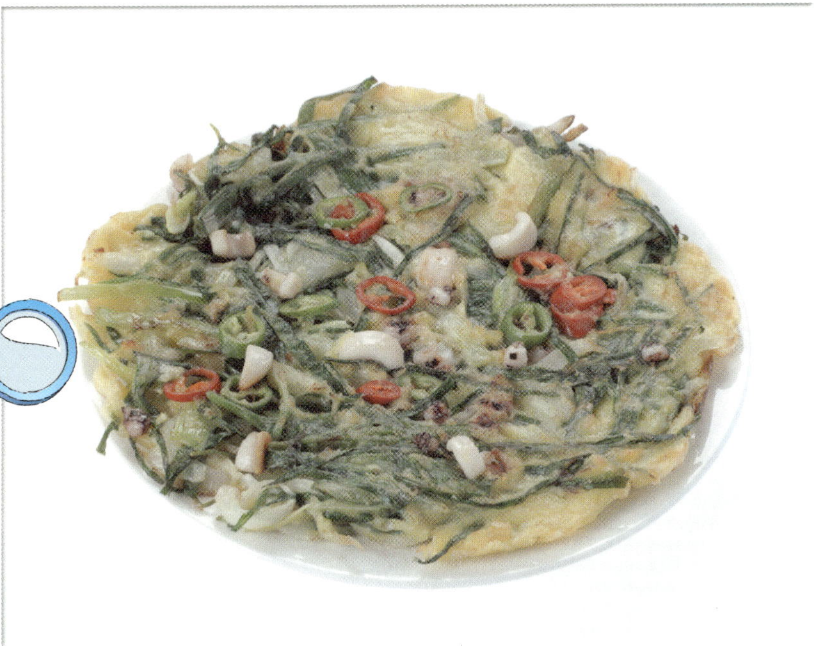

곡류군	어육류 · 저	중	고	채소군	지방군	우유군	과일군
0.5	1.5			0.5	1.0		

식품명	중량 (g)	e-식품 교환량	교환 수	식품군
오징어	40	50	0.8	어육류-저
살조개	10	60	0.2	어육류-저
홍합	10	80	0.1	어육류-저
대파	20	40	0.3	채소군
풋고추	5	170	0.0	채소군
밀가루 중력분	10	30	0.3	곡류군
새우	10	50	0.2	어육류-저
부추	15	100	0.1	채소군
양파	15	50	0.2	채소군
콩기름	5	5	1.0	지방군
소금	1	0	0.0	채소군
식수	59			
합계	200			

오징어튀김 100g (157.4kcal)

당질 5.5g 단백질 16.1g 지방 7.6g

식품명	중량 (g)	e-식품 교환량	교환 수	식품군
오징어	70	50	1.4	어육류-저
달걀	15	55	0.3	어육류-중
튀김가루	7	30	0.2	곡류군
콩기름	5	5	1.0	지방군
소금	3	0	0.0	채소군
합계	100			

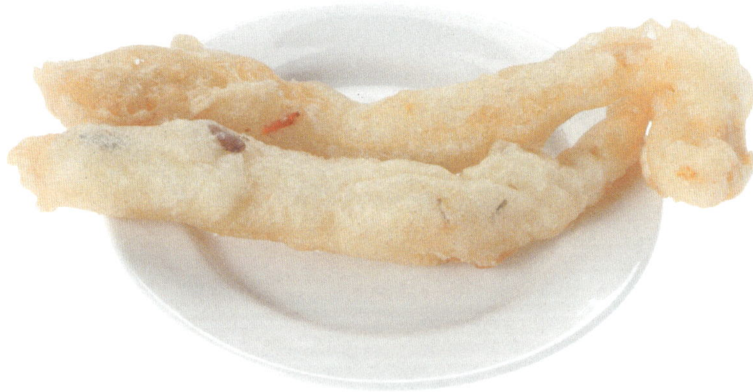

곡류군	어육류 · 저	중	고	채소군	지방군	우유군	과일군
	1.5	0.5			1.0		

오징어숙회 90g (91.7kcal)

당질 5.2g 단백질 14.6g 지방 1g

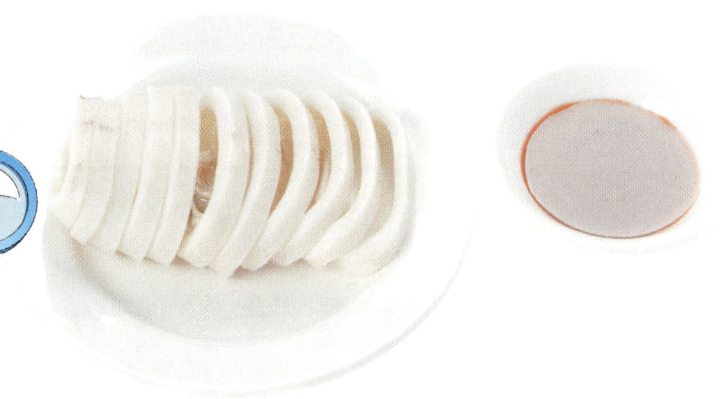

곡류군	어육류 · 저	중	고	채소군	지방군	우유군	과일군
	1.5			0.5			

식품명	중량 (g)	e-식품 교환량	교환 수	식품군
오징어	70	50	1.4	어육류-저
왜간장	5	100	0.1	어육류-저
고추장	5	10	0.5	채소군
백설탕	2	20	0.1	곡류군
마늘	2	20	0.1	채소군
감식초	2.5	670	0.0	곡류군
실파	1	130	0.0	채소군
사이다	2	230	0.0	곡류군
고춧가루	0.5	8	0.1	채소군
합계	90			

돈까스 120g (395.3kcal)

당질 33g 단백질 15.9g 지방 22.5g

식품명	중량 (g)	e-식품 교환량	교환 수	식품군
돼지고기, 등심	50	50	1.0	어육류-고
달걀	15	55	0.3	어육류-중
밀가루 중력분	20	30	0.7	곡류군
빵가루	20	30	0.7	곡류군
마늘	2	10	0.1	채소군
소금	2	0	0.0	채소군
후추	1	7	0.1	채소군
콩기름	10	5	2.0	지방군
합계	120			

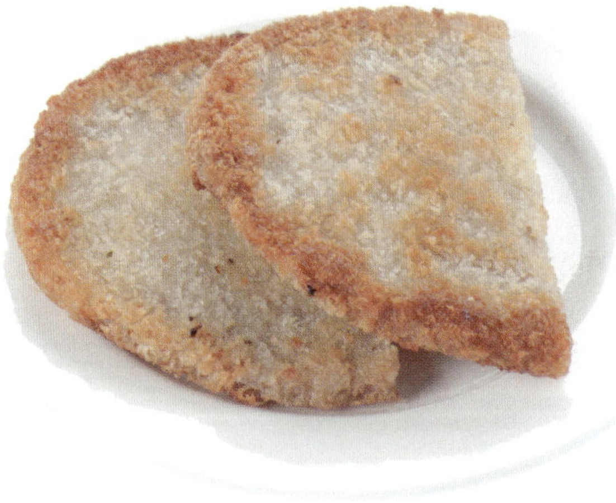

곡류군	어육류 · 저	중	고	채소군	지방군	우유군	과일군
1.5		0.5	1.0		2.0		

돼지고기불고기 165g (376.4kcal)

당질 9.2g 단백질 22g 지방 26.5g

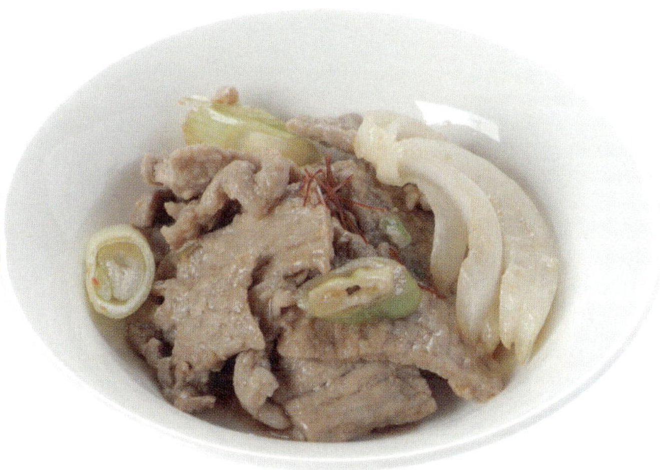

곡류군	어육류 · 저	중	고	채소군	지방군	우유군	과일군
0.5			2.5	1.0	0.5		

식품명	중량 (g)	e-식품 교환량	교환 수	식품군
돼지고기 등심	120	50	2.4	어육류-저
양파	20	50	0.4	채소군
왜간장	7.5	100	0.1	어육류-저
백설탕	5.6	20	0.3	곡류군
대파	5	70	0.1	채소군
마늘	3	10	0.3	채소군
참기름	2.6	5	0.5	지방군
생강	1	30	0.0	채소군
후추	0.3	7	0.0	채소군
합계	165			

e-식품교환량

고기반찬

삼겹살구이 65g (214kcal)

당질 0.2g 단백질 10.7g 지방 18.6g

식품명	중량 (g)	e-식품 교환량	교환 수	식품군
돼지고기, 삼겹살	62	30	2.1	어육류-고
옥수수기름	1	5	0.2	지방군
소금	2	0	0.0	채소군
합계	65			

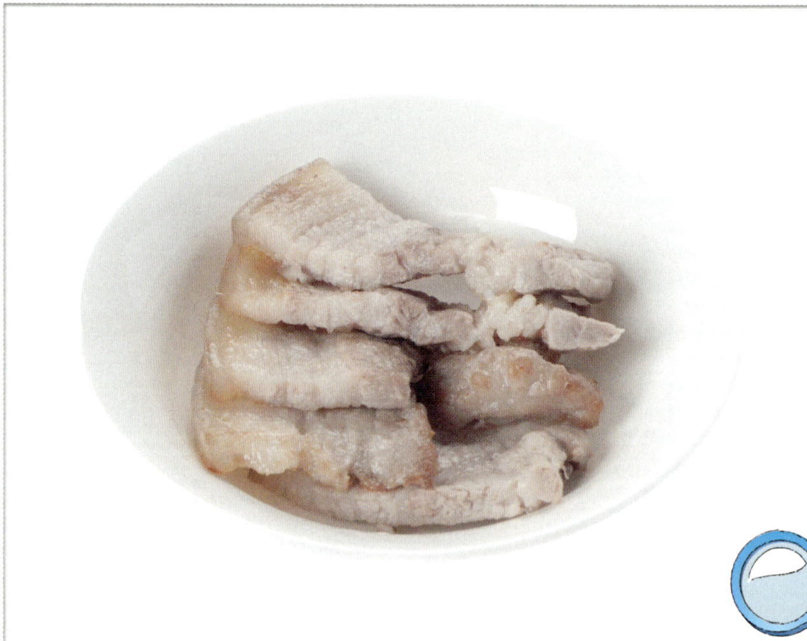

곡류군	어육류 · 저	중	고	채소군	지방군	우유군	과일군
			2.0				

순대 80g (113.6kcal)

당질 9.7g 단백질 5.2g 지방 5.9g

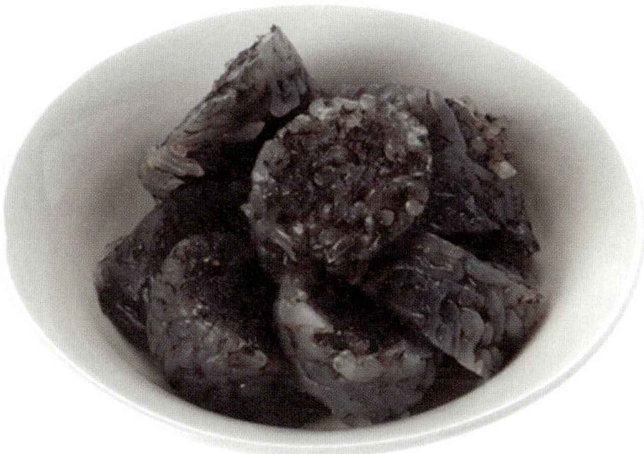

곡류군	어육류 · 저	중	고	채소군	지방군	우유군	과일군
			1.0				

식품명	중량 (g)	e-식품 교환량	교환 수	식품군
순대	80	80	1.0	어육류-고
합계	80			

닭튀김 80g (160.3kcal)

당질 8.8g 단백질 15.7g 지방 7g

식품명	중량(g)	e-식품 교환량	교환 수	식품군
닭고기, 고기, 살코기, 날것	55	40	1.4	어육류-저
빵가루	6	30	0.2	곡류군
달걀, 전란, 생것	8	55	0.1	어육류-중
밀가루 중력분	5	30	0.2	곡류군
콩기름	5	5	1.0	지방군
소금, 식염	1	0	0.0	채소군
합계	80			

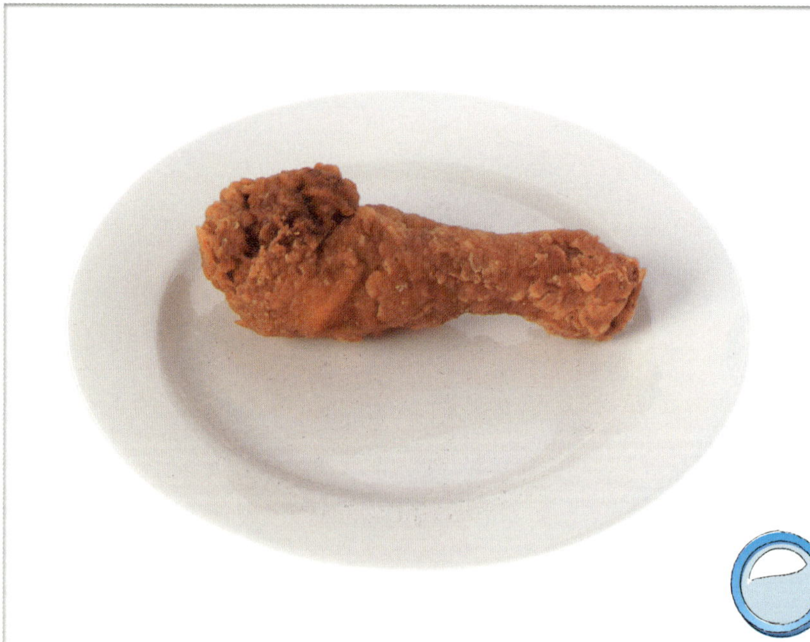

곡류군	어육류 · 저	중	고	채소군	지방군	우유군	과일군
0.5	1.5				1.0		

닭고기볶음 140g (124.4kcal)

당질 11.8g 단백질 16.7g 지방 1.1g

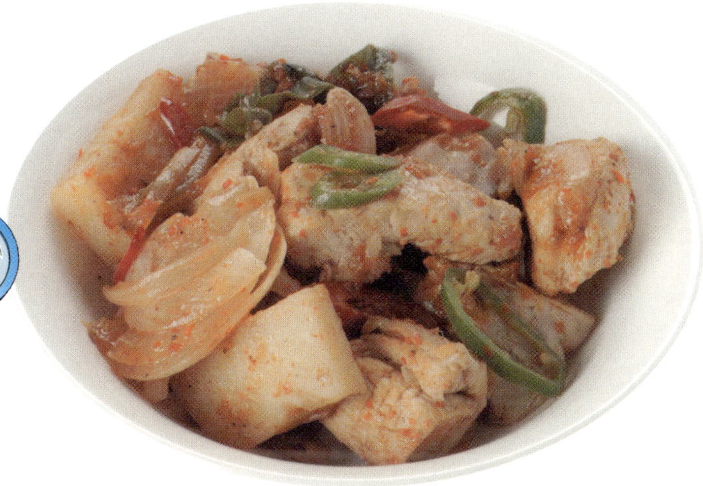

곡류군	어육류 · 저	중	고	채소군	지방군	우유군	과일군
0.5	1.5			1.5			

식품명	중량 (g)	e-식품 교환량	교환 수	식품군
닭고기, 살코기	60	40	1.5	어육류-저
왜간장	5	1000	0.0	어육류-저
양파, 생것	10	50	0.2	채소군
백설탕	3	20	0.2	곡류군
파, 실파	5	130	0.0	채소군
마늘, 생갓	3	10	0.3	채소군
생강	2	30	0.1	채소군
감자, 생것	30	150	0.2	곡류군
당근, 생것	15	50	0.3	채소군
풋고추	4	80	0.1	채소군
고춧가루	2.5	8	0.3	채소군
소금	0.5	0	0.0	채소군
합계	140.0			

메추리알 조림 70g (100.9kcal)

당질 4.4g 단백질 7.2g 지방 5.7g

식품명	중량 (g)	e-식품 교환량	교환 수	식품군
메추리알	50	50	1.0	어육류-중
왜간장	10	100	0.1	어육류-저
실파	4	130	0.0	채소군
마늘	1.5	10	0.2	채소군
양파	1.2	50	0.0	채소군
물엿	2	30	0.1	곡류군
백설탕	1	20	0.1	곡류군
소금	0.3	0	0.0	채소군
합계	70.0			

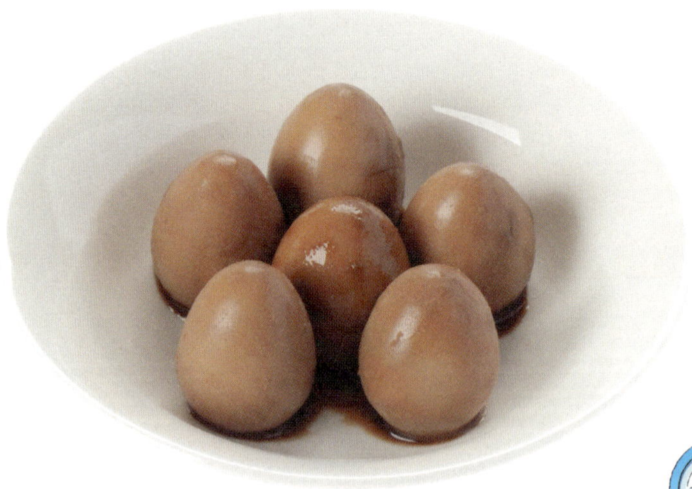

곡류군	어육류 · 저	중	고	채소군	지방군	우유군	과일군
		1.0					

명란젓 15g (18kcal)

당질 0.4g 단백질 3.1g 지방 0.5g

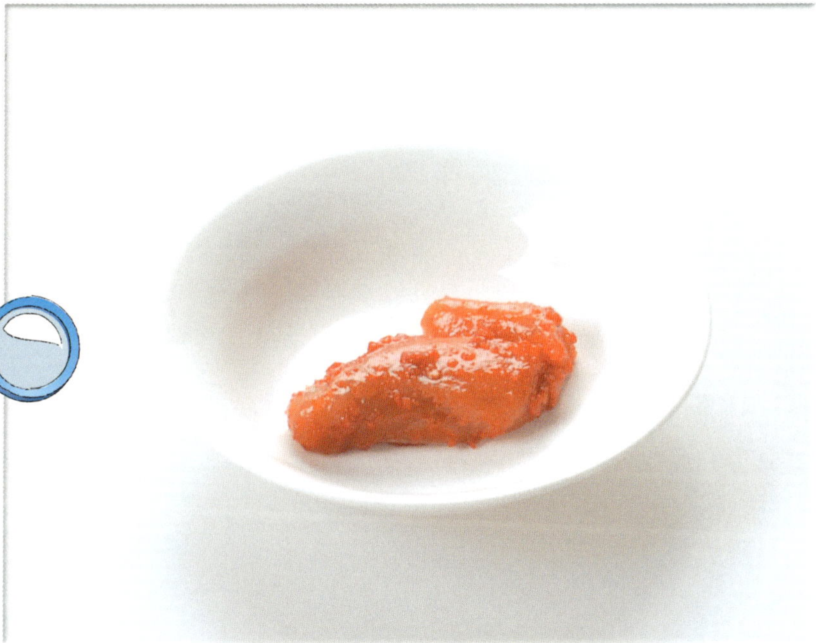

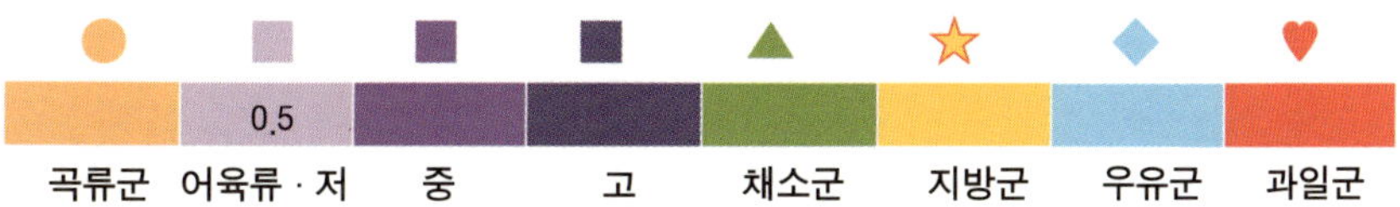

식품명	중량 (g)	e-식품 교환량	교환수	식품군
명란젓	15	40	0.4	어육류-저
합계	15.0			

계란후라이 52g (90.5kcal)

당질 0.5g 단백질 6.2g 지방 6.7g

식품명	중량 (g)	e-식품 교환량	교환 수	식품군
달걀	50	55	0.9	어육류-중
콩기름	1.3	5	0.3	지방군
소금	0.7	0	0.0	채소군
합계	52.0			

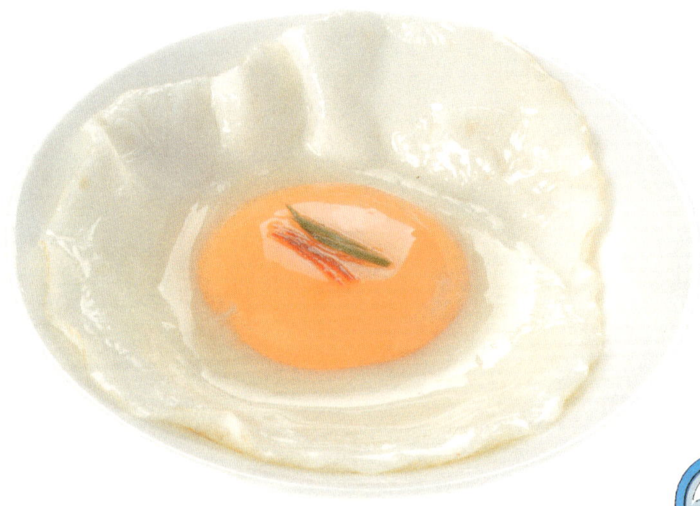

곡류군	어육류 · 저	중	고	채소군	지방군	우유군	과일군
		1.0			0.5		

계란말이 80g (121.2kcal)

당질 2g 단백질 6.6g 지방 9.4g

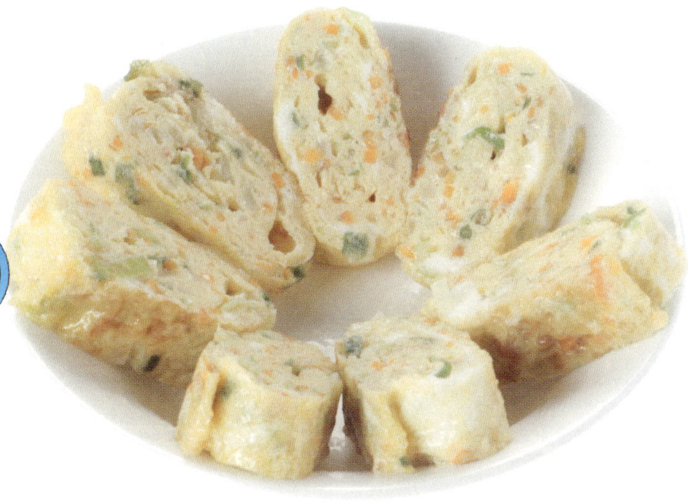

식품명	중량 (g)	e-식품 교환량	교환 수	식품군
달걀	50	55	0.9	어육류-중
실파	8	190	0.1	채소군
당근	7	50	0.1	채소군
양파	10	50	0.2	채소군
옥수수기름	4	5	0.6	지방군
소금	1	0	0.0	채소군
합계	80.0			

곡류군	어육류 · 저	중	고	채소군	지방군	우유군	과일군
		1.0		0.5	0.5		

계란반찬

계란찜 110g (90kcal)

당질 1g 단백질 6.4g 지방 6.4g

식품명	중량(g)	e-식품 교환량	교환 수	식품군
달걀	50	55	0.9	어육류-중
대파	2	70	0.0	채소군
당근	5	50	0.1	채소군
참기름	1	5	0.2	지방군
소금	2	0	0.0	채소군
식수	50			
합계	110			

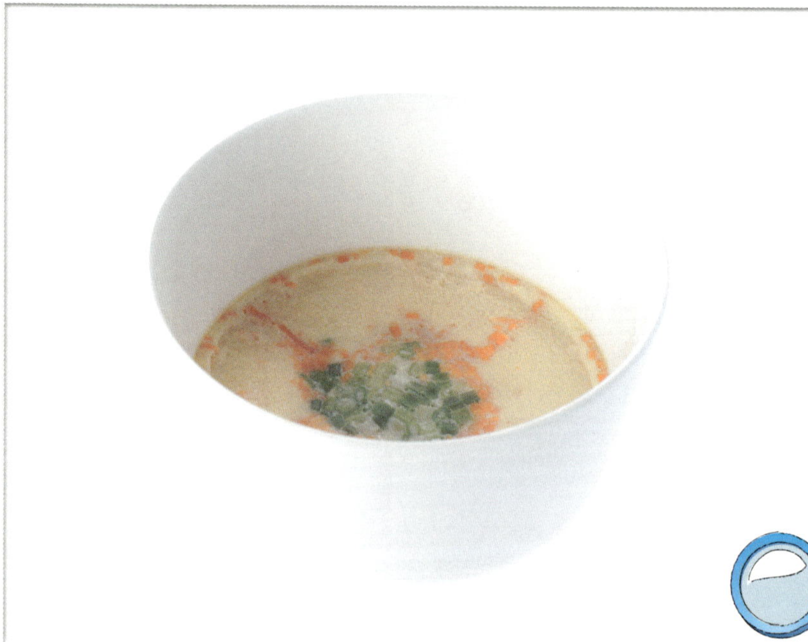

곡류군	어육류 · 저	중	고	채소군	지방군	우유군	과일군
		1.0					

두부전 100g (142.3kcal)

당질 4.6g 단백질 9.2g 지방 10.6g

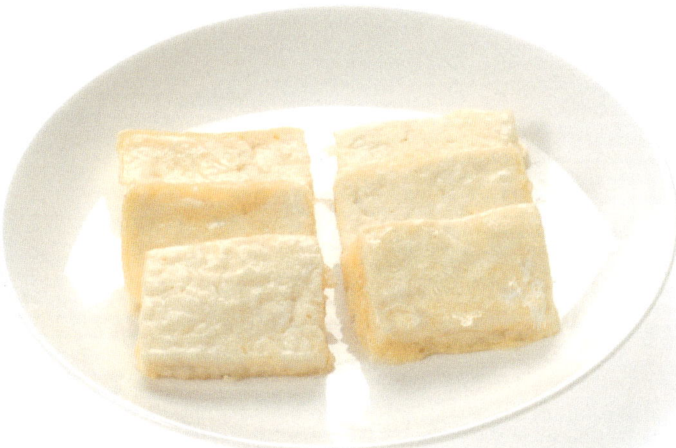

곡류군	어육류 · 저	중	고	채소군	지방군	우유군	과일군
		1.0			1.0		

식품명	중량(g)	e-식품 교환량	교환수	식품군
두부	80	90	0.9	어육류-중
달걀	10	55	0.2	어육류-중
밀가루, 중력분	4	30	0.1	곡류군
콩기름	5	5	1.0	지방군
소금	1	0	0.0	채소군
합계				

두부양념조림 80g (123.8kcal)

당질 3.2g 단백질 6.7g 지방 10.3g

식품명	중량 (g)	e-식품 교환량	교환 수	식품군
두부	60	90	0.7	어육류-중
대파	3	70	0.0	채소군
콩기름	4.5	5	0.9	지방군
마늘	3	10	0.3	채소군
왜간장	4	100	0.0	어육류-저
고춧가루	3	8	0.4	채소군
참기름	1.5	5	0.3	지방군
깨소금	1	9	0.1	지방군
합계	80.0			

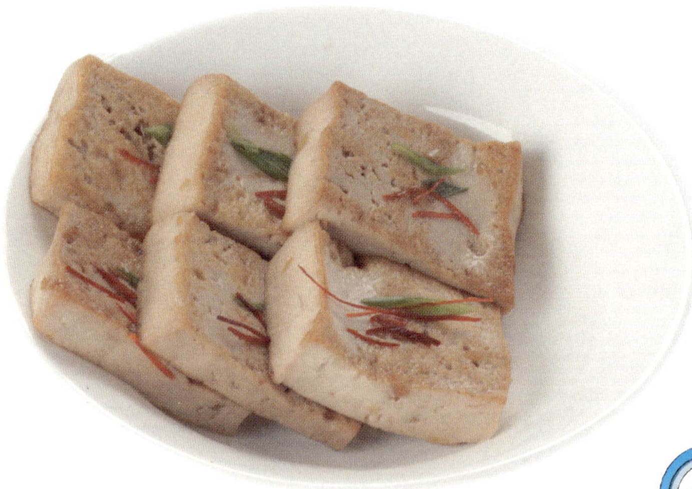

곡류군	어육류·저	중	고	채소군	지방군	우유군	과일군
		0.5		0.5	1.5		

두부부침 85g (93.7kcal)

당질 1g 단백질 7.4g 지방 7.5g

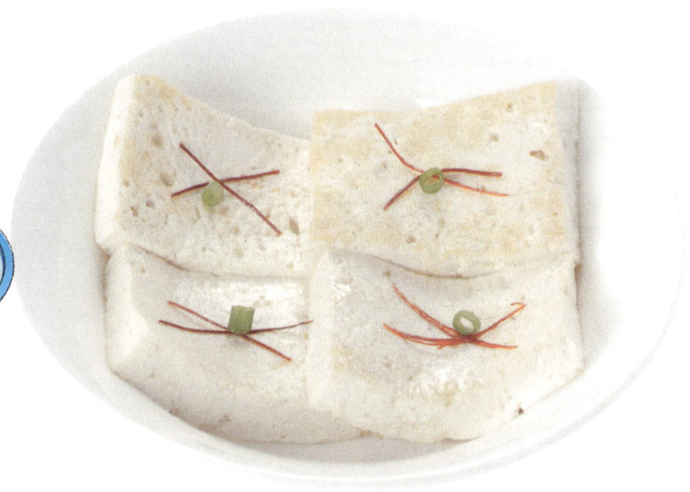

곡류군	어육류 · 저	중	고	채소군	지방군	우유군	과일군
		1.0			0.5		

식품명	중량(g)	e-식품 교환량	교환 수	식품군
두부	80	90	0.9	어육류-중
콩기름	3	5	0.6	지방군
소금	2	0	0.0	채소군
합계	85.0			

콩반찬

콩조림 30g (113.2kcal)

당질 9.9g 단백질 7.2g 지방 5.6g

식품명	중량 (g)	e-식품 교환량	교환 수	식품군
대두, 검정콩, 말린것, 흑태	20	20	1.0	어육류-중
간장, 왜간장	3	100	0.0	어육류-저
물엿	2	30	0.1	곡류군
설탕, 백설탕	3	20	0.2	곡류군
참기름	2	5	0.4	지방군
합계	30			

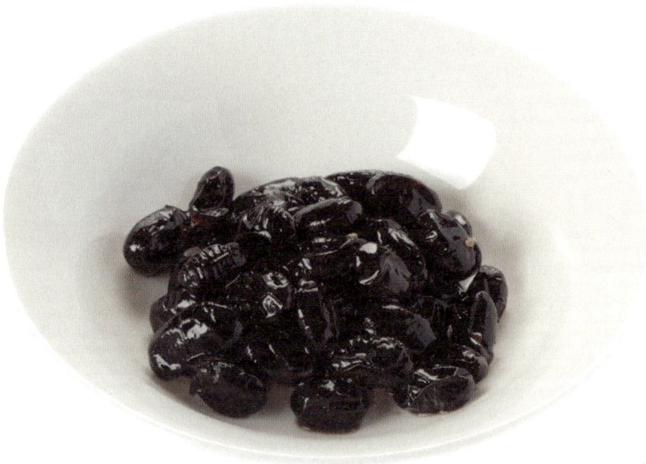

곡류군	어육류 · 저	중	고	채소군	지방군	우유군	과일군
0.5		1.0			0.5		

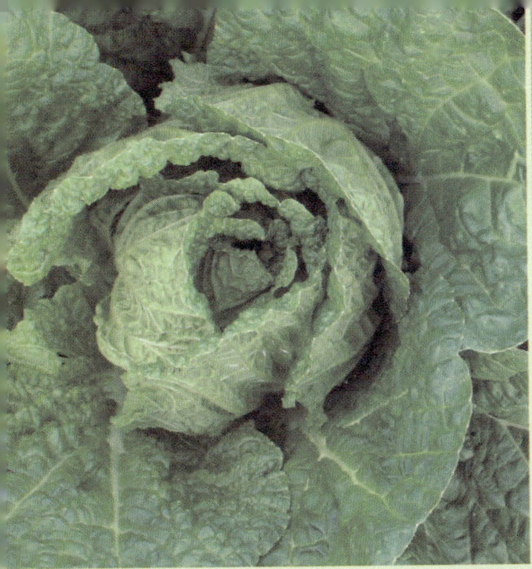

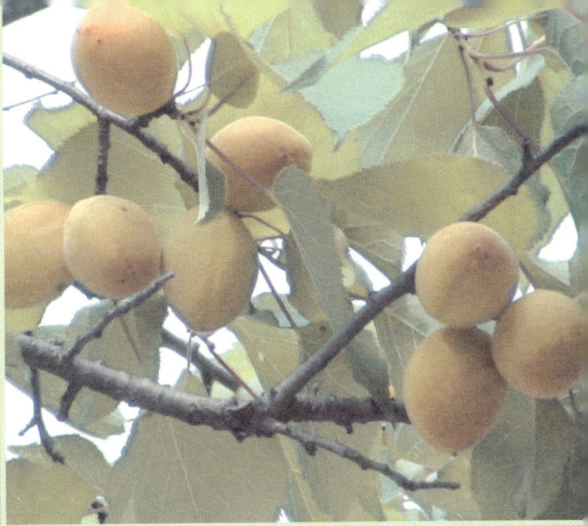

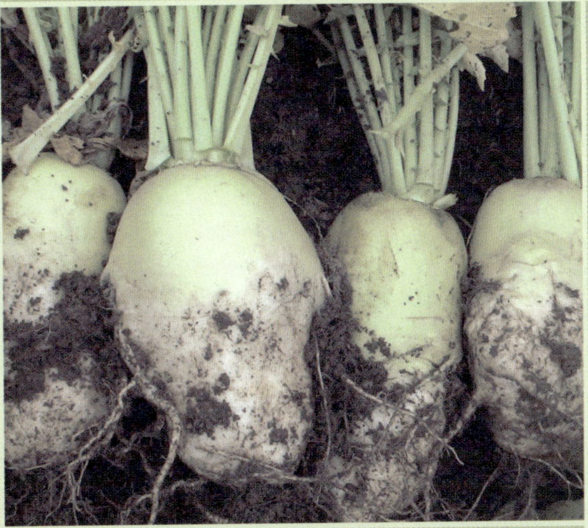

3. 채소군

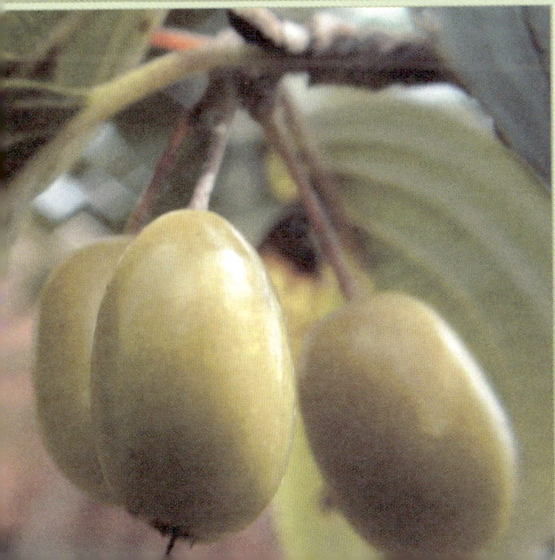

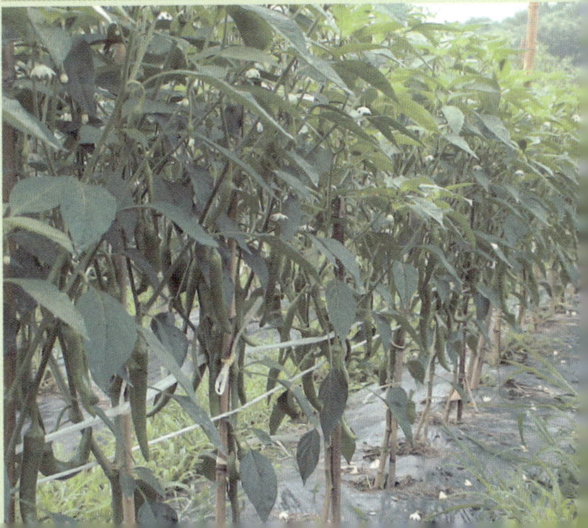

무청김치 50g (11.5kcal)

당질 1.2g 단백질 1.4g 지방 0.4g

식품명	중량 (g)	e-식품 교환량	교환 수	식품군
무청김치	50	90	0.6	채소군
합계	50			

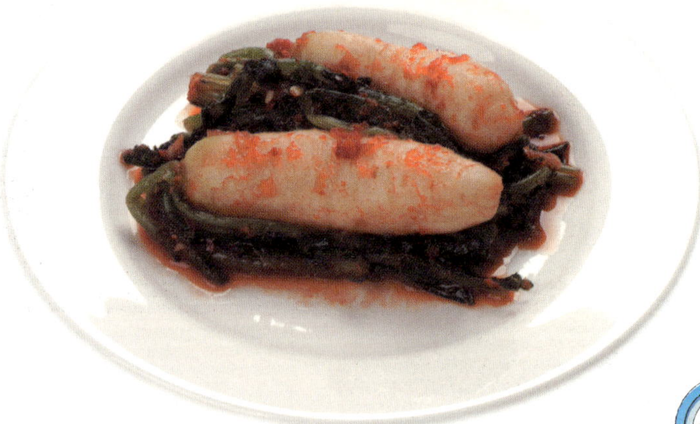

곡류군	어육류 · 저	중	고	채소군	지방군	우유군	과일군
				0.5			

배추김치 60g (10.8kcal)

당질 1.6g 단백질 1.2g 지방 0.3g

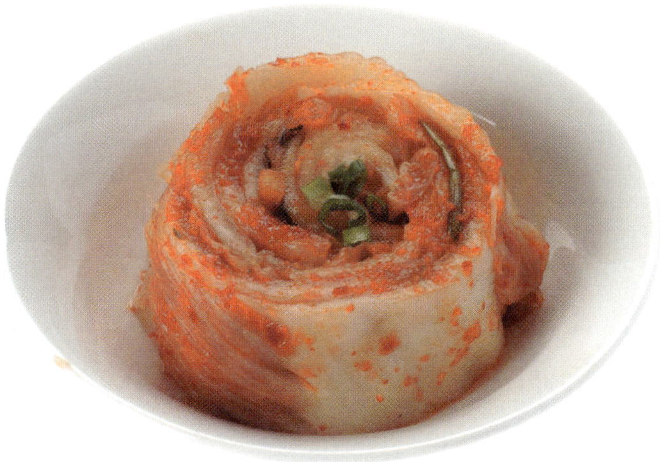

곡류군	어육류 · 저	중	고	채소군	지방군	우유군	과일군
				0.5			

식품명	중량 (g)	e-식품 교환량	교환수	식품군
배추김치	60	90	0.7	채소군
합계	60			

짱아찌류

오이피클 20g (20.6kcal)

당질 5.6g 단백질 0.1g 지방 0.1g

식품명	중량(g)	e-식품 교환량	교환수	식품군
오이피클	20	20	1.0	채소군
합계	20			

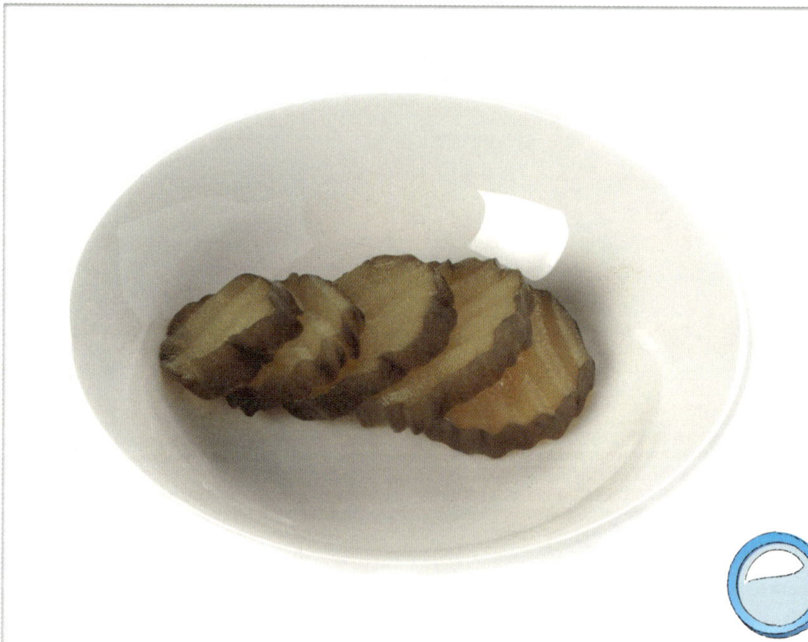

곡류군	어육류 · 저	중	고	채소군	지방군	우유군	과일군
				1.0			

감자채볶음 90g (83.6kcal)

당질 11.5g 단백질 2.4g 지방 3.5g

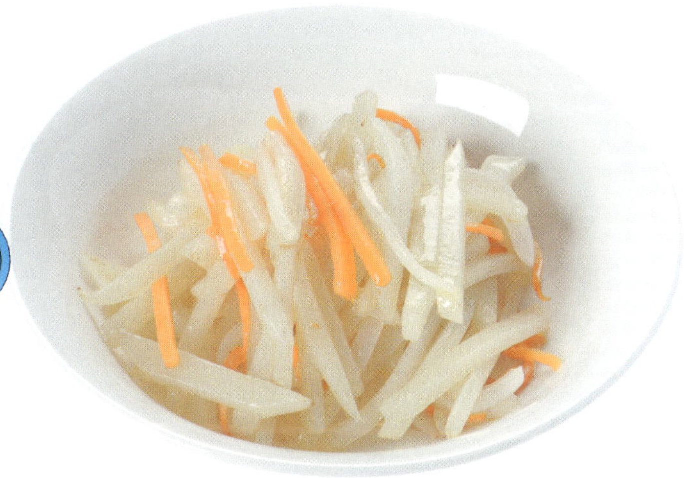

곡류군	어육류 · 저	중	고	채소군	지방군	우유군	과일군
0.5				0.5	0.5		

식품명	중량 (g)	e-식품 교환량	교환 수	식품군
감자	70	150	0.5	곡류군
당근	15	50	0.3	채소군
콩기름	4	5	0.6	지방군
흰깨	0.5	9	0.1	지방군
소금	0.5	0	0.0	채소군
합계	90			

감자전 100g (143.1kcal)

당질 18.9g 단백질 5.1g 지방 5.7g

식품명	중량 (g)	e-식품 교환량	교환 수	식품군
감자, 생것	70	150	0.5	곡류군
달걀, 생것	15	55	0.3	어육류-저
밀가루, 중력분	10	30	0.3	곡류군
콩기름	4	5	0.8	지방군
소금	1	0	0.0	채소군
합계	100			

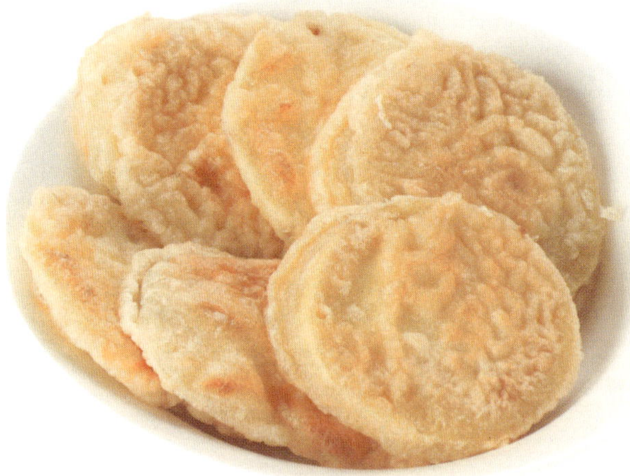

곡류군	어육류 · 저	중	고	채소군	지방군	우유군	과일군
1.0	0.5				1.0		

감자조림 50g (53.1kcal)

당질 12.1g 단백질 1.5g 지방 0g

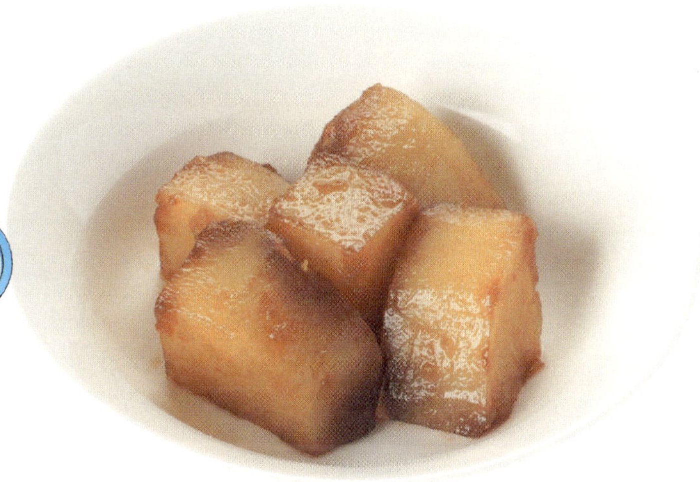

식품명	중량 (g)	e-식품 교환량	교환수	식품군
감자, 생것	35	150	0.2	곡류군
왜간장	4	100	0.1	어육류-저
물엿	3	30	0.2	곡류군
백설탕	3	20	0.2	곡류군
합계	45			

곡류군	어육류 · 저	중	고	채소군	지방군	우유군	과일군
0.5							

감자튀김 85g (79.3kcal)

당질 11.5g 단백질 2.2g 지방 3g

식품명	중량 (g)	e-식품 교환량	교환 수	식품군
감자	80	150	0.5	곡류군
콩기름	3	5	0.6	지방군
소금	2	0	0.0	채소군
합계	85			

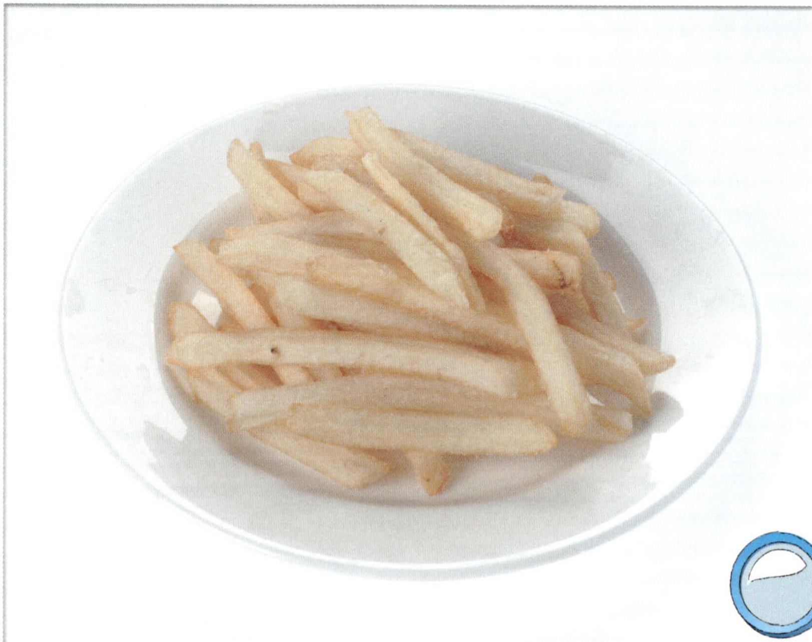

곡류군	어육류 · 저	중	고	채소군	지방군	우유군	과일군
0.5					0.5		

가지나물 70g (25.5kcal)

당질 3.7g 단백질 1.1g 지방 1g

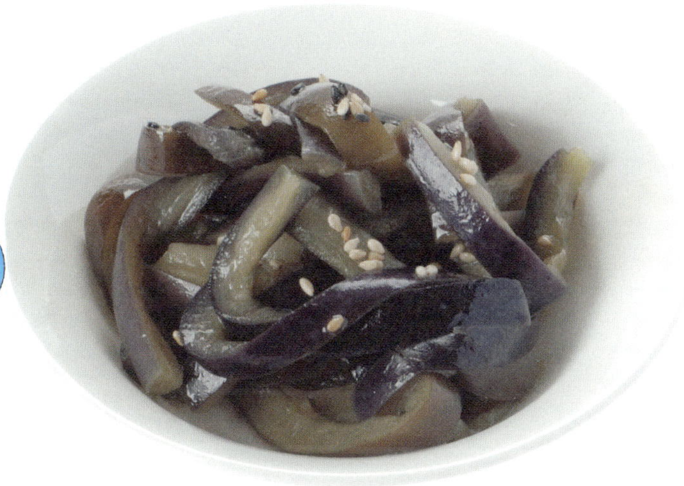

곡류군	어육류 · 저	중	고	채소군	지방군	우유군	과일군
				1.0			

식품명	중량 (g)	e-식품 교환량	교환 수	식품군
가지	60	90	0.7	채소군
마늘	2.5	10	0.3	채소군
대파	2	70	0.0	채소군
왜간장	4	100	0.0	어육류-저
깨소금	0.5	9	0.1	지방군
참기름	0.6	5	0.1	지방군
소금	0.4	0	0.0	채소군
합계	70			

고추튀김 80g (141.1kcal)

당질 17.2g 단백질 2.2g 지방 8.3g

식품명	중량 (g)	e-식품 교환량	교환 수	식품군
풋고추	40	170	0.2	채소군
당면, 삶은것	20	60	0.3	곡류군
밀가구, 중력분	10	30	0.3	곡류군
콩기름	8	5	1.6	지방군
소금	2	0	0.0	채소군
합계	80			

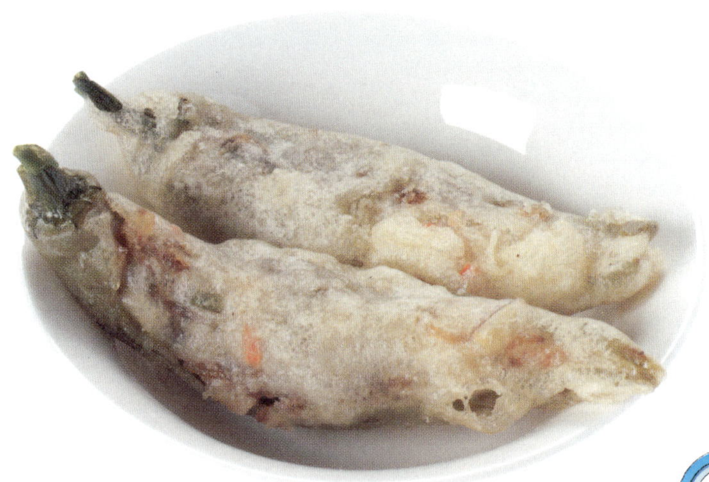

곡류군	어육류 · 저	중	고	채소군	지방군	우유군	과일군
0.5					1.5		

김치전 180g (189.5kcal)

당질 21.9g 단백질 7.7g 지방 8.7g

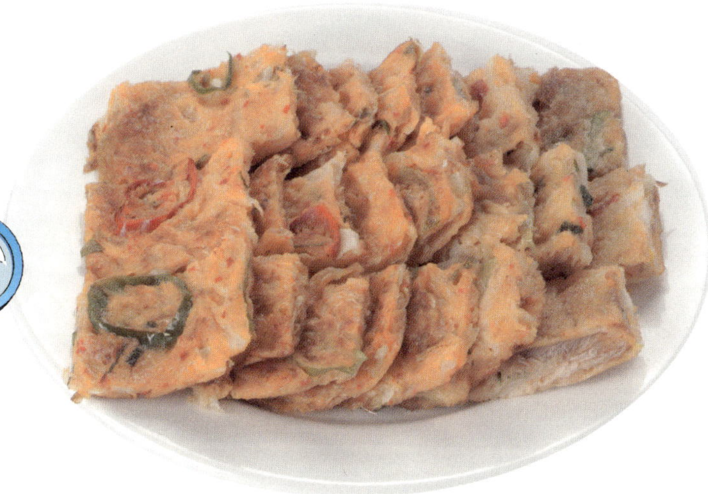

곡류군	어육류 · 저	중	고	채소군	지방군	우유군	과일군
1.0		0.5		1.5	1.0		

식품명	중량(g)	e-식품 교환량	교환 수	식품군
배추김치	60	90	0.7	채소군
양파	30	50	0.6	채소군
달걀	30	55	0.5	어육류-중
밀가루	20	30	0.7	곡류군
대파	5	70	0.1	곡류군
콩기름	5	5	1.0	지방군
식수	30			
합계	180			

무생채 80g (32.9kcal)

당질 6.1g 단백질 1.2g 지방 0.8g

식품명	중량 (g)	e-식품 교환량	교환 수	식품군
무	70	100	0.7	채소군
실파	3	130	0.0	채소군
마늘	1	10	0.1	채소군
설탕	2	20	0.1	곡류군
흰깨	1	9	0.1	지방군
고춧가루	2	8	0.3	채소군
소금	1	0	0.0	채소군
합계	80			

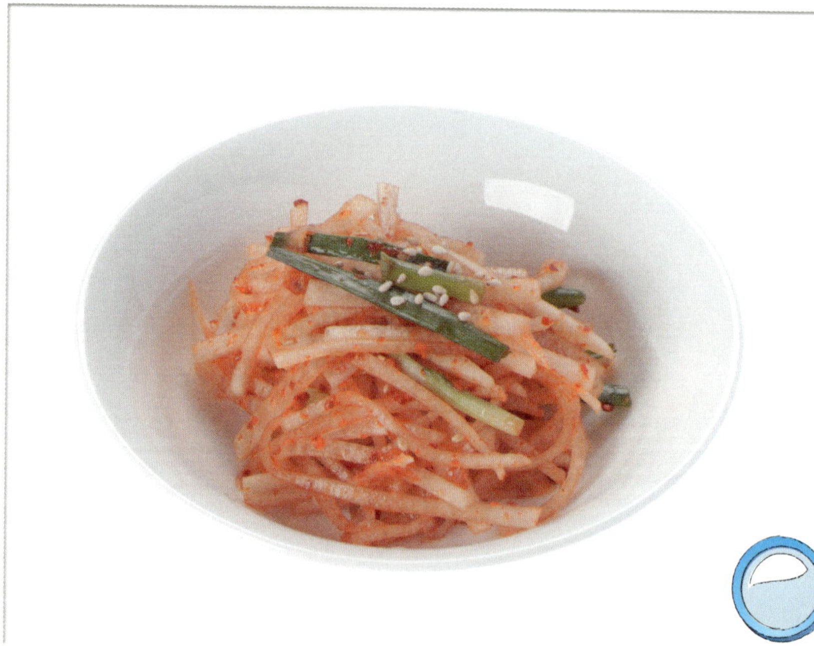

곡류군	어육류 · 저	중	고	채소군	지방군	우유군	과일군
				1.0			

버섯볶음 100g (74.4kcal)

당질 6g 단백질 2.7g 지방 5.1g

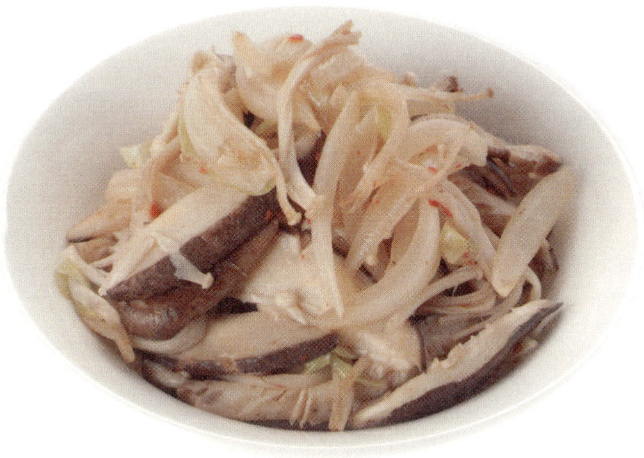

식품명	중량 (g)	e-식품 교환량	교환 수	식품군
표고버섯, 생것	50	60	0.8	채소군
팽이버섯, 생것	20	50	0.4	채소군
양파, 생것	10	50	0.2	채소군
옥수수기름	4	5	0.8	지방군
파, 실파	5	130	0.0	채소군
마늘, 생것	3	10	0.3	채소군
왜간장	6	10	0.1	어육류-저
소금	0.5	0	0.0	채소군
참깨, 볶은것	1.5	9	0.1	지방군
합계	100			

곡류군	어육류 · 저	중	고	채소군	지방군	우유군	과일군
				1.5	1.0		

부추전 150g (160.1kcal)

당질 21.3g 단백질 7.8g 지방 5.9g

식품명	중량 (g)	e-식품 교환량	교환 수	식품군
부추	30	100	0.3	채소군
오징어	20	50	0.4	어육류-저
파	20	70	0.3	채소군
양파	20	50	0.4	채소군
밀가루, 중력	20	30	0.7	곡류군
풋고추	5	80	0.1	채소군
붉은고추	5	50	0.1	채소군
콩기름	5	5	1.0	지방군
소금	3	0	0.0	채소군
식수	22			
합계	150			

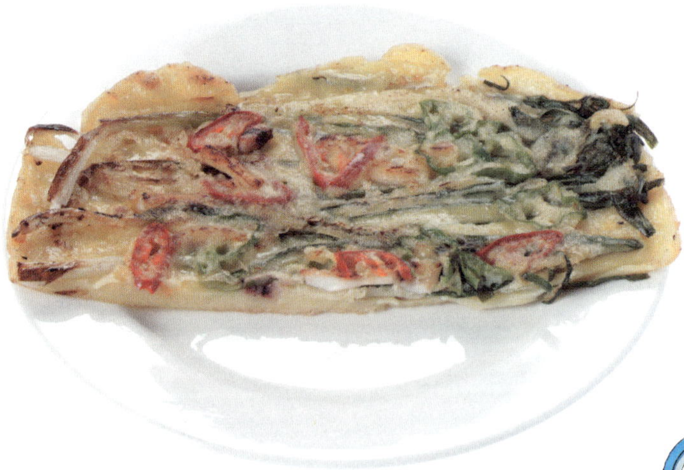

곡류군	어육류 · 저	중	고	채소군	지방군	우유군	과일군
0.5	0.5			1.0	1.0		

숙주나물 76g (18.2kcal)

당질 1.3g 단백질 1.6g 지방 1.1g

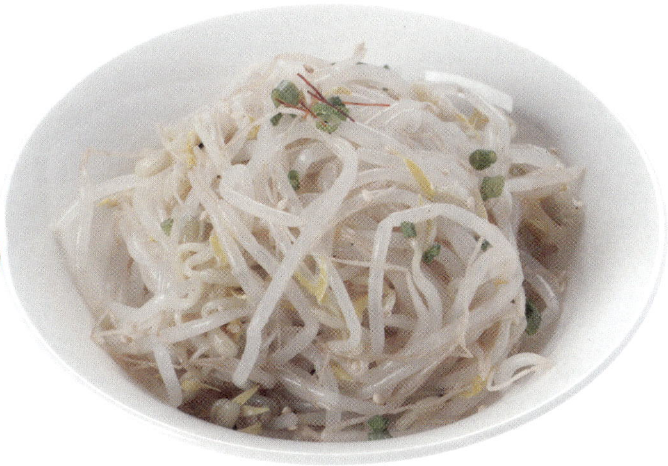

곡류군	어육류 · 저	중	고	채소군	지방군	우유군	과일군
				0.5			

식품명	중량 (g)	e-식품 교환량	교환수	식품군
숙주나물, 생것	70	180	0.4	채소군
실파	3	130	0.0	채소군
마늘	1	10	0.1	채소군
소금	1	0	0.0	채소군
참기름	1	5	0.1	지방군
합계	76			

무침류

시금치나물 80g (47.8kcal)

당질 4.7g 단백질 2.7g 지방 2.8g

식품명	중량(g)	e-식품 교환량	교환 수	식품군
시금치	70	60	1.2	채소군
마늘	3	10	0.3	채소군
대파	3	70	0.0	채소군
깨소금	1.5	9	0.2	지방군
참기름	1.5	5	0.3	지방군
소금	1	0	0.0	채소군
합계	80			

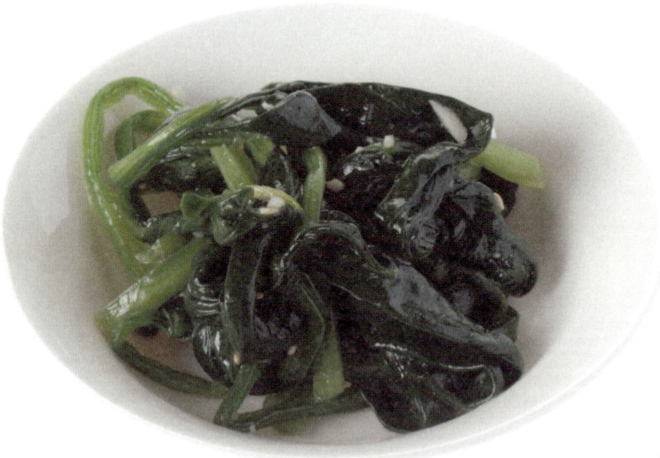

곡류군	어육류·저	중	고	채소군	지방군	우유군	과일군
				1.5	0.5		

87. 연근조림 70g (109.4kcal)

당질 25.6g 단백질 1.4g 지방 0.6g

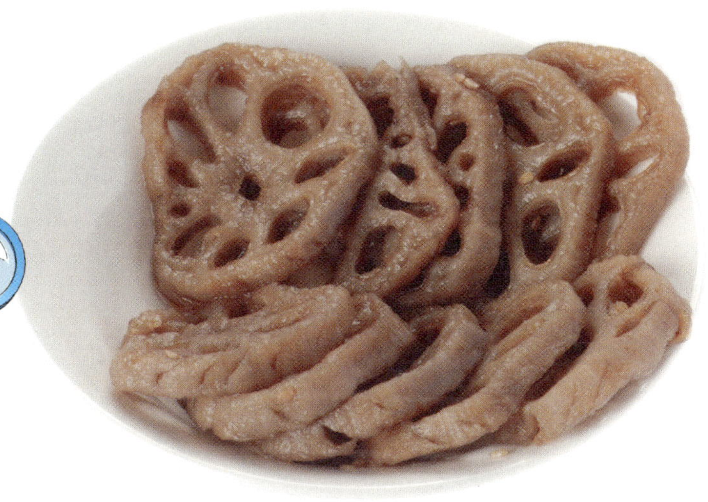

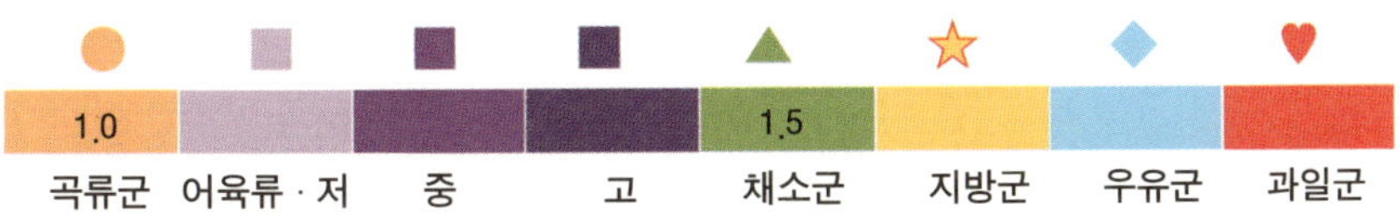

식품명	중량 (g)	e-식품 교환량	교환 수	식품군
연근, 생것	40	30	1.3	채소군
물엿	20	30	0.7	곡류군
왜간장	5	100	0.1	어육류-저
백설탕	4	20	0.2	곡류군
깨소금	1	9	0.1	지방군
합계	70			

오이생채 60g (47.9kcal)

당질 7g 단백질 1.4g 지방 1.8g

식품명	중량(g)	e-식품 교환량	교환 수	식품군
오이	30	180	0.2	채소군
양파	10	50	0.2	채소군
고추	5	10	0.5	채소군
식초	3	670	0.0	곡류군
대파	2	70	0.0	채소군
설탕	2	20	0.1	곡류군
마늘	2	10	0.2	채소군
왜간장	2	100	0.0	어육류-저
고춧가루	2	8	0.3	채소군
깨소금	1	9	0.1	지방군
참기름	1	5	0.2	지방군
합계	60			

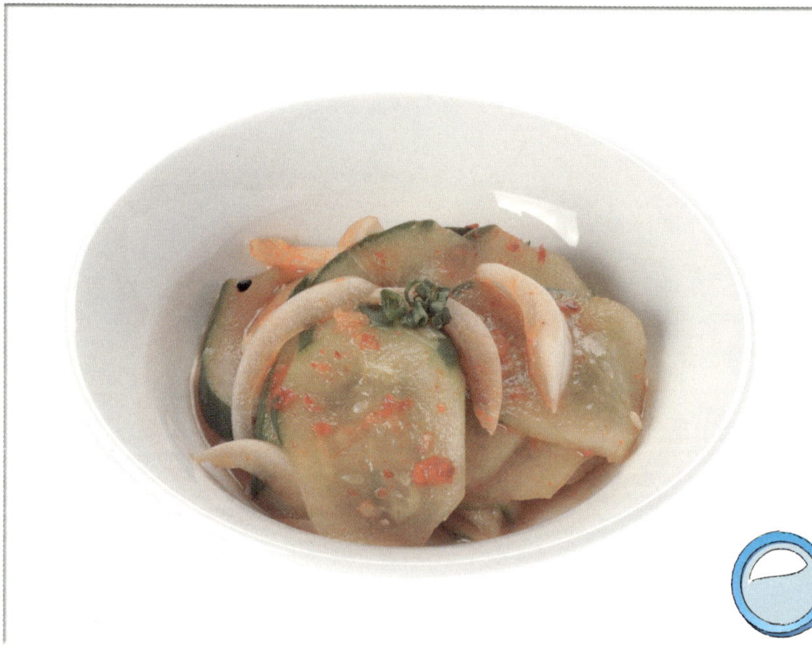

곡류군	어육류 · 저	중	고	채소군	지방군	우유군	과일군
				1.5	0.5		

잡채 140g (287.5kcal)

당질 52.2g 단백질 7.1g 지방 5.9g

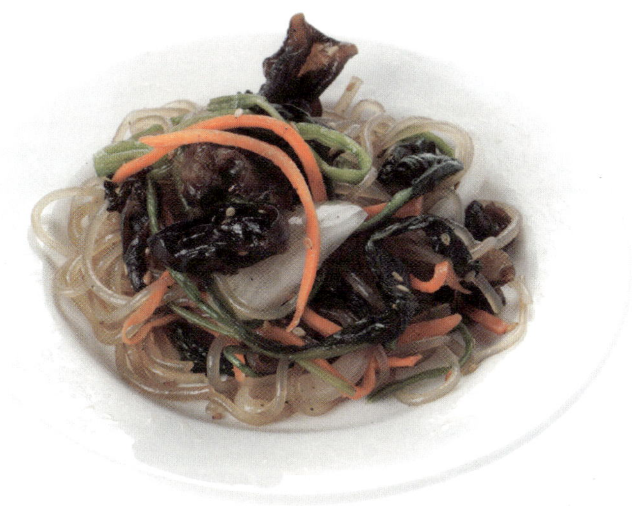

●	■	■	■	▲	☆	◆	♥
1.5			0.5	2.5	0.5		
곡류군	어육류 · 저	중	고	채소군	지방군	우유군	과일군

식품명	중량 (g)	e-식품 교환량	교환 수	식품군
당면, 마른것	50	30	1.7	곡류군
시금치	20	60	0.3	채소군
돼지고기, 등심	20	50	0.4	어육류-고
고사리, 삶은것	10	100	0.1	채소군
당근, 생것	10	50	0.2	채소군
표고버섯, 말린것	10	6	1.7	채소군
왜간장	13	100	0.1	어육류-저
양파, 생것	5	50	0.1	채소군
참기름	1.5	5	0.3	지방군
후추	0.5	7	0.1	채소군
합계	140			

무침류

파무침 77.5g (37.9kcal)

당질 3g 단백질 1.6g 지방 2.6g

식품명	중량(g)	e-식품 교환량	교환수	식품군
실파	270	130	0.5	채소군
마늘	2	10	0.2	채소군
참기름	2	5	0.4	지방군
고춧가루	2	8	0.3	채소군
왜간장	1	100	0.0	어육류-저
깨소금	0.5	9	0.1	지방군
합계	77.5			

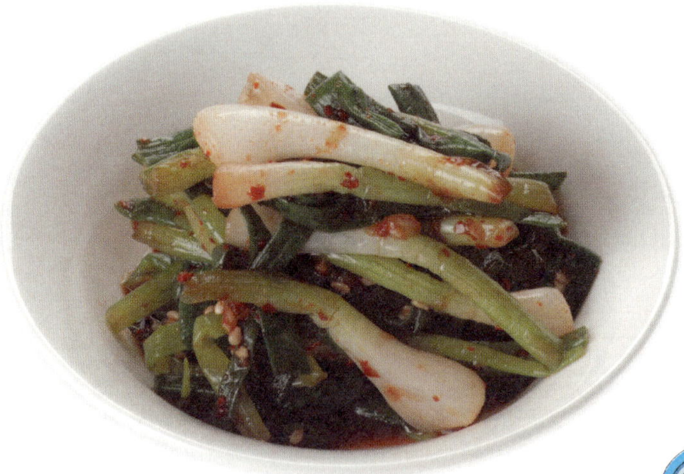

곡류군	어육류 · 저	중	고	채소군	지방군	우유군	과일군
				1.0	0.5		

호박볶음 60g (22kcal)

당질 3.5g 단백질 1g 지방 0.6g

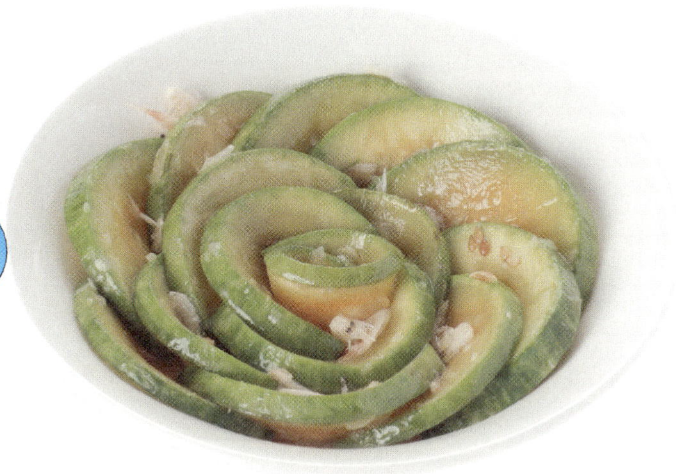

곡류군	어육류 · 저	중	고	채소군	지방군	우유군	과일군
				1.0			

식품명	중량 (g)	e-식품 교환량	교환 수	식품군
애호박, 생것	50	70	0.7	채소군
굵은 소금	3	0	0.0	채소군
젓새우, 생것	2.3	80	0.0	어육류-저
마늘, 생것	2	10	0.2	채소군
파, 대파	2	70	0.0	채소군
참기름	0.5	5	0.1	지방군
깨소금	0.2	9	0.0	지방군
합계	60			

호박전 55g (61.1kcal)

당질 4.1g 단백질 1.8g 지방 4.4g

식품명	중량 (g)	e-식품 교환량	교환 수	식품군
애호박	40	70	0.6	채소군
달걀	8	55	0.1	어육류-중
콩기름	3.5	5	0.7	지방군
밀가루(중력분)	2	30	0.1	곡류군
대파	1.5	70	0.0	채소군
합계	55			

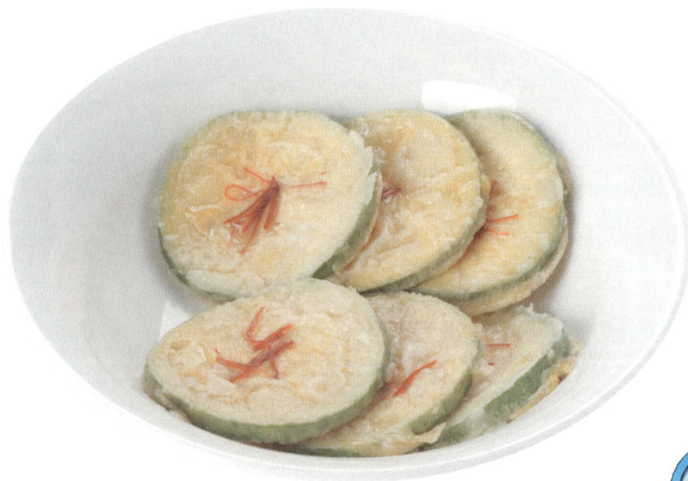

곡류군	어육류 · 저	중	고	채소군	지방군	우유군	과일군
				0.5	0.5		

김구이 3.5g (13.8kcal)

당질 0.8g 단백질 0.8g 지방 1g

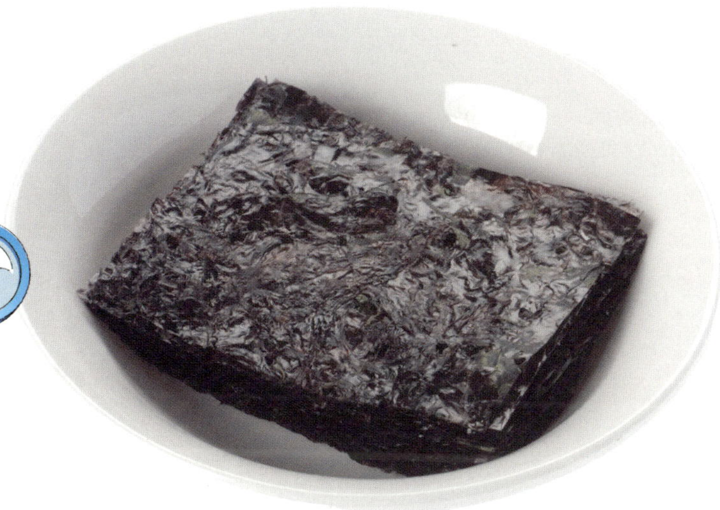

식품명	중량 (g)	e-식품 교환량	교환 수	식품군
김, 마른것	2	6	0.3	채소군
옥수수기름	1	5	0.2	지방군
소금	0.5	0	0.0	채소군
합계	3.5			

곡류군	어육류 · 저	중	고	채소군	지방군	우유군	과일군
				0.5			

조림류

고구마맛탕 160g (410.4kcal)

당질 78.4g 단백질 1.7g 지방 11g

식품명	중량 (g)	e-식품 교환량	교환 수	식품군
고구마, 생것	100	80	1.3	곡류군
백설탕	46	20	2.3	곡류군
콩기름	10	5	2.0	지방군
물엿	2.5	30	0.1	곡류군
흰깨, 볶은 것	1.5	9	0.2	지방군
합계	160			

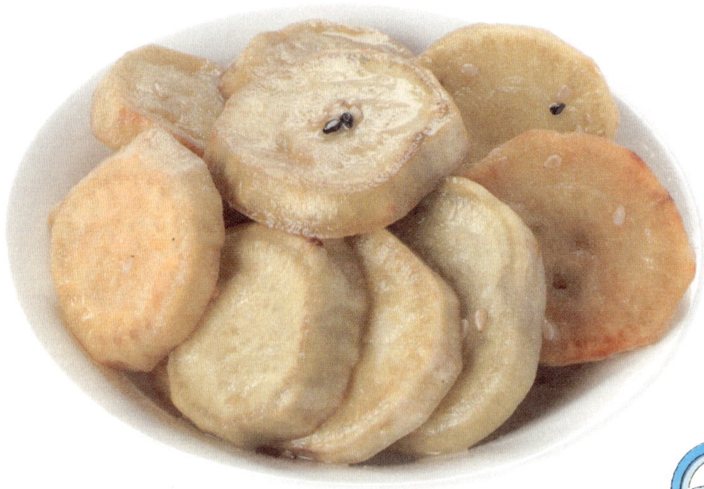

곡류군	어육류 · 저	중	고	채소군	지방군	우유군	과일군
3.5					2.0		

무숙채 50g (58.6kcal)

당질 2.2g 단백질 0.5g 지방 5.4g

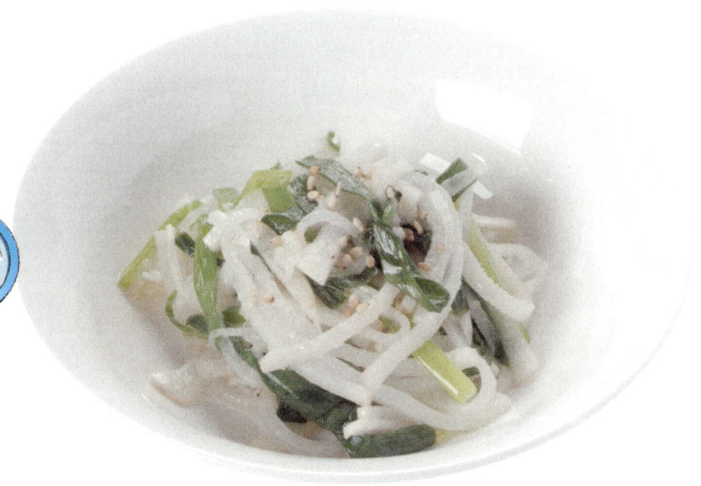

식품명	중량 (g)	e-식품 교환량	교환 수	식품군
무	40	100	0.4	채소군
마늘	2	10	0.2	채소군
대파	2	70	0.0	채소군
콩기름	4	5	0.8	지방군
참기름	1	5	0.2	지방군
깨소금	0.7	9	0.1	지방군
소금	0.3	0	0.0	채소군
합계	50			

곡류군	어육류 · 저	중	고	채소군	지방군	우유군	과일군
				0.5	1.0		

버섯조림 80g (25kcal)

당질 4.4g 단백질 2g 지방 0.5g

식품명	중량 (g)	e-식품 교환량	교환 수	식품군
표고버섯, 생것	40	60	0.7	채소군
팽이버섯, 생것	30	50	0.6	채소군
소금	1	0	0.0	채소군
백설탕	0.5	20	0.0	곡류군
파, 실파	8	130	0.0	채소군
깨소금	0.5	9	0.1	지방군
합계	80			

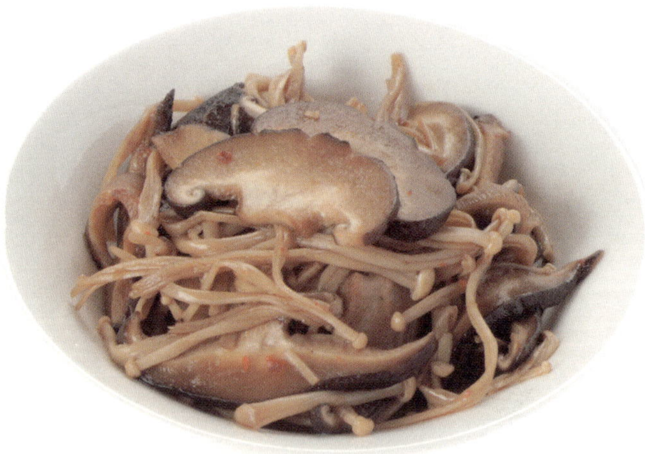

곡류군	어육류 · 저	중	고	채소군	지방군	우유군	과일군
				1.5			

파강회 75g (27.9kcal)

당질 3.5g 단백질 1.6g 지방 1.1g

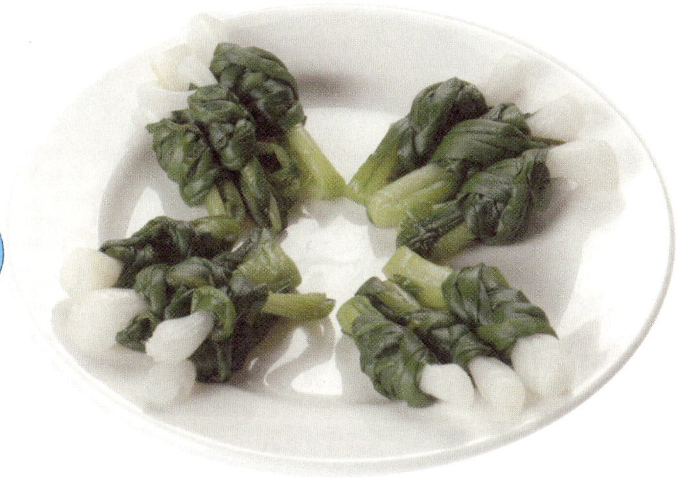

식품명	중량 (g)	e-식품 교환량	교환 수	식품군
파, 족파	70	70	1.0	채소군
왜간장	2	100	0.0	어육류-저
참기름	1	5	0.2	지방군
식초, 감식초	2	670	0.0	곡류군
합계	75			

곡류군	어육류 · 저	중	고	채소군	지방군	우유군	과일군
				1.0			

감자국 200g (108.8kcal)

당질 18.5g 단백질 7g 지방 1g

식품명	중량 (g)	e-식품 교환량	교환 수	식품군
감자, 생것	50	150	0.3	곡류군
두부	40	90	0.4	어육류-중
양조된장	15	30	0.5	어육류-저
양파, 생것	10	50	0.2	채소군
큰멸치	5	20	0.3	어육류-저
파, 실파	3	130	0.0	채소군
재래간장	2	100	0.0	어육류-저
식수	75	0		채소군
합계	200			

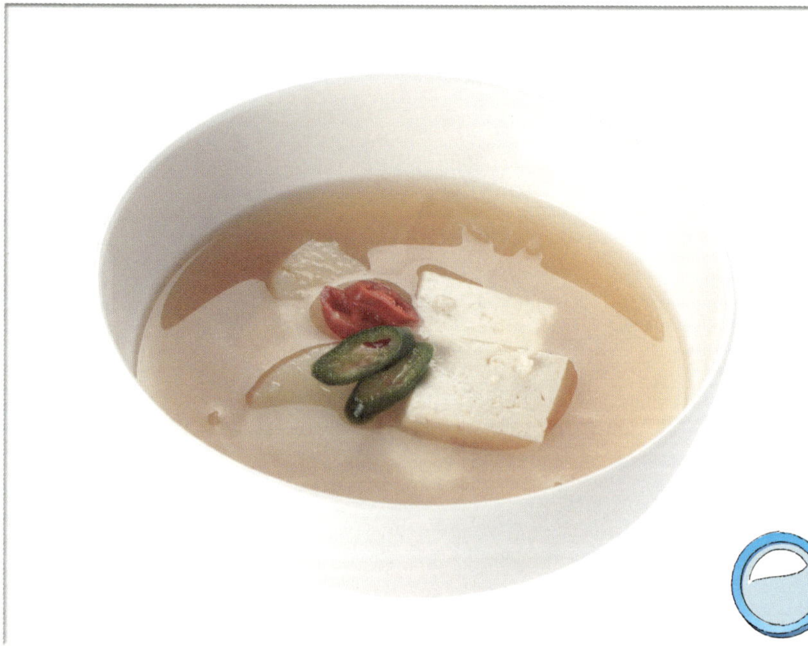

곡류군	어육류 · 저	중	고	채소군	지방군	우유군	과일군
0.5	1.0	0.5					

된장찌개 200g (69.8kcal)

당질 11.2g 단백질 4.8g 지방 1.1g

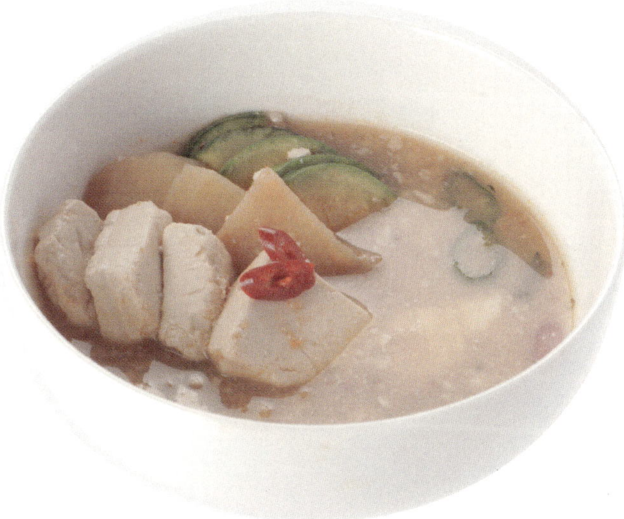

곡류군	어육류 · 저	중	고	채소군	지방군	우유군	과일군
	0.5			1.5			

식품명	중량 (g)	e-식품 교환량	교환 수	식품군
감자	25	150	0.2	곡류군
애호박	25	70	0.4	채소군
된장	10	30	0.3	어육류-저
양파	15	50	0.3	채소군
풋고추	10	170	0.1	채소군
대파	5	70	0.1	채소군
고추장	5	10	0.5	채소군
멸치	3	20	0.2	어육류-저
고춧가루	2	8	0.3	채소군
식수	100			
합계	200			

미역국 200g (66.6kcal)

당질 3.8g 단백질 6.2g 지방 3.1g

식품명	중량 (g)	e-식품 교환량	교환 수	식품군
미역, 말린것	7	9	0.8	채소군
한우, 사태	20	40	0.5	어육류-저
마늘	4	10	0.4	채소군
간장	7	100	0.1	어육류-저
참기름	2	5	0.4	지방군
식수	160			
합계	200			

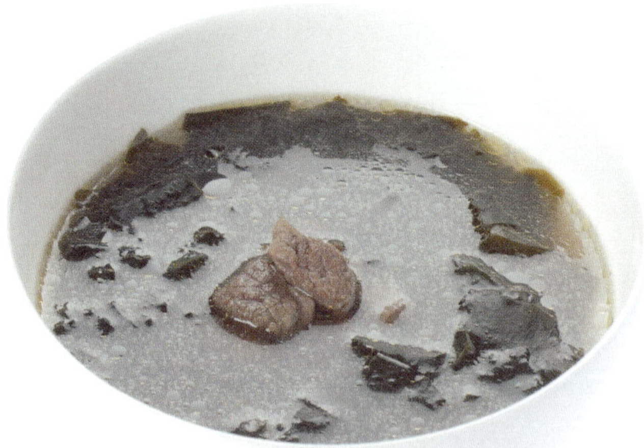

곡류군	어육류 · 저	중	고	채소군	지방군	우유군	과일군
	0.5			1.0	0.5		

콩나물국 200g (30.8kcal)

당질 2g 단백질 4.4g 지방 0.9g

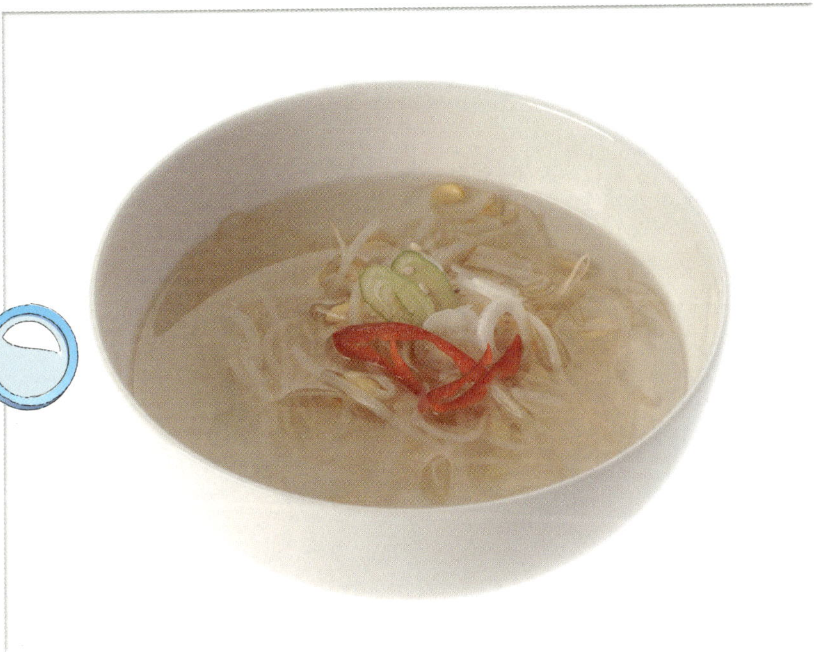

곡류군	어육류·저	중	고	채소군	지방군	우유군	과일군
	0.5			1.0			

식품명	중량 (g)	e-식품 교환량	교환 수	식품군
콩나물	30	60	0.5	채소군
건멸치, 큰것	5	20	0.3	어육류-저
대파	3	70	0.0	채소군
마늘	3	10	0.3	채소군
간장	2	100	0.0	어육류-저
소금	2	0	0.0	채소군
식수	155			
합계	200			

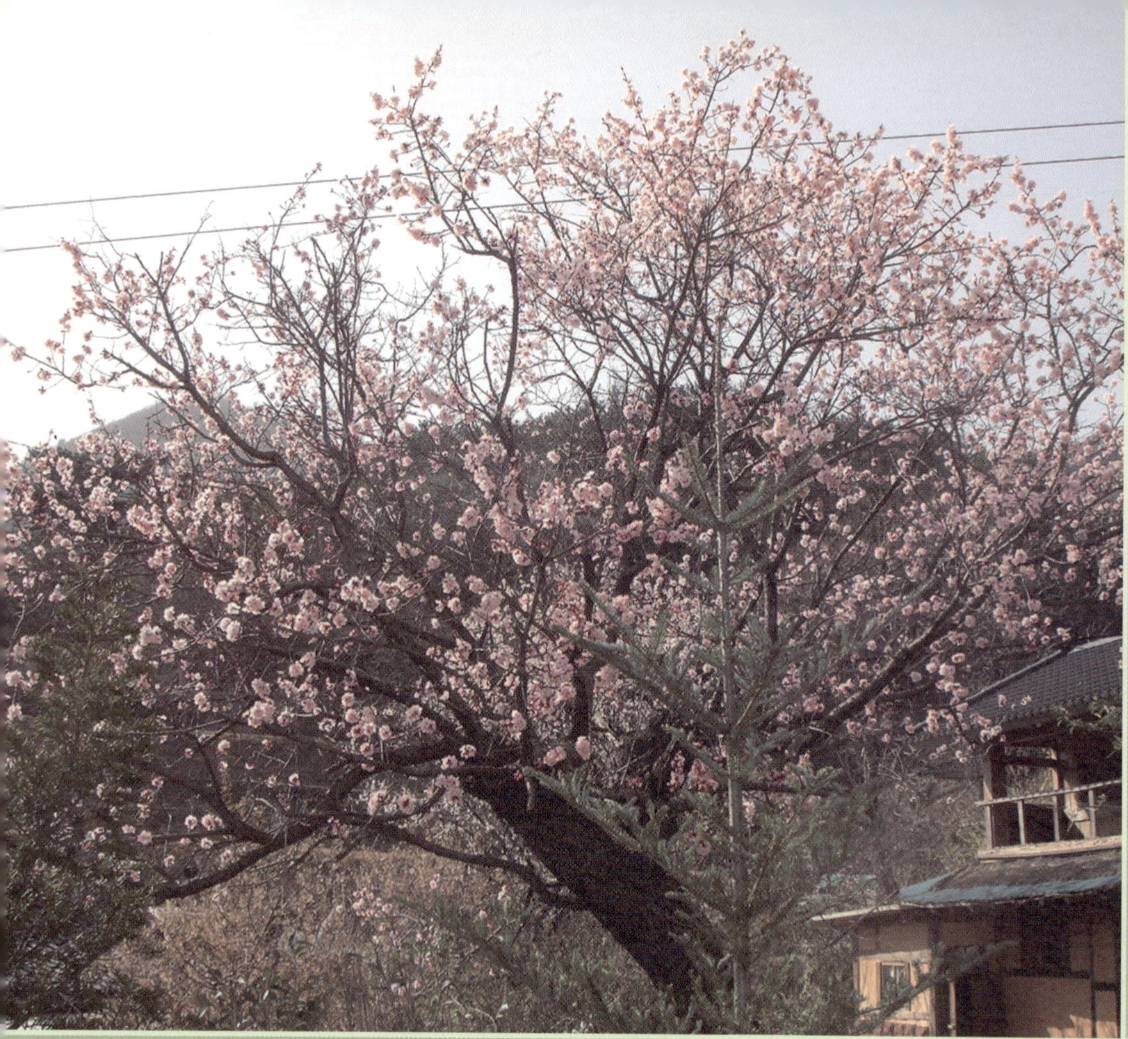
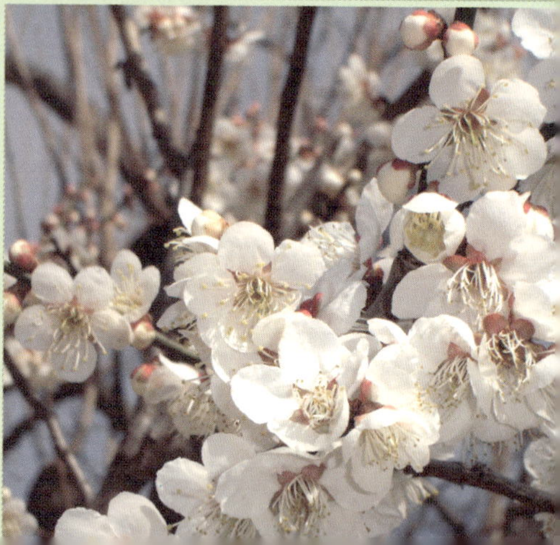

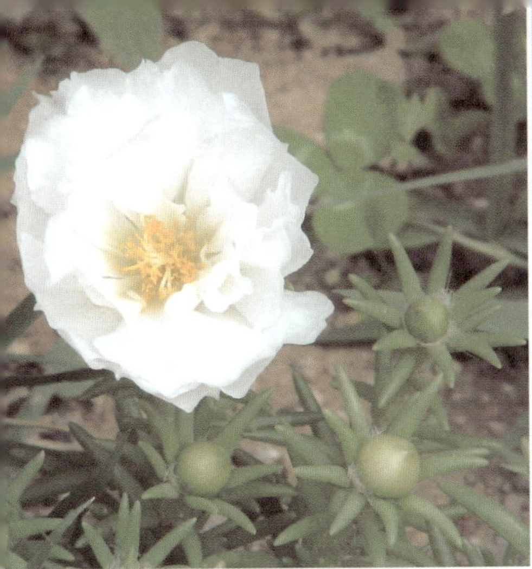

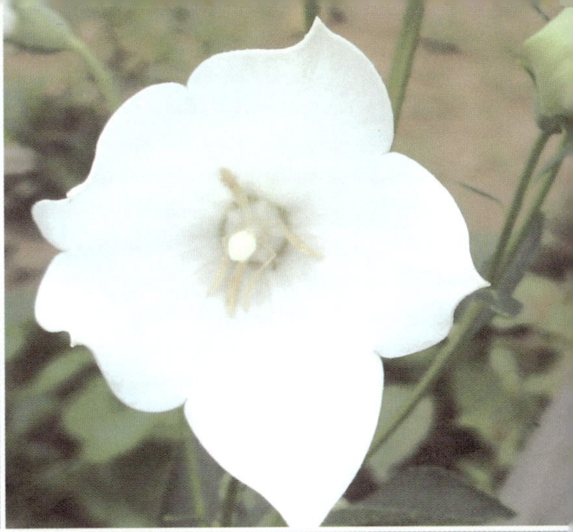

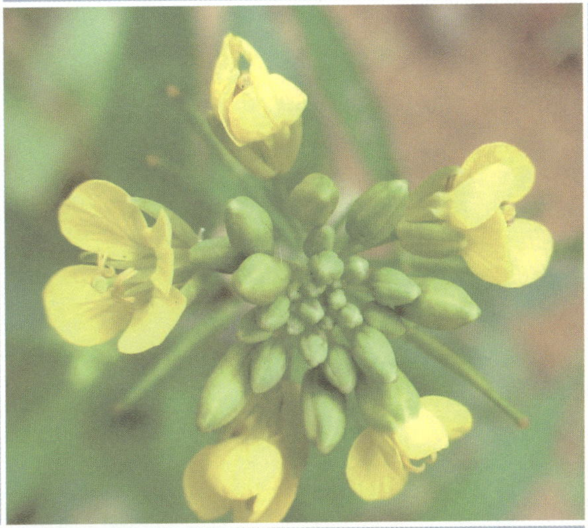

4. 우유군

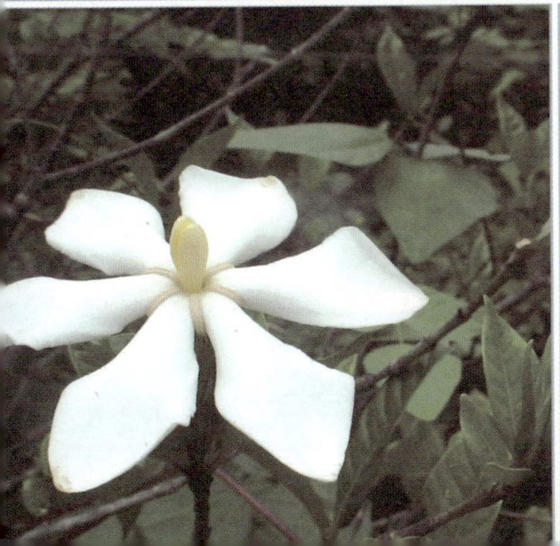

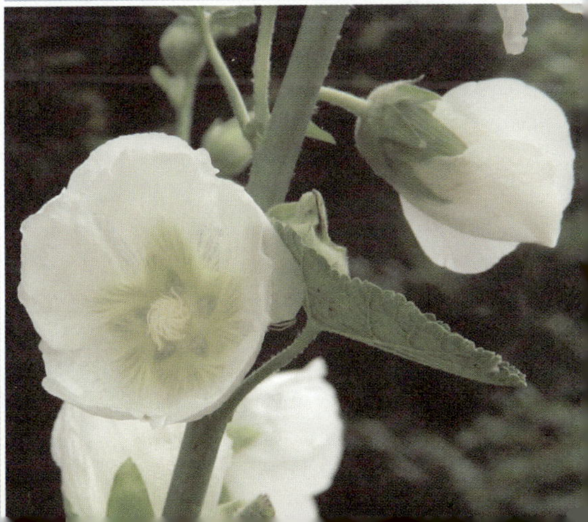

두유음료 200g (108kcal)

당질 9.4g 단백질 8.8g 지방 7.2g

식품명	중량 (g)	e-식품 교환량	교환 수	식품군
두유(베지밀)	200	230	0.9	우유군
합계	200			

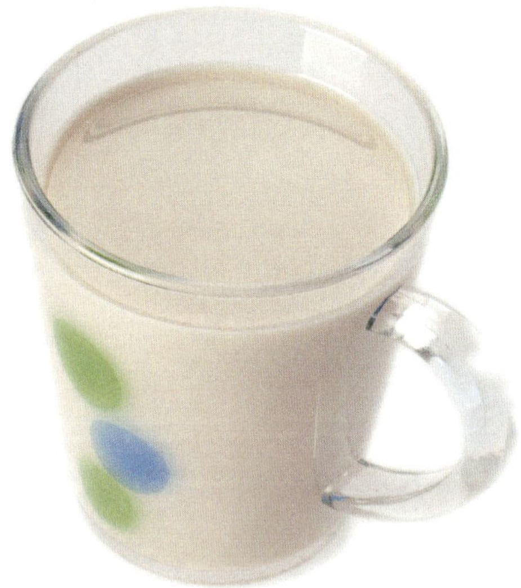

곡류군	어육류 · 저	중	고	채소군	지방군	우유군	과일군
						1.0	

요구르트 190g (123.5kcal)

당질 28.3g 단백질 2.8g 지방 0.2g

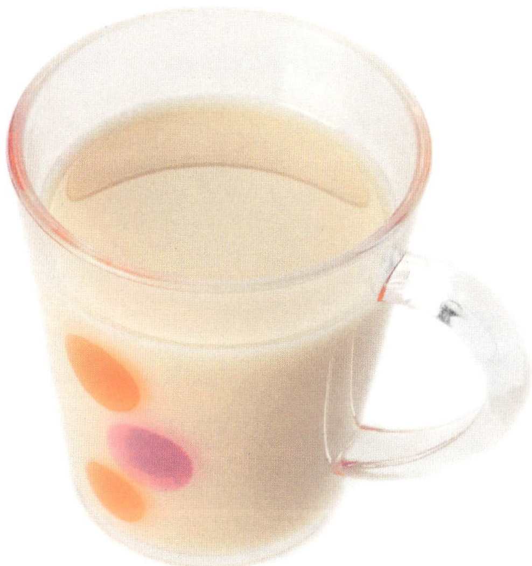

곡류군	어육류 · 저	중	고	채소군	지방군	우유군	과일군
						1.0	

식품명	중량 (g)	e-식품 교환량	교환 수	식품군
액상요구르트상	190	190	1.0	우유군
합계	190			

우유 200g (120kcal)

당질 9.4g 단백질 6.4g 지방 6.4g

식품명	중량 (g)	e-식품 교환량	교환 수	식품군
보통우유	200	200	1.0	우유군
합계	200			

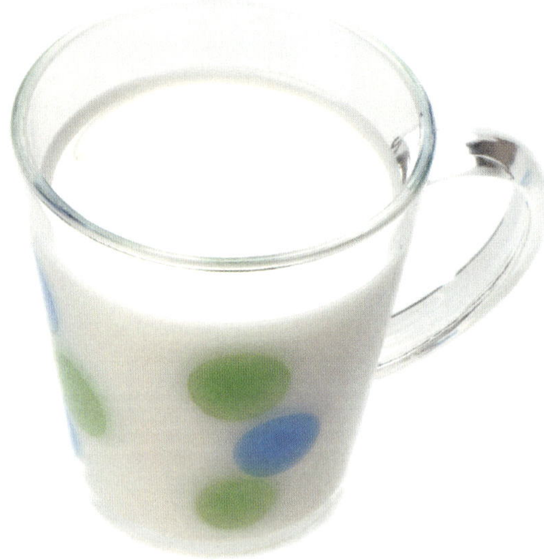

곡류군	어육류 · 저	중	고	채소군	지방군	우유군	과일군
						1.0	

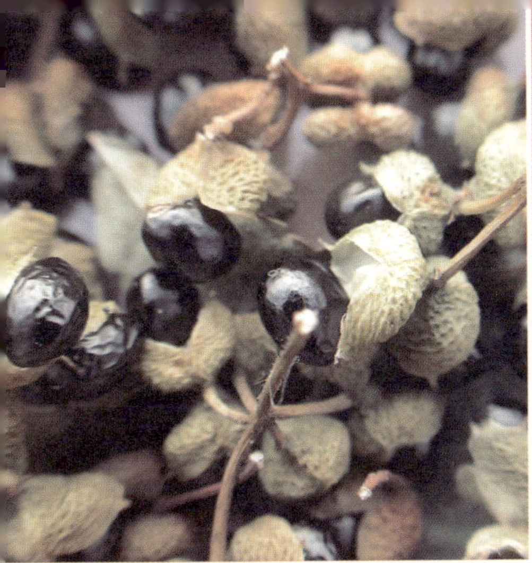

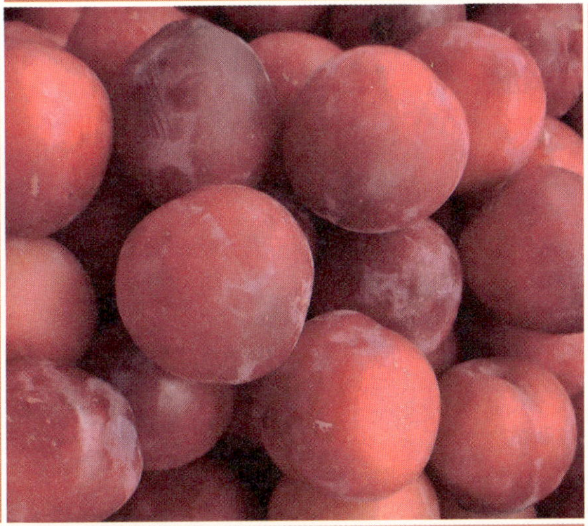
5. 과일군
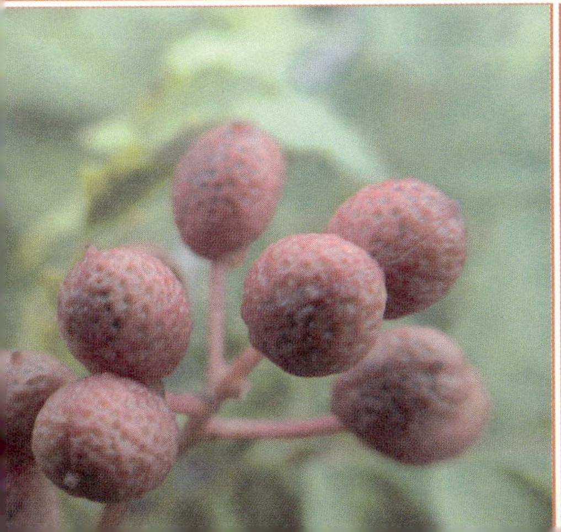
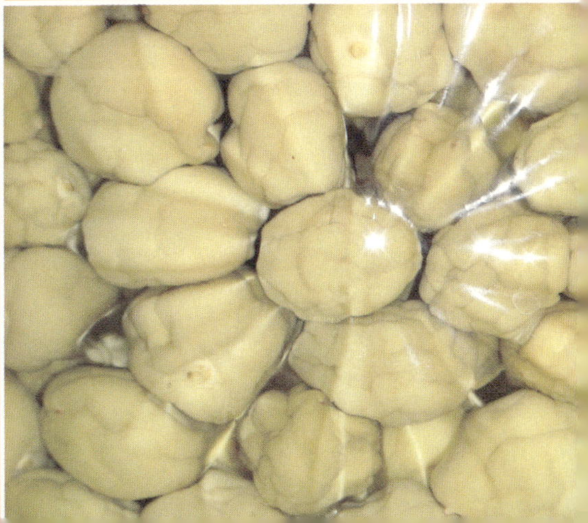

과일류

사과 100g (44kcal)

당질 11.2g 단백질 0.5g 지방 0.2g

식품명	중량 (g)	e-식품 교환량	교환 수	식품군
사과	100	10	0.9	과일군
합계	100			

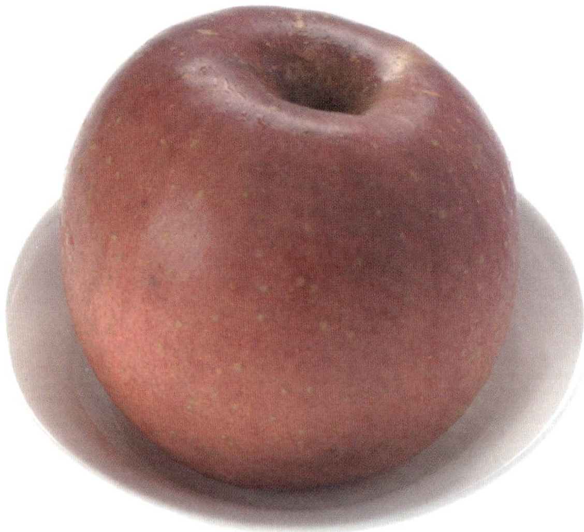

곡류군	어육류 · 저	중	고	채소군	지방군	우유군	과일군
							1.0

수박 200g (62kcal)

당질 15.6g 단백질 1.4g 지방 0.2g

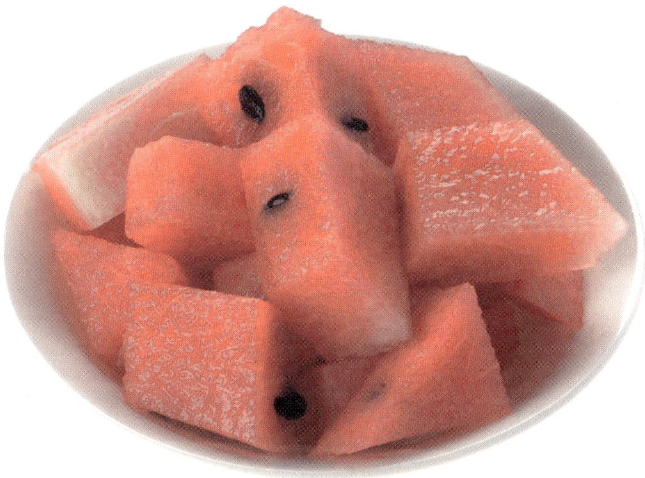

곡류군	어육류 · 저	중	고	채소군	지방군	우유군	과일군
							1.5

식품명	중량(g)	e-식품 교환량	교환수	식품군
수박	200	150	1.3	과일군
합계	200			

e-식품교환량

과일류

바나나 100g (80kcal)

당질 20.9g 단백질 1.2g 지방 0.2g

식품명	중량 (g)	e-식품 교환량	교환 수	식품군
바나나	100	60	1.7	과일군
합계	100			

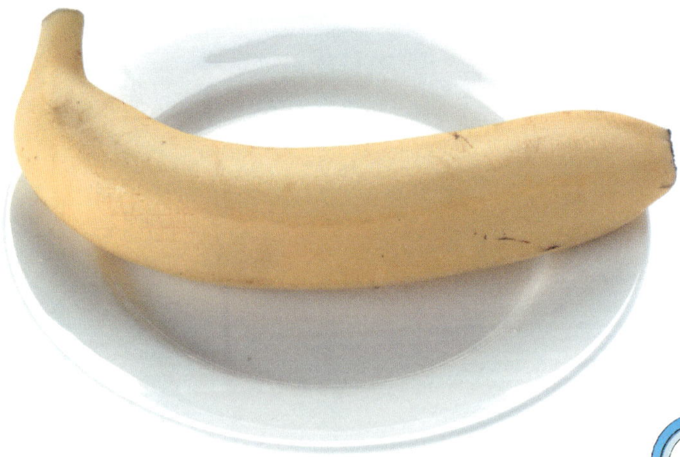

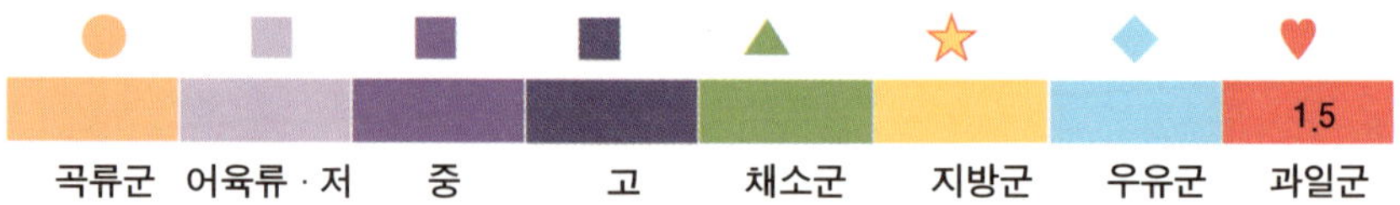

참외 100g (31kcal)

당질 7.3g 단백질 1g 지방 0.1g

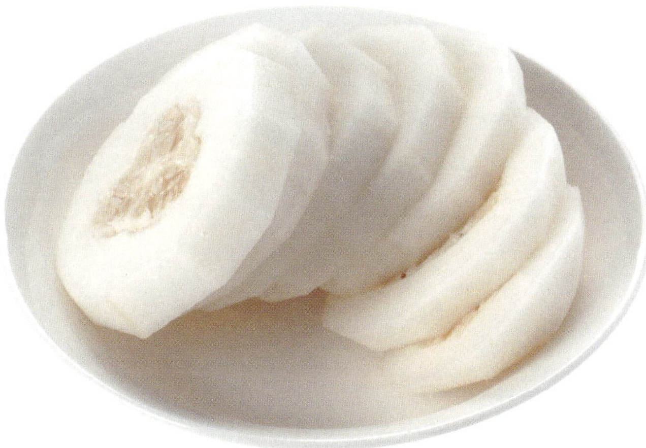

곡류군	어육류 · 저	중	고	채소군	지방군	우유군	과일군
							0.5

식품명	중량 (g)	e-식품 교환량	교환 수	식품군
참외	100	160	0.6	과일군
합계	100			

복숭아 100g (34kcal)

당질 8.2g 단백질 0.9g 지방 0.2g

식품명	중량 (g)	e-식품 교환량	교환수	식품군
복숭아	100	150	0.7	과일군
합계	100			

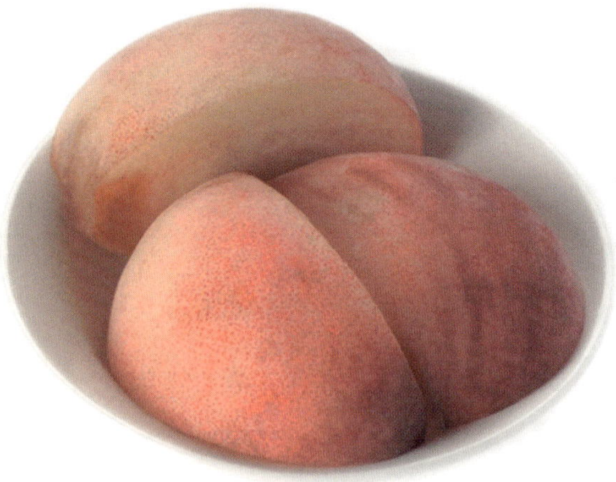

곡류군	어육류 · 저	중	고	채소군	지방군	우유군	과일군
							0.5

토마토 300g (42kcal)

당질 8.7g 단백질 2.7g 지방 0.3g

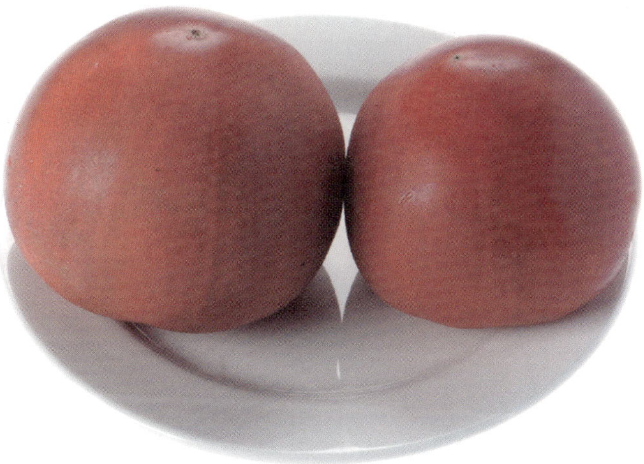

곡류군	어육류 · 저	중	고	채소군	지방군	우유군	과일군
							0.5

식품명	중량 (g)	e-식품 교환량	교환 수	식품군
토마토	300	410	0.7	과일군
합계				

오렌지 100g (43kcal)

당질 10.9g 단백질 0.9g 지방 0.1g

식품명	중량(g)	e-식품 교환량	교환 수	식품군
오렌지	100	110	0.9	과일군
합계	100			

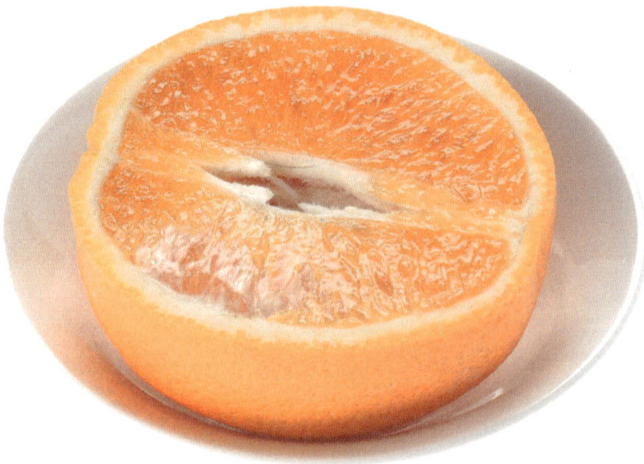

곡류군	어육류 · 저	중	고	채소군	지방군	우유군	과일군
							1.0

오렌지쥬스 110g (46.2kcal)

당질 11.5g 단백질 0.8g 지방 0.2g

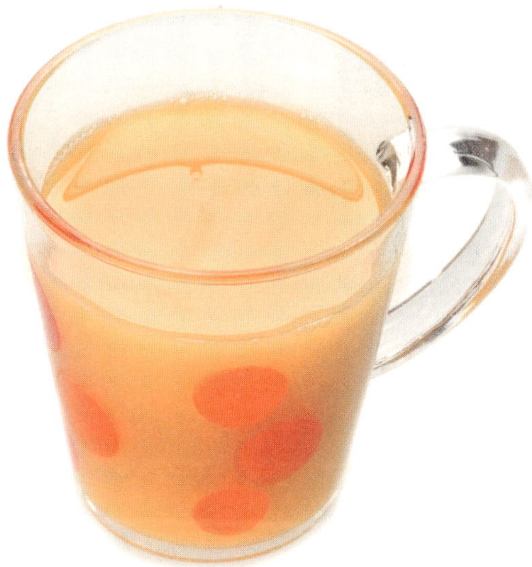

곡류군	어육류 · 저	중	고	채소군	지방군	우유군	과일군
							1.0

식품명	중량 (g)	e-식품 교환량	교환 수	식품군
오렌지천연과즙	110	110	1.0	과일군
합계	110			

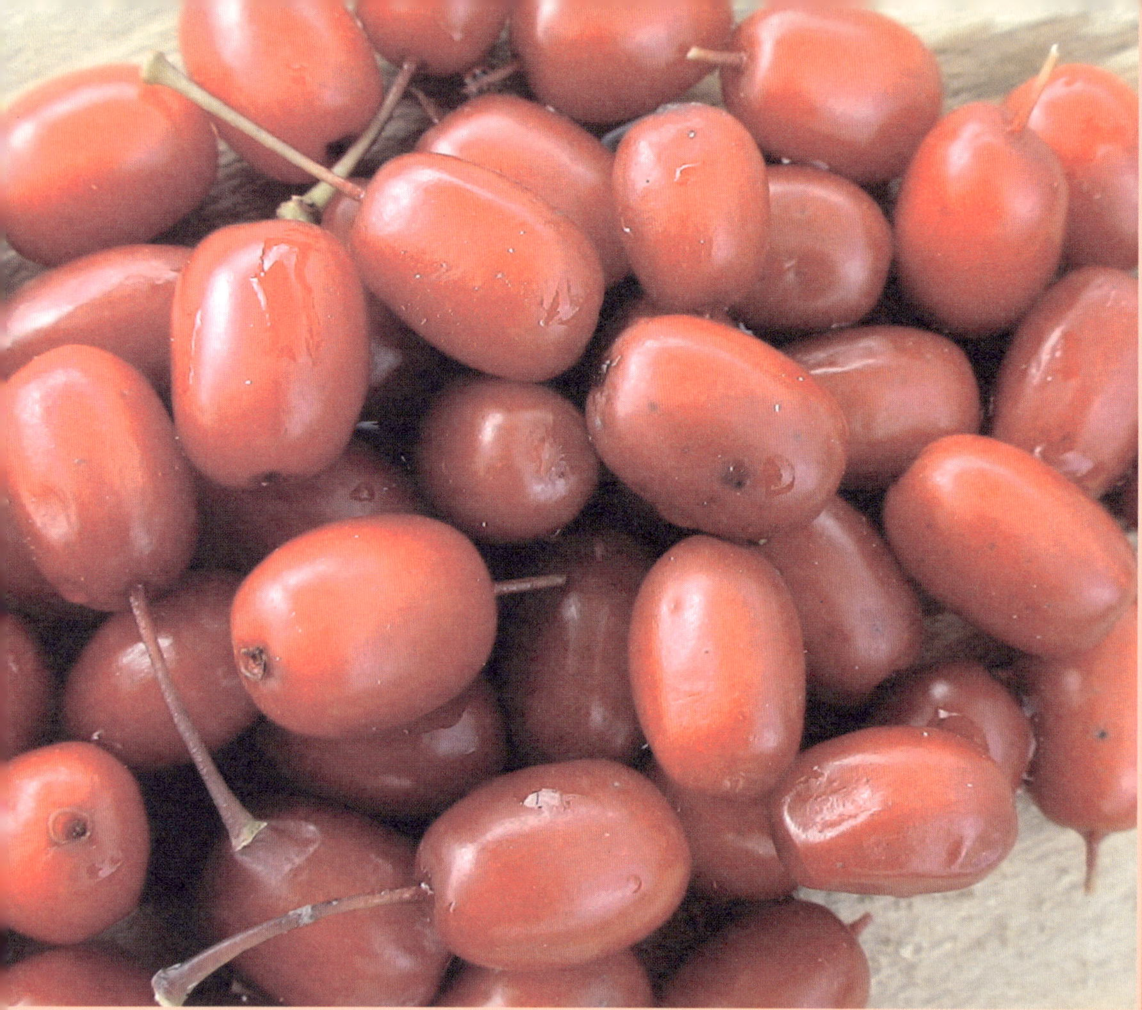
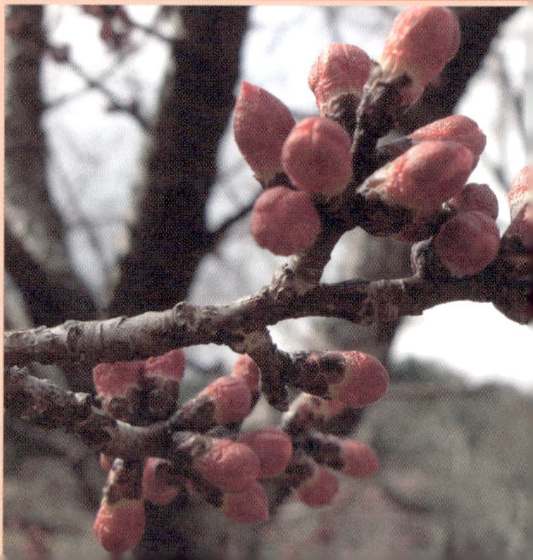

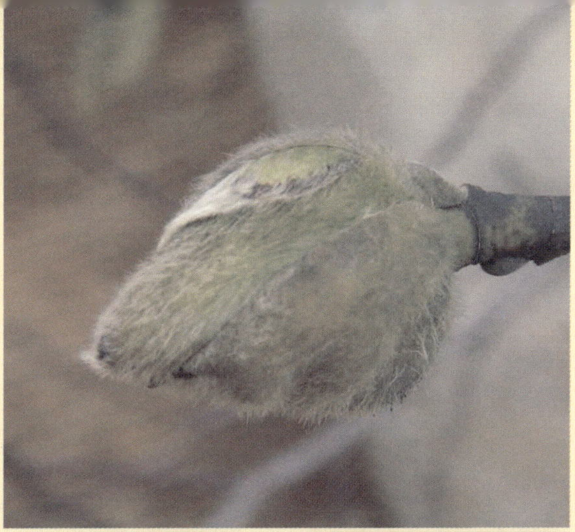

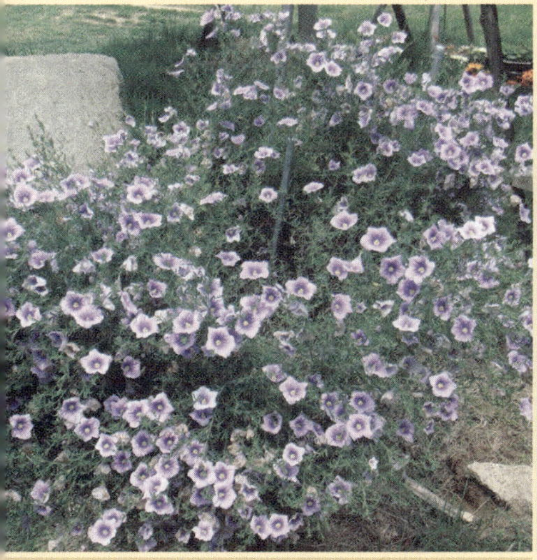

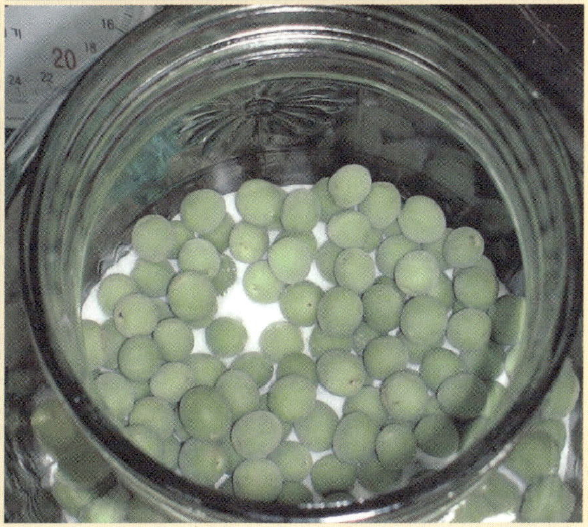

제 7장

인터넷 식단작성과 영양평가 사이트

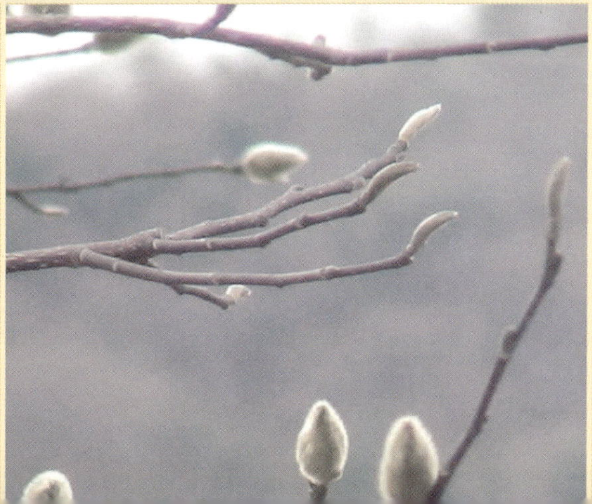

1. 뉴트라소닉
2. 뉴트리이벨
3. 메뉴젠

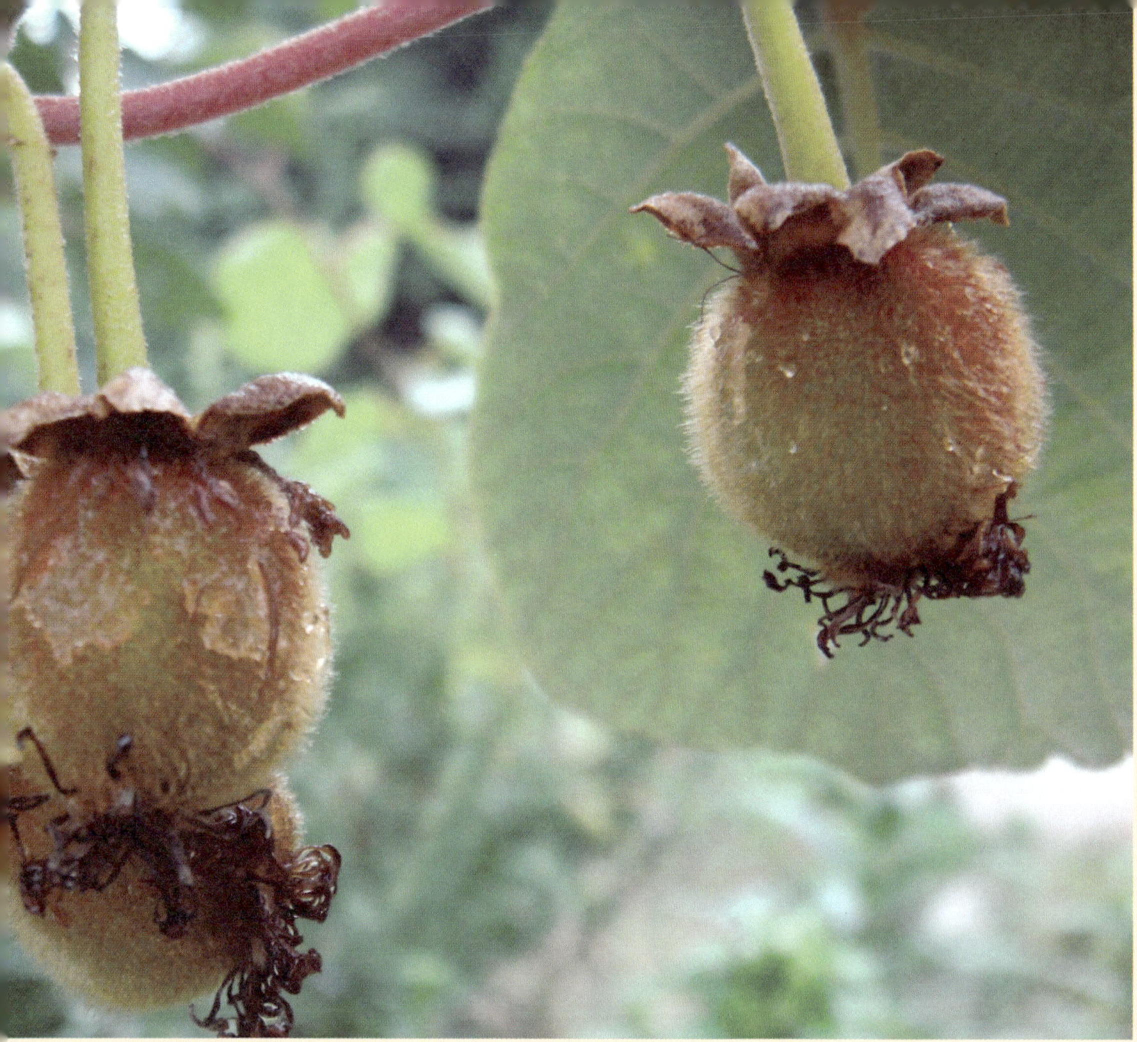

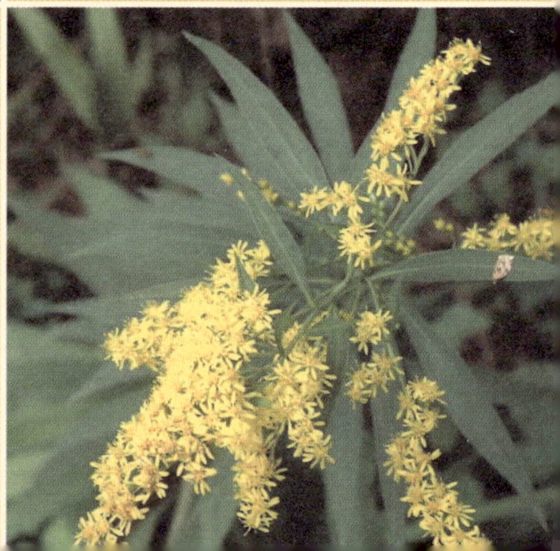

제 7 장. 인터넷 식단작성과 영양평가 사이트

본 저자가 연구에 참여하여 개발한 인터넷 식단작성과 영양평가 사이트인 뉴트리소닉, 메뉴젠, 뉴트리이벨의 프로그램을 사용하여 식단작성과 영양평가를 할 수있다. 각 프로그램마다 프로그램 특성이 있으므로 사용자가 선택하여 식단작성, 영양평가, e-식품교환량 등의 자료를 활용할 수있다.

1. 뉴트리소닉 (NutriSonic, http://nutrition.ulsan.ac.kr/nutrisonic)

울산대학교의 뉴트리소닉을 이용하여 식단작성과 영양평가 그리고 〈e-식품교환량〉을 산출할 수있다. 또한 영양진단과 영양교육상담을 제공하고 있다. 사용된 식품데이터베이스는 농진청 식품성분표 6차개정(2001)이다.

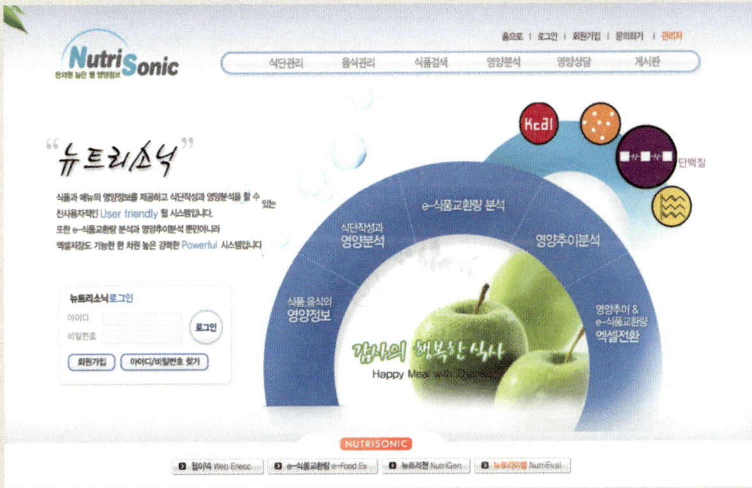

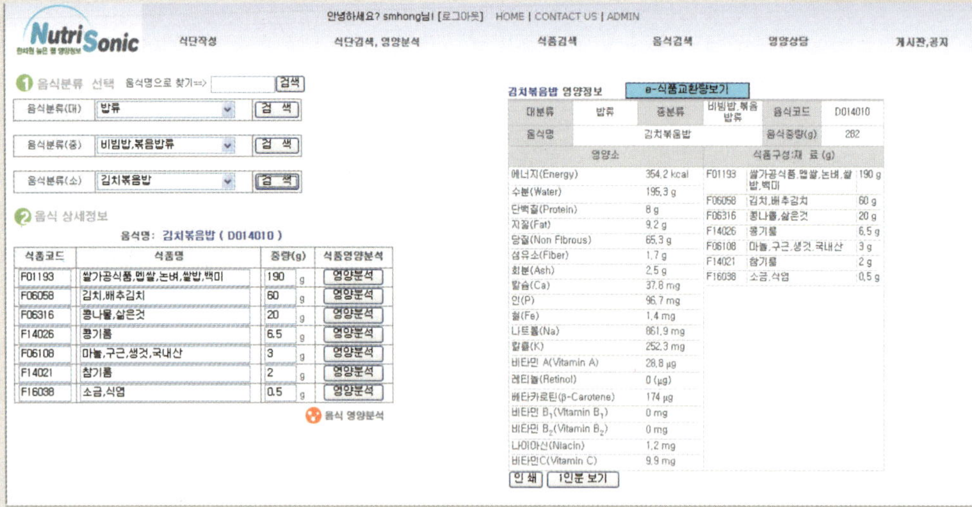

NutriSonic
안녕하세요? smhong님! [로그아웃] HOME | CONTACT US | ADMIN
식단작성
식단검색, 영양분석
식품검색
음식검색
영양상담
게시판,공지
음식분류 선택 음식명으로 찾기=> 검색
음식분류(대) 밥류 검 색
음식분류(중) 비빔밥,볶음밥류 검 색
음식분류(소) 김치볶음밥 검 색
음식 상세정보
음식명: 김치볶음밥 (D014010)
식품코드 식품명 중량(g) 식품영양분석
F01193 쌀가공식품,멥쌀,논벼,쌀밥,백미 190 g 영양분석
F06058 김치,배추김치 60 g 영양분석
F06316 콩나물,삶은것 20 g 영양분석
F14026 콩기름 6.5 g 영양분석
F06108 마늘,구근,생것,국내산 3 g 영양분석
F14021 참기름 2 g 영양분석
F16038 소금,식염 0.5 g 영양분석
음식 영양분석
김치볶음밥 영양정보
e-식품교환량보기
대분류 밥류 중분류 비빔밥,볶음밥류 음식코드 D014010
음식명 김치볶음밥 음식중량(g) 282
영양소
식품구성:재 료 (g)
에너지(Energy) 354.2 kcal
수분(Water) 195.3 g
단백질(Protein) 8 g
지질(Fat) 9.2 g
당질(Non Fibrous) 65.3 g
섬유소(Fiber) 1.7 g
회분(Ash) 2.5 g
칼슘(Ca) 37.8 mg
인(P) 96.7 mg
철(Fe) 1.4 mg
나트륨(Na) 861.9 mg
칼륨(K) 252.3 mg
비타민 A(Vitamin A) 28.8 μg
레티놀(Retinol) 0 (μg)
베타카로틴(β-Carotene) 174 μg
비타민 B1(Vitamin B1) 0 mg
비타민 B2(Vitamin B2) 0 mg
나이아신(Niacin) 1.2 mg
비타민C(Vitamin C) 9.9 mg
F01193 쌀가공식품,멥쌀,논벼,쌀밥,백미 190 g
F06058 김치,배추김치 60 g
F06316 콩나물,삶은것 20 g
F14026 콩기름 6.5 g
F06108 마늘,구근,생것,국내산 3 g
F14021 참기름 2 g
F16038 소금,식염 0.5 g
인 쇄
1인분 보기

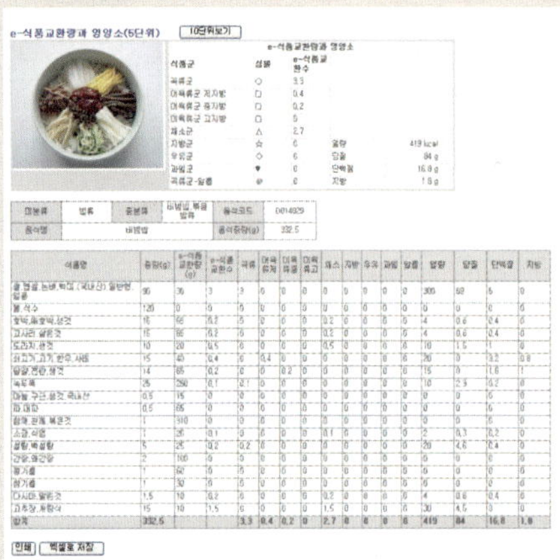

e-식품교환량과 영양소(5단위)

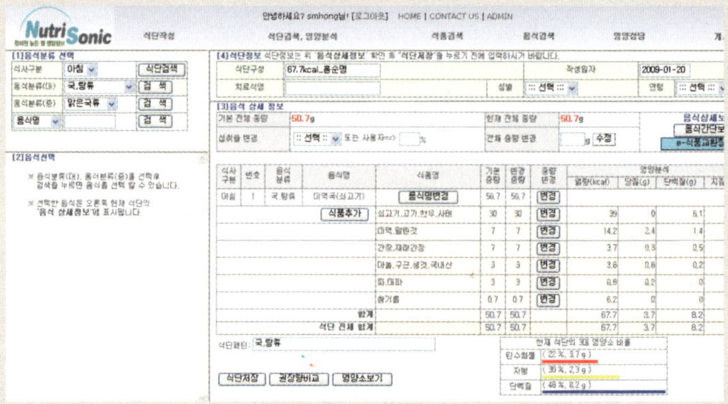

NutriSonic
안녕하세요? smhong님! [로그아웃] HOME | CONTACT US | ADMIN
식단작성
식단검색, 영양분석
식품검색
음식검색
영양상담
[1]음식분류 선택
[2]음식선택
[3]음식 상세 정보
[4]식단정보
식단저장
권장량비교
영양소보기

식품교환량과 영양소(10단위)

기본 전체 중량	50.7g	현재 전체 중량	50.7g

식사구분	번호	음식분류	음식명	식품명	기본중량	변경중량	e-교환량	교환수	곡류	어육류저	어육류중	어육류고	채소	지방	우유	과일	알콜	열량	당질	단백질	지방
아침	1	국,탕류	미역국(쇠고기)		50.7	50.7															
				쇠고기,고기,한우,사태	30	30	40	0.8	0	0.8	0	0	0	0	0	0	0	40	0	6.4	1.6
				미역,말린것	7	7	9	0.8	0	0	0	0	0.8	0	0	0	0	16	2.4	1.6	0
				간장,재래간장	7	7	100	0.1	0	0.1	0	0	0	0	0	0	0	5	0	0.8	0.2
				마늘,구근,생것,국내산	3	3	10	0.3	0	0	0	0	0.3	0	0	0	0	6	0.9	0.6	0
				파,대파	3	3	70	0	0	0	0	0	0	0	0	0	0	0	0	0	0
				참기름	0.7	0.7	5	0.1	0	0	0	0	0	0.1	0	0	0	4.5	0	0	0.5
합계					50.7	50.7			**0**	**0.9**	**0**	**0**	**1.1**	**0.1**	**0**	**0**	**0**	**71.5**	**3.3**	**9.4**	**2.3**
아침 합계					50.7	50.7			**0**	**0.9**	**0**	**0**	**1.1**	**0.1**	**0**	**0**	**0**	**71.5**	**0**	**9.4**	**2.3**
식사구분	번호	음식분류	음식명	식품명	기본중량	변경중량	e-교환량	교환수	곡류	어육류저	어육류중	어육류고	채소	지방	우유	과일	알콜	열량	당질	단백질	지방
식단 전체 합계					50.7	50.7			**0**	**0.9**	**0**	**0**	**1.1**	**0.1**	**0**	**0**	**0**	**71.5**	**3.3**	**9.4**	**2.3**

군별	교환수	당질	단백질	지방질	열량
곡류군	0	0	0	0	0
어육류-저	0.9	0	7.2	1.8	45
어육류-중	0	0	0	0	0
어육류-고	0	0	0	0	0
채소군	1.1	3.3	2.2	0	22
지방군	0.1	0	0	0.5	4.5
우유군	0	0	0	0	0
과일군	0	0	0	0	0
알콜군	0	0	0	0	0
합계		**3.3**	**9.4**	**2.3**	**71.5**

NutriSonic

안녕하세요? smhong님! [로그아웃] HOME | CONTACT US | ADMIN

식단작성 식단검색, 영양분석 식품검색 음식검색 영양상담 게시판,공지

식품군	전체	식품코드	~	국문명	쌀	영문명	
에너지(kcal)	~	단백질(g)	~	지질(g)	~	당질(g)	~
섬유소(g)	~	회분(g)	~	칼슘(mg)	~	인(mg)	~
철(mg)	~	나트륨(mg)	~	칼륨(mg)	~	비타민A(RE)	~
레티놀(μg)	~	베타카로틴(μg)	~	비타민B1(mg)	~	비타민B2(mg)	~
나이아신(mg)	~	비타민C(mg)	~	⦿ 요약 ○ 전체		식품 검색	

식품번호 Item NO.	식품명 Food and Description	영명 English Name	에너지 Energy (kcal)	e_식품교환량	수분 Moisture (%)	단백질 Protein (g)	지질 Fat (g)	탄수화물 carbohydrate 당질 Non-fibrous (g)	탄수화물 carbohydrate 섬유소 Fiber (g)	회분 Ash (g)	칼슘 Calcium (mg)	인 Phosphorus (mg)	철 Iron (mg)	나트륨 Sodium (mg)	칼륨 Potassium (mg)	Retinol Equivalent (RE)
F01136	보리,겉보리,보리쌀	Barley, Polished grain	344	30	11.8	9.4	1.2	76.2	0.5	0.9	30	190	1.9	3	237	0
F01163	쌀,멥쌀,논벼,현미,일반형	Paddy rice, Brown rice, Japonica type	350	30	11.6	7.6	2.1	74.4	2.7	1.6	6	279	0.7	79	326	0
F01171	쌀,멥쌀,논벼,백미,(국내산),일반형,일품	Paddy rice, Well polished rice (Domestic rice), Il Pum	370	30	11.2	5.2	0.3	82.5	0.4	0.4	6	91	1.2	15	105	0
F01189	찹쌀,백미	Glutinous rice, Well polished	374	30	9.6	7.4	0.4	81.2	0.7	0.7	4	151	2.2	3	191	0
F01193	쌀가공식품,멥쌀,논벼,쌀밥,백미	Rice products,Paddy rice, Cooked rice, Well polished rice	136	70	63.6	3	0.1	32.8	0.4	0.1	2	23	0.4	3	19	0
F01197	쌀가공식품,멥쌀,논벼,죽,백미	Rice products,Paddy rice, rice gruels, Well polished rice	20	410	82.9	1.4	(미량)	3.9	0	0.1	2	13	0.7	3	6	0

2. 뉴트리이벨 (NutriEval, http://nutrieval.kfda.go.kr/index.kid)

식품의약품안전청의 영양평가과의 웹기반의 뉴트리이벨은 드래그 & 드롭형의 식단작성과 영양평가를 할 수 있는 파워풀한 프로그램이다. 식단의 영양정보와 함께 영양섭취기준과 영양소기준치에 대한 비율도 산출되며 그래프로도 볼 수 있다. 사용자 식품과 메뉴를 작성하여 저장이 가능하며, 식단의 새이름 저장도 가능하다. 사용된 식품데이터베이스는 농진청 식품성분표 7차개정(2007)이다.

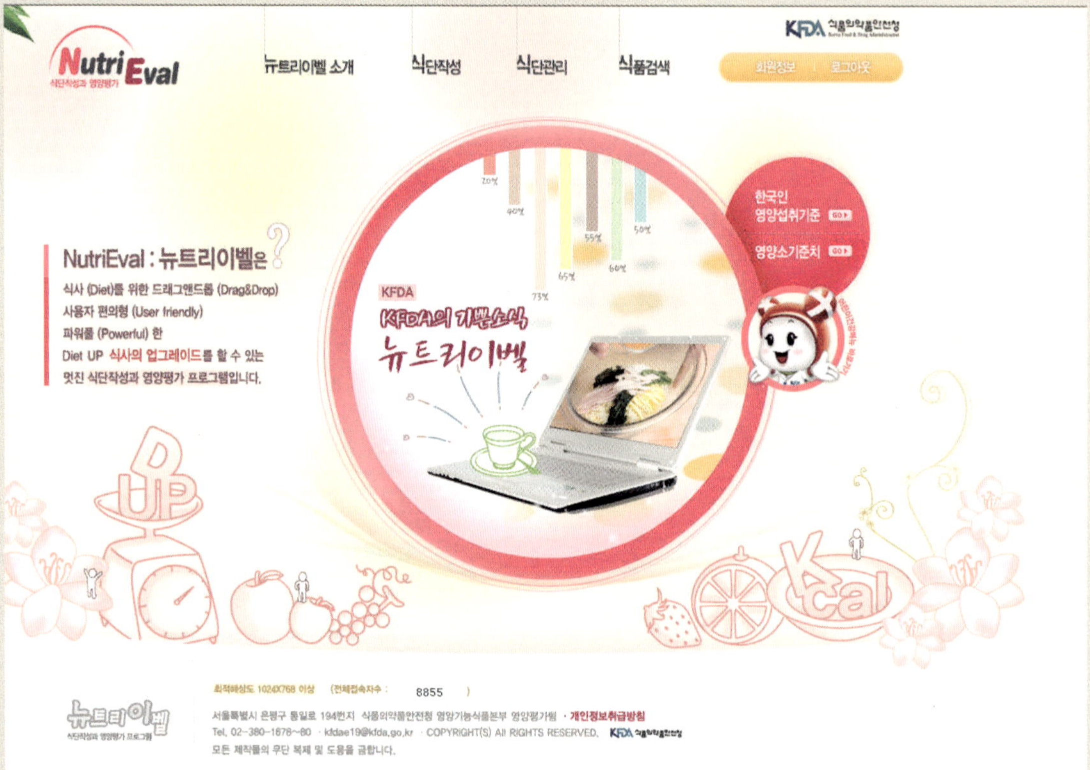
NutriEval
식단작성과 영양평가
뉴트리이벨 소개
식단작성
식단관리
식품검색
회원정보
로그아웃
한국인 영양섭취기준
영양소기준치
NutriEval : 뉴트리이벨은
식사 (Diet)를 위한 드래그앤드롭 (Drag&Drop)
사용자 편의형 (User friendly)
파워풀 (Powerful) 한
Diet UP 식사의 업그레이드를 할 수 있는
멋진 식단작성과 영양평가 프로그램입니다.
KFDA
KFDA의 기쁜소식
뉴트리이벨
최적해상도 1024X768 이상 (전체접속자수 : 8855)
서울특별시 은평구 통일로 194번지 식품의약품안전청 영양기능식품본부 영양평가팀 · 개인정보취급방침
Tel. 02-380-1678~80 · kfdae19@kfda.go.kr · COPYRIGHT(S) All RIGHTS RESERVED.
모든 제작물의 무단 복제 및 도용을 금합니다.

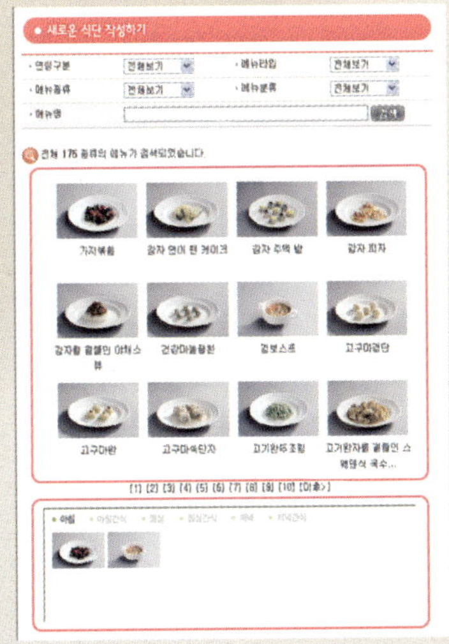

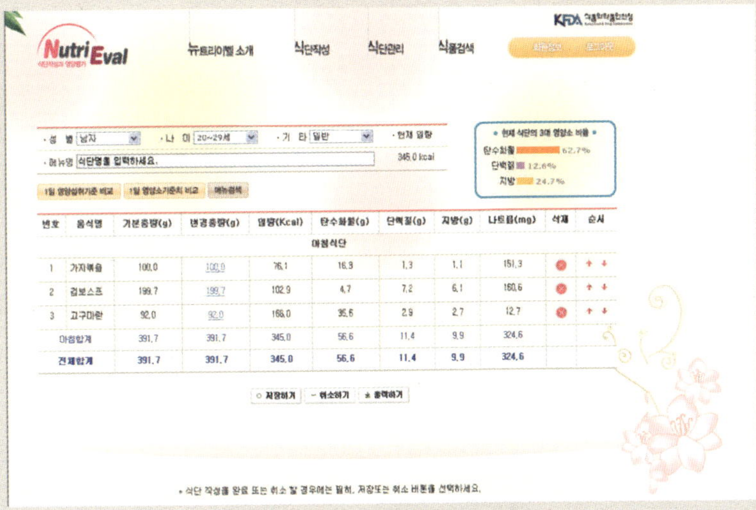

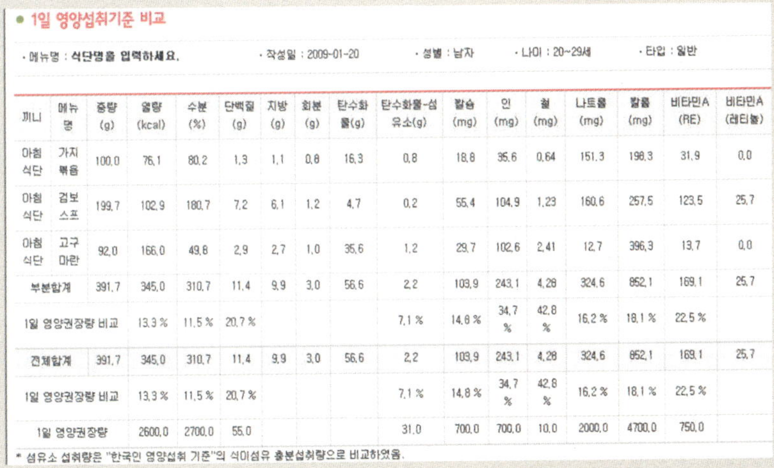

1일 영양섭취기준 비교

· 메뉴명 : 식단명을 입력하세요. · 작성일 : 2009-01-20 · 성별 : 남자 · 나이 : 20~29세 · 타입 : 일반

끼니	메뉴명	중량(g)	열량(kcal)	수분(%)	단백질(g)	지방(g)	회분(g)	탄수화물(g)	탄수화물-섬유소(g)	칼슘(mg)	인(mg)	철(mg)	나트륨(mg)	칼륨(mg)	비타민A(RE)	비타민A(레티놀)
아침식단	가지볶음	100.0	76.1	80.2	1.3	1.1	0.8	16.3	0.8	18.8	35.6	0.64	151.3	198.3	31.9	0.0
아침식단	검보스프	199.7	102.9	180.7	7.2	6.1	1.2	4.7	0.2	55.4	104.9	1.23	160.6	257.5	123.5	25.7
아침식단	고구마란	92.0	166.0	49.8	2.9	2.7	1.0	35.6	1.2	29.7	102.6	2.41	12.7	396.3	13.7	0.0
부분합계		391.7	345.0	310.7	11.4	9.9	3.0	56.6	2.2	103.9	243.1	4.28	324.6	852.1	169.1	25.7
1일 영양권장량 비교			13.3 %	11.5 %	20.7 %				7.1 %	14.8 %	34.7 %	42.8 %	16.2 %	18.1 %	22.5 %	
전체합계		391.7	345.0	310.7	11.4	9.9	3.0	56.6	2.2	103.9	243.1	4.28	324.6	852.1	169.1	25.7
1일 영양권장량 비교			13.3 %	11.5 %	20.7 %				7.1 %	14.8 %	34.7 %	42.8 %	16.2 %	18.1 %	22.5 %	
1일 영양권장량			2600.0	2700.0	55.0				31.0	700.0	700.0	10.0	2000.0	4700.0	750.0	

* 섬유소 섭취량은 "한국인 영양섭취 기준"의 식이섬유 충분섭취량으로 비교하였음.

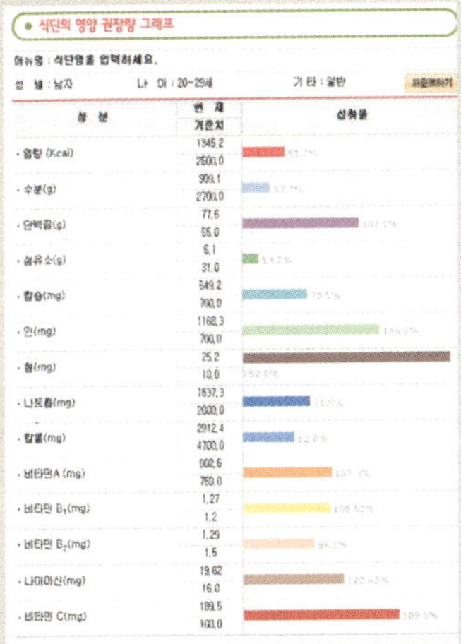

3. 메뉴젠(MenuGen, http://www.rrdi.go.kr/menugen)

농진청에서는 식량자급률향상을 위해 권장식단을 개발하여 업로드시켜 검색하도록 하였으며 메뉴젠(MenuGen)을 이용하면 식단작성과 영양판정을 할 수 있다. 사용된 식품데이터베이스는 농진청 식품성분표 6차개정(2001)이다.

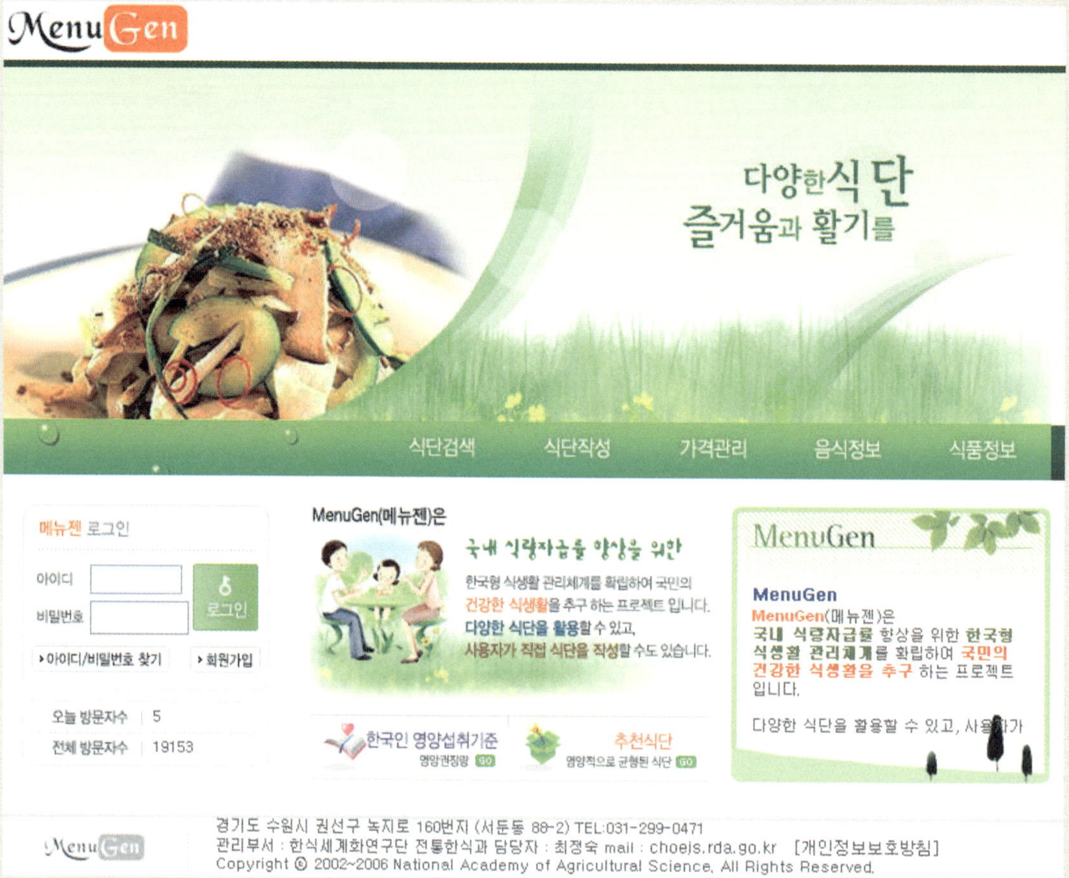

MenuGen
다양한 식단
즐거움과 활기를
식단검색
식단작성
가격관리
음식정보
식품정보
메뉴젠 로그인
아이디
비밀번호
로그인
아이디/비밀번호 찾기
회원가입
오늘 방문자수 5
전체 방문자수 19153
MenuGen(메뉴젠)은
국내 식량자급률 향상을 위한
한국형 식생활 관리체계를 확립하여 국민의
건강한 식생활을 추구 하는 프로젝트 입니다.
다양한 식단을 활용할 수 있고,
사용자가 직접 식단을 작성할 수도 있습니다.
한국인 영양섭취기준
영양권장량 GO
추천식단
영양적으로 균형된 식단 GO
MenuGen
MenuGen
MenuGen(메뉴젠)은
국내 식량자급률 향상을 위한 한국형 식생활 관리체계를 확립하여 국민의 건강한 식생활을 추구 하는 프로젝트 입니다.
경기도 수원시 권선구 녹지로 160번지 (서둔동 88-2) TEL:031-299-0471
관리부서 : 한식세계화연구단 전통한식과 담당자 : 최정숙 mail : choejs.rda.go.kr [개인정보보호방침]
Copyright © 2002~2006 National Academy of Agricultural Science, All Rights Reserved.

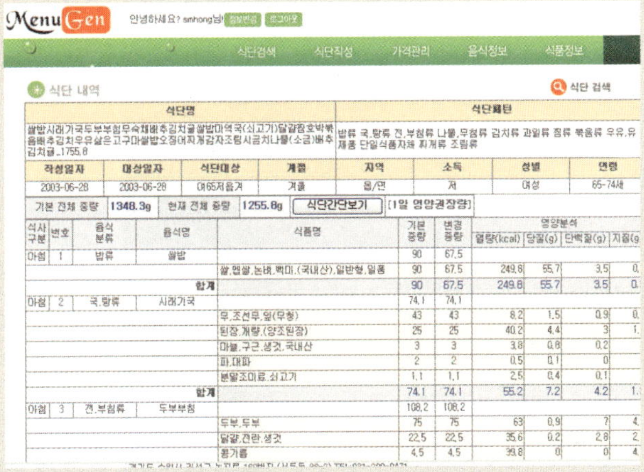
MenuGen
안녕하세요? smhong님!
식단검색
식단작성
가격관리
음식정보
식품정보
식단 내역
식단 검색
식단간단보기
[1일 영양권장량]

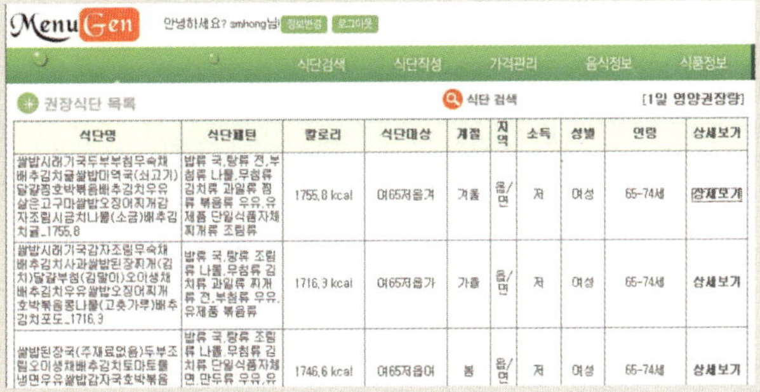
MenuGen
안녕하세요? smhong님!
식단검색
식단작성
가격관리
음식정보
식품정보
권장식단 목록
식단 검색
[1일 영양권장량]

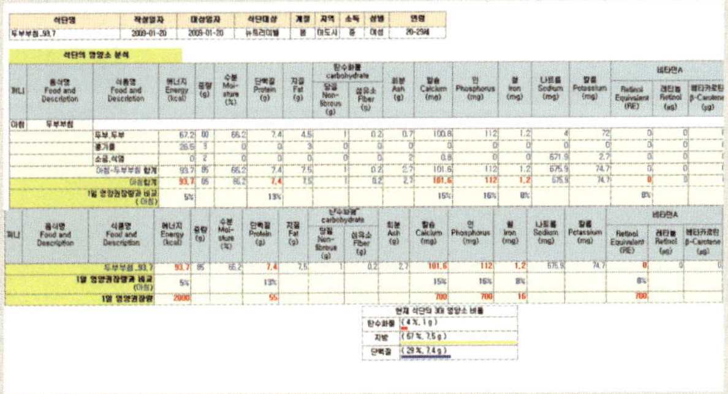

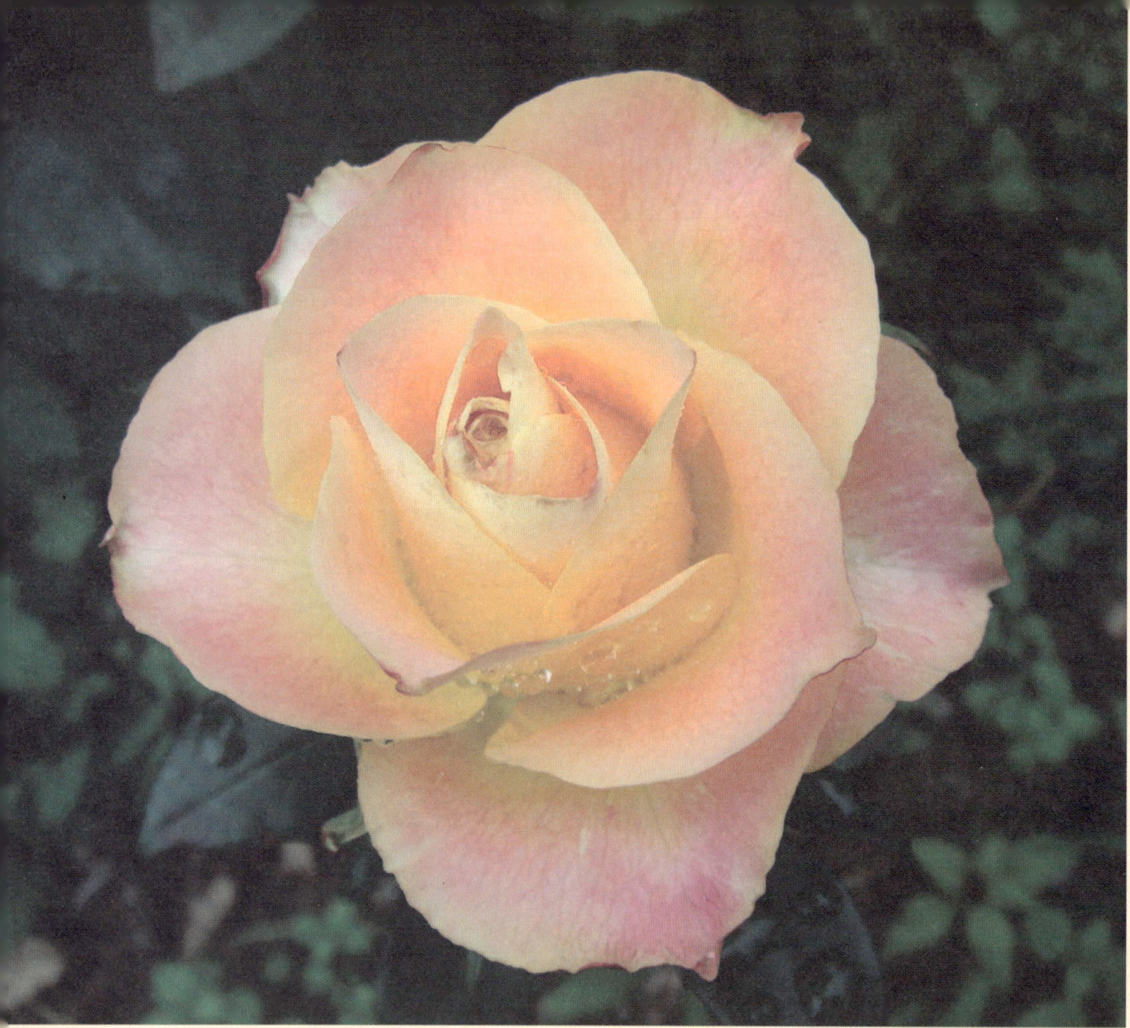

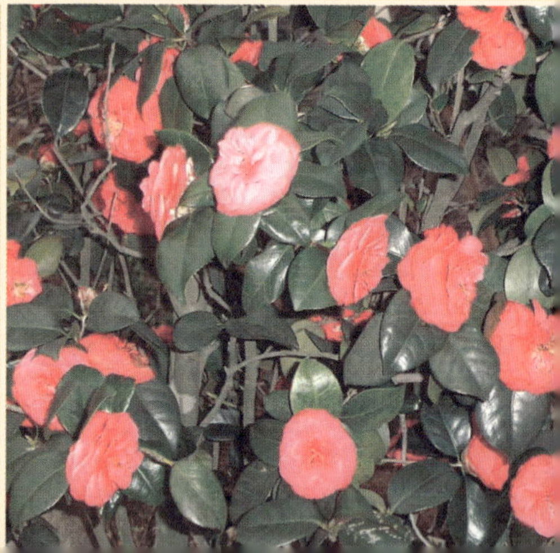

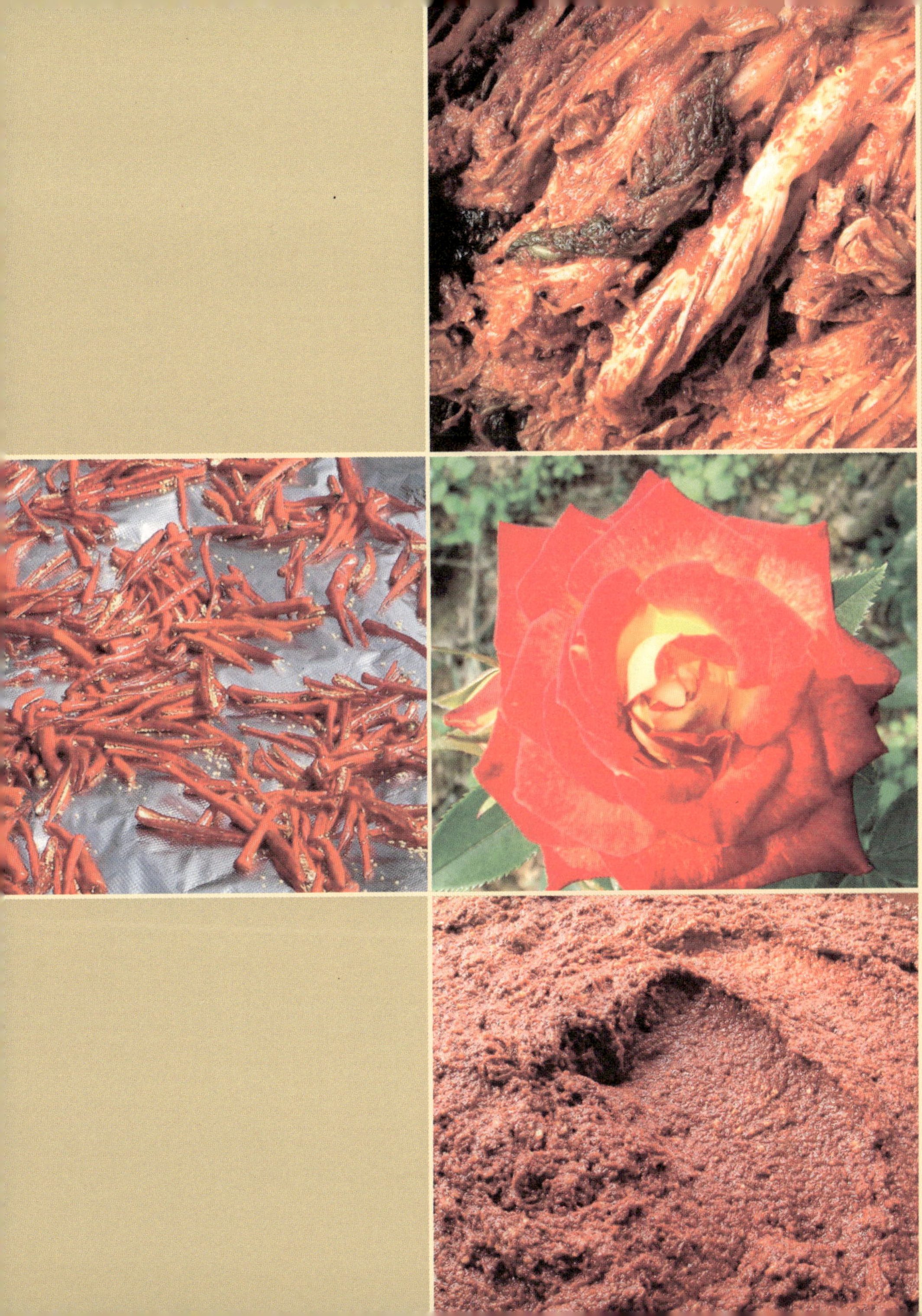

부록

부록 1 : 소아발육표준치
(대한소아과학회, 2007)
부록 2 : 음식의 e-식품
교환량
부록 3 : 식품의 e-식품
교환량

부록 1 : 소아발육표준치(대한소아과학회, 2007)

소아발육표준치(체중, 신장, 체질량지수, 머리둘레)

남아				연령	여아			
체중(kg)	신장(cm)	체질량지수 (kg/m²)	머리둘레 (cm)		체중(kg)	신장(cm)	체질량지수 (kg/m²)	머리둘레 (cm)
3.41	50.12		34.70	출생시	3.29	49.35		34.05
5.68	57.70		38.30	1~2개월	5.37	56.65		37.52
6.45	60.90		39.85	2~3개월	6.08	59.76		39.02
7.04	63.47		41.05	3~4개월	6.64	62.28		40.18
7.54	65.65		42.02	4~5개월	7.10	64.42		41.12
7.97	67.56		42.83	5~6개월	7.51	66.31		41.90
8.30	69.27		43.51	6~7개월	7.88	68.01		42.57
8.71	70.83		44.11	7~8개월	8.21	69.56		43.15
9.04	72.26		44.63	8~9개월	8.52	70.99		43.66
9.34	73.60		45.09	9~10개월	8.81	72.33		44.12
9.63	74.85		45.51	10~11개월	9.09	73.58		44.53
9.90	76.03		45.88	11~12개월	9.35	74.76		44.89
10.41	78.22		46.53	12~15개월	9.84	76.96		45.54
11.10	81.15		47.32	15~18개월	10.51	79.91		46.32
11.74	83.77		47.94	18~21개월	11.13	82.55		46.95
12.33	86.15		48.45	21~24개월	11.70	84.97		47.46
13.14	89.38	16.71	49.06	2~2.5세	12.50	88.21	16.34	48.08
14.04	93.13	16.29	49.66	2.5~3세	13.42	91.93	16.01	48.71
14.92	96.70	15.97	50.10	3~3.5세	14.32	95.56	15.76	49.18
15.91	100.30	15.75	50.43	3.5~4세	15.28	99.20	15.59	49.54
16.97	103.80	15.63	50.68	4~4.5세	16.30	102.73	15.48	49.82
18.07	107.20	15.59	50.86	4.5~5세	17.35	106.14	15.43	50.04
19.22	110.47	15.63	51.00	5~5.5세	18.44	109.40	15.44	50.21
20.39	113.62	15.72	51.10	5.5~6세	19.57	112.51	15.50	50.34
21.60	116.64	15.87	51.17	6~6.5세	20.73	115.47	15.61	50.44
22.85	119.54	16.06	51.21	6.5~7세	21.95	118.31	15.75	50.51
24.84	123.71	16.41		7~8세	23.92	122.39	16.04	
27.81	129.05	16.97		8~9세	26.93	127.76	16.51	
31.32	134.21	17.58		9~10세	30.52	133.49	17.06	
35.50	139.43	18.22		10~11세	34.69	139.90	17.65	
40.30	145.26	18.86		11~12세	39.24	146.71	18.27	
45.48	151.81	19.45		12~13세	43.79	152.67	18.88	
50.66	159.03	20.00		13~14세	47.84	156.60	19.45	
55.42	165.48	20.49		14~15세	50.93	158.52	19.97	
59.40	169.69	20.90		15~16세	52.82	159.42	20.42	
62.41	171.81	21.26		16~17세	53.64	159.98	20.77	
64.46	172.80	21.55		17~18세	53.87	160.42	21.01	
65.76	173.35	21.81		18~19세	54.12	160.74	21.13	

부록 3 : 식품의 e-식품교환량

번호	군	식품명	중량(g)
1	곡류군	쌀	30
2		찹쌀	30
3		현미	30
4		보리쌀	30
5		차수수	30
6		율무	30
7		팥	30
8		엿기름	30
9		옥수수튀밥	30
10		쌀밥	70
11		시리얼	30
12		미숫가루	20
13		절편	50
14		증편	60
15		찹쌀떡	50
16		시루떡	50
17		라면	30
18		밀가루	30
19		국수삶은것	90
20		국수마른것	30
21		우동, 삶은 것	90
22		당면삶은것	60
23		식빵	40
24		곰보빵	30
25		팥빵	30
26		크림빵	30
27		도넛링	20
28		카스텔라	30
29		머핀	40

번호	군	식품명	중량(g)
30	곡류군	피자	40
31		도넛팥	30
32		비스킷	20
33		감자	150
34		고구마	80
35		옥수수	70
36		도토리묵	230
37		백설탕	20
38		황설탕	20
39		흑설탕	20
40		물엿	30
41		꿀	30
42		식초	840
43		콜라	140
44		사이다	230
45		이온음료	370
46		식혜	210
47	어육류-저	명태	50
48		가자미	40
49		갈치	40
50		참조기	50
51		오징어	60
52		꼬막	60
53		멸치	20
54		달걀, 난백, 생것	30
55		완두콩	40
56		된장	30
57		왜간장	100
58		양조간장	80

번호	군	식품명	중량(g)
59	어육류-중	달걀	55
60		닭	40
61		돼지불고기	60
62		메추라기알	50
63		꽁치	40
64	어육류-고	냉동돈까스	30
65		삼겹살	30
66		달걀후라이	60
67		햄버거	30
68		닭고기튀김(날개)	30
69		닭고기튀김(다리)	30
70		순대	80
71		달걀,난황,생것	30
72		치즈	30
73	채소군	붉은고추	50
74		풋고추	80
75		피망,녹색과	100
76		피망,적색과	70
77		오이	180
78		당근	50
79		양파	50
80		애호박	70
81		양배추	90
82		파슬리	60
83		시금치, 생것	60
84		시금치, 삶은것	60
85		부추	90
86		상추	90
87		깻잎	50

번호	군	식품명	중량(g)
88	채소군	연근	30
89		콩나물, 생것	60
90		콩나물, 삶은것	70
91		대파	70
92		중파	70
93		숙주나물	180
94		우엉	30
95		무	105
96		단무지	140
97		표고버섯	60
98		마늘	10
99		가지	90
100		팽이버섯	50
101		오이피클	20
102		생강	30
103		미역, 말린것	9
104		김, 김밥용	7
105		고춧가루	8
106		고추장	10
107		배추김치	90
108		무청김치(?)	90
110	과일군	바나나	60
111		체리토마토	360
112		토마토	410
113		참외	160
114		사과	100
115		오렌지	110
116		수박	150

번호	군	식품명	중량(g)
117	과일군	귤	100
118		복숭아	150
119		오렌지주스	110
120		포도주스	90
121	우유군	우유	200
122		요구르트,호상(딸기)	130
123		두유	230
124		요구르트,액상	190
125	지방군	버터	6
126		마가린	6
127		옥수수기름	5
128		올리브유	5
129		콩기름	5
130		참기름	5
131		흰깨	9
132		흑깨	10
133		땅콩	10
134		잣	7

부록 2 : 음식의 e-식품교환량

번호	음식명	군	대분류	조리법	중량(g)	열량 (kcal)	당질(g)	단백질(g)	지방(g)
1	쌀밥	곡류군	밥류	쌀밥류	210	333	74.2	4.7	0.3
2	죽(흰죽)	곡류군	밥류	쌀밥류	315	63	12.3	4.4	0
3	비빔밥	곡류군	밥류	비빔밥,볶음밥류	360	461.7	81	16.2	10.2
4	김치볶음밥	곡류군	밥류	비빔밥,볶음밥류	300	410.3	67.1	13.7	11.3
5	김밥	곡류군	밥류	김(초)밥류	300	398.9	75.9	12.4	7.2
6	잡채밥	곡류군	밥류	덮밥, 국밥류	300	417.8	81.8	12.3	6.7
7	짜장밥	곡류군	밥류	덮밥, 국밥류	360	419.3	84.8	12.7	5
8	카레라이스	곡류군	밥류	덮밥, 국밥류	360	531.1	94.1	14.3	12.8
9	국수장국	곡류군	면, 만두류	면류	500	401.5	61.4	19.1	7.4
10	칼국수	곡류군	면, 만두류	면류	300	387.5	76.3	15	4.8
11	우동	곡류군	면, 만두류	면류	400	299.6	50.1	13.9	5.8
12	라면	곡류군	면, 만두류	면류	350	525.1	72.2	16.3	21.9
13	물냉면	곡류군	면, 만두류	면류	410	411.7	69.1	19.8	6.7
14	비빔국수	곡류군	면, 만두류	면류	320	397.3	77.1	12.3	6.7
15	비빔냉면	곡류군	면, 만두류	면류	250	455.2	77.1	19.1	8.7
16	고기만두	곡류군	면, 만두류	만두류	130	218.4	25.1	13.2	7.8
17	군만두	곡류군	면, 만두류	만두류	150	269.1	35.6	11.5	10.2
18	만두국	곡류군	면, 만두류	만두류	350	422.7	32.2	20.8	23.3
19	떡국	곡류군	면, 만두류	면류	300	231.5	43.8	7	2.6
20	자장면	곡류군	면, 만두류	면류	300	342.7	57.9	11.4	8.6
21	떡볶이	곡류군	볶음류	곡류, 두류볶음	100	195.4	40.9	5.3	1
22	시루떡	곡류군	떡류	떡류	200	410	85.6	11.4	1.6
23	떡꼬치구이	곡류군	떡류	떡류	120	288.6	59.5	4.9	2.9
24	샌드위치	곡류군	빵류	빵류	150	351	26.4	16	20
25	식빵	곡류군	빵류	빵류	120	339.6	60.9	9.9	6.3

번호	음식명	군	대분류	조리법	중량(g)	열량 (kcal)	당질(g)	단백질(g)	지방(g)
26	카스텔라	곡류군	빵류	빵류	100	323	54.9	6.7	8.5
27	케이크	곡류군	빵류	빵류	85	294.1	40	5.6	12.9
28	도우넛(링)	곡류군	빵류	빵류	80	329.6	32.3	5.8	20.8
29	팥빵	곡류군	빵류	빵류	80	234.4	41.3	6.1	4.9
30	곰보빵	곡류군	빵류	빵류	75	282	42.1	6.6	9.9
31	참치찌개	어육류군	찌개류	어패류찌개	200	134	3.6	9.7	9.2
32	동태찌개	어육류군	찌개류	어패류찌개	200	99.8	5	14.9	2.4
33	북어국	어육류군	국, 탕류	맑은국류	200	79.7	1.5	10.5	3.5
34	어묵국	어육류군	국, 탕류	맑은국류	200	142	16.9	10.6	3.5
35	추어탕	어육류군	국, 탕류	맑은국류	200	105.2	8.8	10.3	3.6
36	곰탕	어육류군	국, 탕류	곰국, 탕류	200	79.9	0.5	12.2	2.8
37	삼계탕	어육류군	국, 탕류	곰국, 탕류	500	449.6	23.4	74.8	4.4
38	쇠고기국	어육류군	국, 탕류	맑은국류	200	83.1	5.1	8.9	3.1
39	육개장	어육류군	국, 탕류	맑은국류	200	107.5	4.6	14.5	3.3
40	무청김치	채소군	김치류	김치류	50	11.5	1.2	1.4	0.4
41	배추김치	채소군	김치류	김치류	60	10.8	1.6	1.2	0.3
42	오이피클	채소군	장아찌류	장아찌	20	20.6	5.6	0.1	0.1
43	감자채볶음	채소군	채소류볶음	곡류, 두류볶음	90	83.6	11.5	2.4	3.5
44	감자전	채소군	전,부침류	채소류전	100	143.1	18.9	5.1	5.7
45	감자조림	채소군	조림류	채소류 튀김	50	53.1	12.1	1.5	0
46	감자튀김	채소군	튀김류	채소, 해조류 튀김	85	79.3	11.5	2.2	3
47	가지나물	채소군	나물류	생채류및샐러드류	70	25.5	3.7	1.1	1
48	고추튀김	채소군	튀김류	채소,해조류튀김	80	147.1	17.2	2.2	8.3
49	김치전	채소군	전,부침류	채소류전	180	189.5	21.9	7.7	8.7
50	무생채	채소군	나물류	생채류및샐러드류	80	32.9	6.1	1.2	0.8
51	버섯볶음	채소군	볶음류	채소류볶음	100	74.4	6	2.7	5.1

번호	음식명	군	대분류	조리법	중량(g)	열량 (kcal)	당질(g)	단백질(g)	지방(g)
52	부추전	채소군	전,부침류	채소류전	150	160.1	21.3	7.8	5.9
53	숙주나물	채소군	무침류	숙채	76	18.2	1.3	1.6	1.1
54	시금치나물	채소군	무침류	숙채	80	47.8	4.7	2.7	2.8
55	연근조림	채소군	조림류	채소류조림	70	109.4	26.5	1.4	0.6
56	오이생채	채소군	나물류	생채류및샐러드류	60	47.9	7	1.4	1.8
57	잡채	채소군	볶음류	채소류볶음	140	287.5	52.2	7.1	5.9
58	파무침	채소군	무침류	생채류및샐러드류	77.5	37.9	3	1.6	2.6
59	호박볶음	채소군	볶음류	채소류볶음	60	22	3.5	1	0.6
60	호박전	채소군	전,부침류	채소류전	55	61.1	4.1	1.8	4.4
61	김구이	채소군	구이류	채소,해조류구이	3.5	13.8	0.8	0.8	1
62	고구마맛탕	채소군	조림류	채소류조림	160	410.4	78.4	1.7	11
63	무숙채	채소군	무침류	숙채	50	58.6	2.2	0.5	5.4
64	버섯조림	채소군	조림류	채소류조림	80	25	4.4	2	0.5
65	파강회	채소군	무침류	숙채	75	27.9	3.5	1.6	1.1
66	감자국	채소군	국,탕류	맑은국류	200	108.8	18.5	7	1
67	된장찌개	채소군	찌개류	된장찌개류	200	69.8	11.2	4.8	1.1
68	미역국	채소군	국,탕류	맑은국류	200	66.6	3.8	6.2	3.1
69	콩나물국	채소군	국,탕류	맑은국류	200	30.8	2	4.4	0.9
70	두유음료	우유군	우유,유제품	우유,유제품	200	108	9.4	8.8	7.2
71	요구르트	우유군	우유,유제품	우유,유제품	190	123.5	28.3	2.8	0.2
72	우유	우유군	우유,유제품	우유,유제품	200	120	9.4	6.4	6.4
73	사과	과일군	과일류	과일류 및 제품	100	44	11.2	0.5	0.2
74	수박	과일군	과일류	과일류 및 제품	200	62	15.6	1.4	0.2
75	바나나	과일군	과일류	과일류 및 제품	100	80	20.9	1.2	0.2
76	참외	과일군	과일류	과일류 및 제품	100	31	7.3	1	0.1
77	복숭아	과일군	과일류	과일류 및 제품	100	34	8.2	0.9	0.2

번호	음식명	군	대분류	조리법	중량(g)	열량 (kcal)	당질(g)	단백질(g)	지방(g)
78	토마토	과일군	과일류	과일류 및 제품	300	42	8.7	2.7	0.3
79	오렌지	과일군	과일류	과일류 및 제품	100	43	10.9	0.9	0.1
80	오렌지쥬스	과일군	과일류	과일류 및 제품	110	46.2	11.5	0.8	0.2

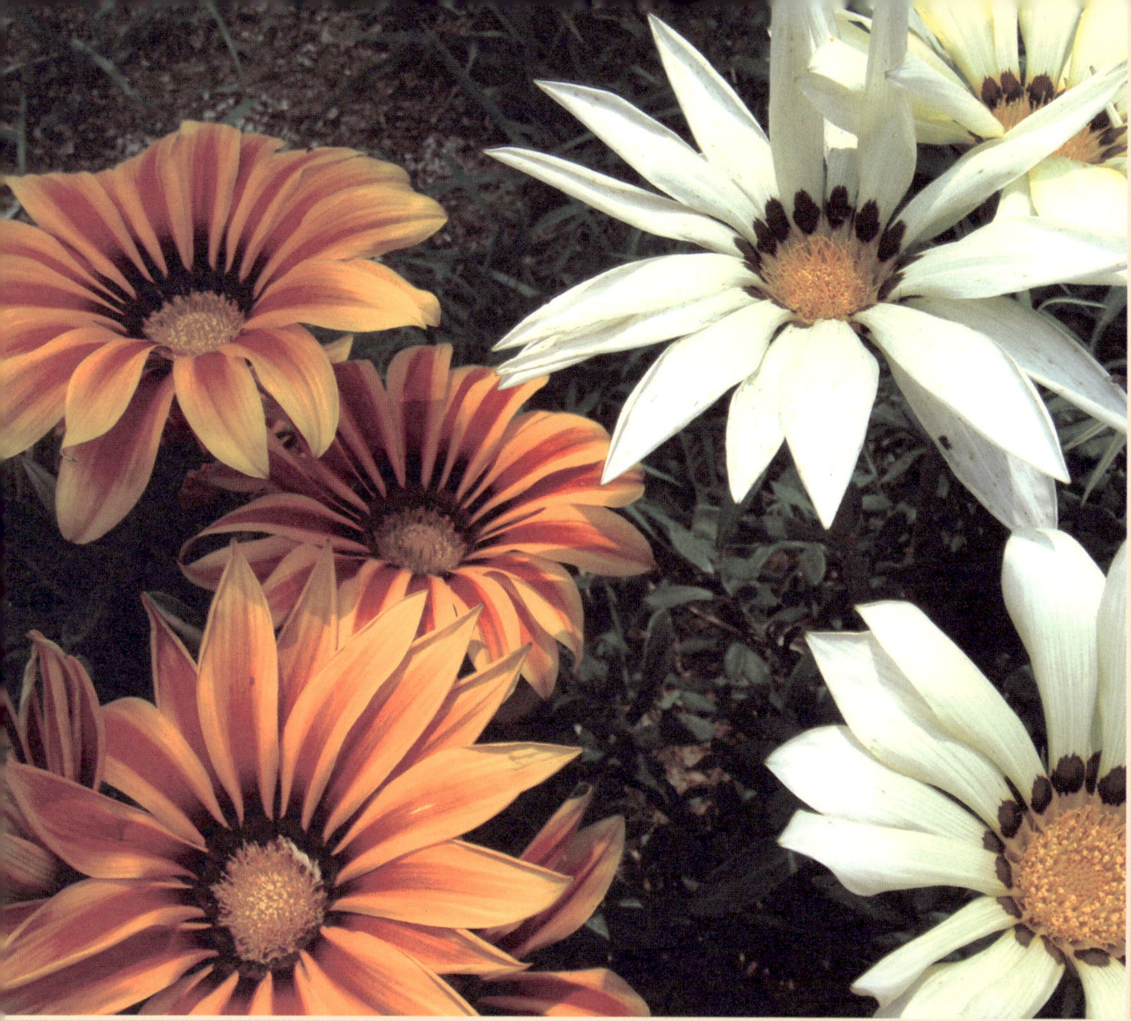

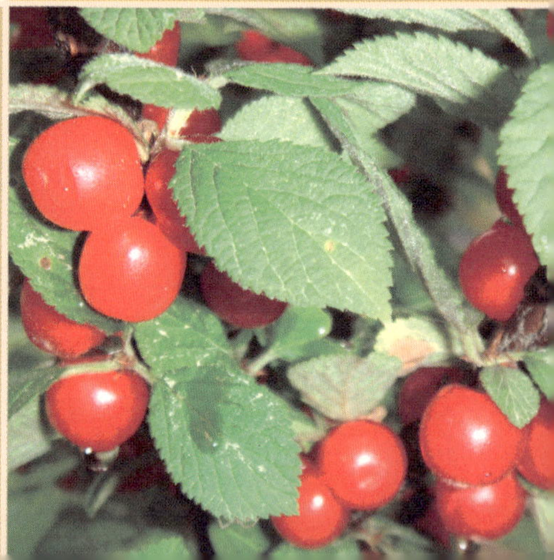

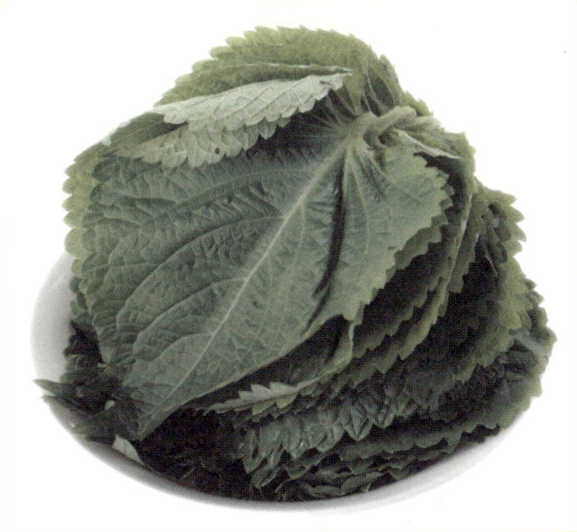

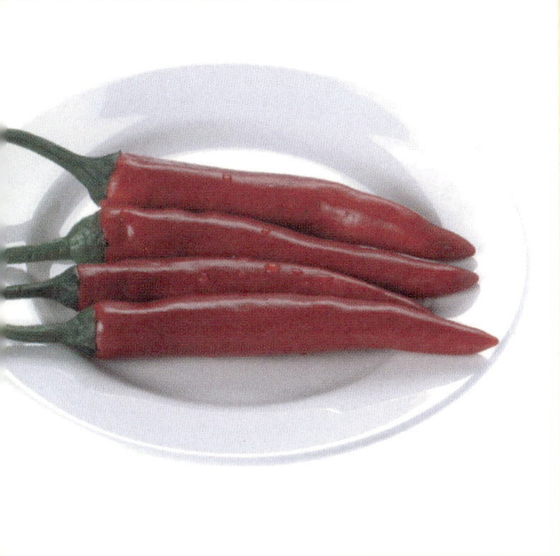

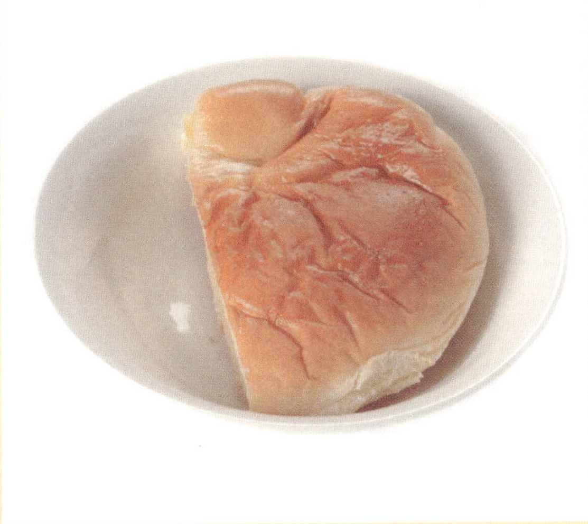

색인

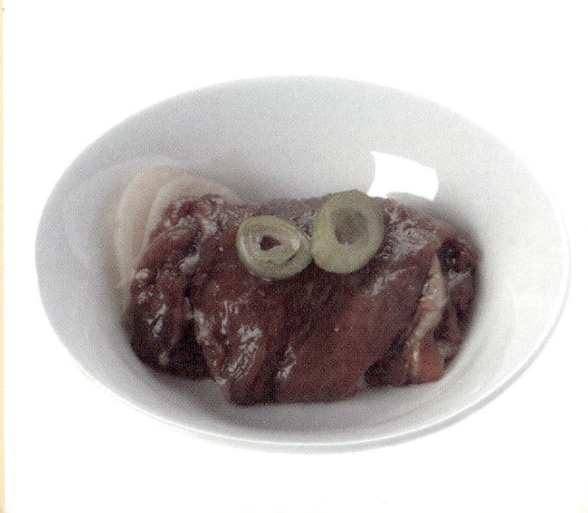

1. 식품군 교환군
2. 음식군

〈 참고문헌 〉

한국영양학회 부설 영양정보센타, 음식영양소 함량 자료집, 1998
홍순명, 조희선,김곤, 인터넷 기반의 일상식품의 e-식품교환량(ENECC/E-Food Exchange)과 검색시스템 개선, 대한영양사협회지 학술지, 10(2):129-142, 2004
홍순명, 배재학, 김곤, 최정숙, 김영옥, MenuGen : 한국 식량자급률 향상을 위한 인터넷 기반의 권장식단검색 및 식단작성 프로그램, 대한영양사협회지 학술지, 10(3):272-283, 2004
홍순명,김곤, 인터넷 영양상담관리 시스템, 대한영양사협회지 학술지, 10(3):284-292, 2004
홍순명, 당뇨병의 맞춤영양 식사요법, 울산대 출판부, 2005
홍순명, 인터넷 영양분석 프로그램의 이해, 울산대 출판부, 2005
Sooon-Myung Hong, Gon Kim, Web Expert System for Nutrition Counseling and Menu Management, Journal of Community Nutrition 7(2):107-113, 2005
홍순명, 영양치료를 위한 영양상태판정 및 영양상담, 내하출판사, 2006.
홍순명, 한국의 식품교환표와 음식의 식품교환량의 이해와 활용, 울산대 출판부, 2006
농진청, 식품성분표, 7차개정, 2006
손숙미,이경혜,김경원,이연경, 영양교육 및 상담의 실제:아동과 청소년을 중심으로, 라이프사이언스, 2007
문수재 외, 알기쉬운 영양학, 수학사, 2008

Rolfes, Pinn, Whitney, Understanding normal and Clinical nutrition, 7th ed., Thomson, Wadsworth, 2006
Ruth A. Roth, Nutrition & Diet Therapy, 9th ed., Thomson, Wadsworth, 2007
Wardlaw Gordon M, Perspectives in nutrition., McGraw-Hill, 2007
Sizer & Frances Sienkiewicz, Nutrition :concepts and controversies, Thomson Wadsworth, 2006
Robert D. Lee & David C. Nieman, Nutritional Assessment 4th ed., McGraw. Hill, 2007
Hong SM, Lee TK, Chung HJ, Park HK, Lee EJ, Nam HS, Jung SI, Cho JY, Lee JH, Kim G, Kim MC, Construction of web-based nutrition education contents and searching engine for usage of healthy menu for children, Nutrition Research and Practice, 2(2):114-120, 2008
Hong SM, Cho JY, Lee JH, Kim G, Kim MC, NutriSonic web expert system for meal management and nutrition counseling with nutrient time-series analysis, e-food exchange and easy data transition, Nutrition Research and Practice, 2(2):121-129, 2008
DeBruyne, Pinna, Whitney, Nutrition & Diet Therapy, Cengage Learning, 2008

Web Links
NutriSonic(http://nutrition.ulsan.ac.kr/nutrisonic) : 식단작성과 영양분석 및 e-식품교환량 산출프로그램,울산대학교
Kidmenu(http://kidmenu.kfda.go.kr): 어린이 건강메뉴 DB 구축와 Web 컨텐츠 개발,식품의약품안전청
NutriEval(http://nutrieval.kfda.go.kr) : 뉴트리이벨(식단작성 및 영양평가 프로그램, 식품의약품안전청
MenuGen(http://www.rrdi.go.kr/menugen) : 메뉴젠,식단작성 프로그램, 농진청
NutriGen(http://nutrition.ulsan.ac.kr): 뉴트리젠,식단작성 및 영양상담 프로그램, 울산대학교
Web ENECC(http://nutrition.ulsan.ac.kr/webenecc/www/index.php) : 영양스크리닝 프로그램,울산대학교